JN056567

看護判断のための
気づきと
アセスメント

精神看護

編集
吉川隆博・木戸芳史

中央法規

はじめに

Introduction

精神医療・看護に関わる分野は，地域包括ケアシステムの構築を基本理念として，対象者への支援を考えることが求められる時代になった。

「精神障害にも対応した地域包括ケアシステム」では，地域共生社会の実現に向けて，精神障がいの有無や程度にかかわらず，対象者が安心して自分らしく暮らすことができる支援体制の構築を目指している。このような考え方は，地域の精神科入院治療・看護を担う医療機関にも求められている。看護職が対象者の「自分らしく暮らすこと」を支えるためには，病気や治療の側面だけでなく，対象者が望む生き方などにも着目した支援が必要になる。そのような支援を考えるためには，これまでの看護の視点のなかに新たな視点を取り入れることが大切になる。これからの看護職には，入院治療の段階から地域での生活までを見すえる視点と，リカバリーモデルの視点を身につけることが欠かせないと考えている。

そこで本書は，これからの精神看護学実習および精神看護実践に即した，看護判断のための気づきと対象者のアセスメントに役立つように，対象者の体験に向きあいながら希望を引き出す技術，リカバリー志向の包括的アセスメントを行う技術に着目した内容の構成にしている。さらに，実際にアセスメントを行う際の参考になるように，臨床でよく出あう事例のアセスメント例を掲載した。

このようなリカバリーモデルの視点は，2022年度からの看護基礎教育の見直しの方向性で求められている，「対象を生活者として捉え，看護を提供する」といった考え方に対応している。また，看護基礎教育の見直しでは，将来を担う看護師に求められる能力として，コミュニケーション能力の強化が取り上げられている。本書においても，精神科臨床で出会う対象者とのコミュニケーションを，治療的関係を構築する技術と位置づけて学習し，コミュニケーション能力の向上につながるようにした。看護基礎教育課程のみならず，現場で精神科看護実践に携わる看護職に活用していただけることを願っている。

最後に，ご多忙のなかにもかかわらずご執筆いただきました諸先生方，および本書の出版にあたりご支援くださった中央法規出版編集部の皆様に，深く感謝の意を表したい。

2021年11月

編者を代表して

吉川隆博

本書の特徴と使い方

Features and Usage of this book

☑ 本書の狙い

本書は，看護学生を含む精神科臨床において看護を提供する人が，対象者の体験に向きあいながら治療的関係を構築し，対象者の困りごとや希望，強みに「気づき」，それらの情報に基づいてリカバリー志向の包括的「アセスメント」ができるようになるための参考となるよう作成されたものである。本書はアセスメントの先にあるケア計画の作成には踏み込まないが，本書を実践した人がアセスメントを踏まえて対象者と共同したケアを計画し，提供できるようになることも目指している。

また，本書は主な読者として臨地実習に臨む看護学生を想定しているが，他科から精神科領域への異動や再就職など，精神科領域は学生時代の実習以来という，ブランクのある看護師にも役立つよう意識して作成している。

☑ 本書の特徴

(1)気づきの前提としての治療的関係の構築とコミュニケーション

本書は，「気づき」のために必要な治療的関係の構築，治療的コミュニケーションに多くのボリュームを割いている。これらは精神看護における「ケア」としての側面もあるが，良質な包括的アセスメントの前提でもある。対象者との治療的関係を構築することができなければ，得られる情報は表面的なものになり，相互に深い理解は得られない。そして，対象者との信頼関係を構築できなければ，ケア計画の共同設計や責任の共有(コプロダクション：p140)ができず，対象者の希望とケアの方向はずれていってしまう。

(2)既存の理論と3つの新しい概念・モデルとの調和

本書は近年の精神看護に大きな影響を及ぼしている３つの重要な概念・モデルである，「リカバリー」「ストレングスモデル」「コプロダクション」を，これまで用いられてきた「セルフケア理論」「BPSモデル」などの既存の理論・モデルと調和するように構成されている。これによって，精神看護の初学者であっても，これらの概念・モデルを意識的に看護過程に反映させることができるように構造化されている。

☑ 豊富なアセスメント事例

本書のアセスメント事例は，上記を理解して実践をしている経験豊富な看護師が，看護学生や初学者が用いることを意識して執筆している。基本的には，実習する看護学生が理解でき，自分の実践に取り入れることができるように配慮しているが，ところどころに高度な知識を基盤とするアセスメントが存在する。これらは，卒業後に目指してほしいアセスメント技術の指針として理解していただければ幸いである。

本書の作成にあたり，多くの看護学生と対象者の皆さんにモニターとして協力いただいた。ここに感謝の意を表するとともに，読者の提供するケアが対象者の豊かな人生に貢献するものになることを願ってやまない。

木戸芳史

目次
contents

◆第２部　アセスメント：リカバリー志向の包括的アセスメントをする技術

◆第3部　事例

◆索引

第1部

気づき

対象者の体験に向きあい，
希望を引き出す技術

1 リカバリー

01 リカバリーとは

精神医療・保健福祉における リカバリー

精神疾患をもつ人の「回復」には，大きく分けて2つの意味がある。1つは，従来の精神医学のモデルに基づく捉え方で，精神疾患が治癒することや，精神症状が軽減すること，社会機能や認知機能が改善することなどの，客観的な基準によって判断できるような臨床的な回復を指す。一方で，もう1つの回復の概念である「リカバリー」は，パーソナル・リカバリーとも呼ばれ，精神疾患をもつ人が，症状がたとえ続いていたとしても，疾患によるさまざまな影響を乗り越えて成長し人生の新しい意味や目的を見出していく，一人ひとりの主観的な人生の道のりを指す[1)]。

リカバリーは必ずしも，精神疾患の完治や，疾患になる前の状態に戻ることを意味しない。リカバリーは，精神疾患を，症状や障がいの観点よりも病いの「経験」として捉えようとする概念であり，精神疾患をもつ人々を，精神症状や社会機能の側面からだけではなく，より多面的・全人的に捉えようとする概念であるともいえる。精神医学モデルの回復とリカバリーは対立する概念ではなく，その人らしい人生の実現には，両方の側面の回復が大切である[2)]（表1）。

リカバリー概念のルーツと発展

かつては，精神疾患が治癒することこそが精神疾患をもつ人の「回復」であると考えられていた。しかし，米国では1960年代から精神科病棟からの脱施設化が進められ，それまでの精神医療のあり方が見直されるようになった。さらに1980年代からは，慢性の精神疾患をもつ人々が手記を発表しはじめ，たとえ精神疾患が治癒しなかったとしても自分らしい人生を取り戻すことは可能であり，それこそが自身の考える回復であると表明するようになった。

例えば，米国のディーガン（Patricia E. Deegan）は，高校時代に精神疾患を発症して入退院を繰り返し，体育教師になるという将来の夢を断念しなければならなくなった。退院後は，処方された多くの抗精神病薬の影響で学校に行くことができなくなり，絶望のなかで生きていたと表現している。しかしある日，自分自身が諦めてしまっていてもなお，自分のことを愛し諦めないでいてくれた祖母の存在に気づき，祖母との穏やかな関わりのなかで少しずつ希望をもてるようになった。やがて自分の治療に責任をもつようになり，パートの仕事もするようになった。さらには，人と関わる仕事をしたいと考えるようになり，大学院まで進学して心理士になったと語っている[3)]。

多くの手記が発表されたことで，実際にたくさんの人々がリカバリーしていることが広く知られるようになった。従来の精神医学モデルの回復だけではなく，リカバリーの考え方も理解することの必要性が広く認識されるようになり，やがて精神医療や精神保健サービスに対する専門職者の考え方も少しずつ変化していった。近年は，精神医療や精神保健サービスはリカバリーを重視するべきであるというのが国際的な共通認識になっており，WHO（World

表1 精神医学モデルの回復とリカバリーの違い

精神医学モデルの客観的な回復	リカバリー（人生の主観的な回復）
精神病理学の考え方	つらい経験，自伝・人生の物語
疾患に関心を寄せること	人に関心を寄せること
疾患の側面を軽減すること	健康的な側面を高めること
治療を基盤にすること	ストレングスを基盤にすること
診断すること	個人としての意味
専門職者の指示に従うこと	自分で選択すること
正常な状態に戻ること	変容していくこと
専門職者の説明責任	自分の責任

（Roberts G, Wolfson P：The rediscovery of recovery：open to all. Advances in Psychiatric Treatment, 10（1）：37-48, 2004.より作成）

図1 リカバリーの道のりのイメージ

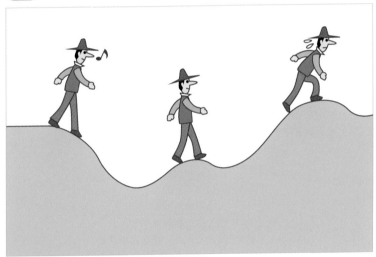

Health Organization：世界保健機関）のメンタルヘルスアクションプラン2013-2020[4]にも掲げられた。日本においても，精神疾患を経験した多くの人々の手記が書籍や雑誌，webなどを通して発表されており，リカバリーの考え方が浸透してきている。

リカバリーの道のり

精神疾患をもつ人のリカバリーは，あらかじめ決められている道のりを直線的に順序だてて進むものではなく，進んだり，時には後戻りしたりしながら少しずつ変化していく，人生の旅のようなものであるといわれている。その旅は，個人的なものでもあり，人との関わりを通して発展していくプロセスでもある。精神疾患やその影響による制限があったとしても，それぞれが決めた人生の目標やかなえたい夢に向かって進んでいく，一人ひとり異なる，多面的で複雑な道のりである（図1）。

例えば，長期入院をしていたある人は，退院して一人暮らしをしたいと考えるようになり，1年近くの準備期間を経て退院し，その後何回かの入退院を繰り返しながらも地域で楽しみをもちながら暮らしている。また，学生時代に精神疾患を発病して引きこもりを経験したある人は，いつか働いてみたいと思うようになり，デイケアへの通所を経て就労支援施設に通所する

表2 リカバリーの5つのステージモデル

①モラトリアム期	希望がなく，ポジティブな自分らしさや人生の意味が失われている時期
②気づき期	リカバリーは可能かもしれないと知り，自分を疾患から切り離して考え，自分の潜在能力に気づく時期
③準備期	リカバリーに向けた準備をはじめ，価値と目標をつなぎあわせて，情報や資源を探す時期
④再構築期	意味ある目標を決めて取り組み，自分の人生の主導権をもつ時期
⑤成長期	気持ちのうえで病いから回復し，豊かで生きがいのある未来に目を向ける時期

(Andresen R, Caputi P, Oades L：Development of a short measure of psychological recovery in serious mental illness：the STORI-30. Australas Psychiatry, 21 (3)：267-270, 2013. より作成)

表3 リカバリーの道のりに含まれる大切な要素(CHIMEモデル)

リカバリーに含まれる要素	内容の例
人とのつながりをもつこと(Connectedness)	・ピアサポート・サポートグループ ・人との関係性 ・他者からのサポート ・コミュニティの一員であること
希望をもつこと・未来について楽観的であること(Hope and optimism about the future)	・リカバリーの可能性を信じること ・変化することへのモチベーションをもつこと ・希望をもたらすような関係性 ・ポジティブ思考をもち，成功に価値を置くこと
自分らしくあること(アイデンティティ)(Identity)	・自分らしさは多様であること ・自分らしさのポジティブな感覚を再構築・再定義すること ・スティグマを乗り越えること
人生の意味を見出すこと(Meaning in life)	・精神疾患の経験に意味を見出すこと ・スピリチュアリティ ・生活の質(QOL)
エンパワメント(Empowerment)	・個人的な責任をもつこと ・自分で人生の舵をとること ・ストレングスに焦点をあてること

(Leamy M, Bird V, Le Boutillier C, et al：Conceptual framework for personal recovery in mental health：systematic review and narrative synthesis. Br J Psychiatry, 199 (6)：445-452, 2011. より作成)

ようになった。同じ施設に通う友人ができ，一緒に一般就労することを目指している。

リカバリーは，いくつかのステージ(段階)を経て進んでいく道のりであるともいわれており，リカバリーの5つのステージ(段階)モデルでは，①モラトリアム期，②気づき期，③準備期，④再構築期，⑤成長期があるとされている[5]（表2）。

リカバリーの道のりに含まれるもの

リカバリーの道のりが進んでいくための大切な要素には，人とのつながりをもつこと(Connectedness)，希望をもつこと・未来について楽観的であること(Hope and optimism about the future)，自分らしくあること(アイデンティティ)(Identity)，人生の意味を見出すこと(Meaning in life)，エンパワメント(Empowerment)などがある[6]（表3）。そのなかでも，希望をもつことは，リカバリーのために最も大切で不可欠な要素である。

また，リカバリーの道のりには，こうしたポジティブな要素だけではなく，さまざまな困難も含まれる。それは例えば，矛盾する気持ちや葛藤を感じること，無力感を抱くこと，生活上のネガティブな変化を経験すること，現状を受け入れること，発病前の状態に戻ることを望むことなどである[7]。

リカバリーの支えになることと妨げになること

リカバリーの道のりが人によってさまざまであるのと同じように，リカバリーの支えになることも人によって異なるといわれている。米国の薬物乱用精神保健管理局（SAMHSA）[8]は，リカバリーの支えになることとして，①健康（疾患に対処して，心身ともに健康的に生活すること），②住まい（安定して安全に暮らせる場所があること），③目的（日々の生活のなかで有意義な活動をすることや，社会参画できるくらいに自律していて収入や資源をもっていること），そして，④コミュニティ（人との関わりや社会のネットワークがあること）の4つを挙げている。

反対に，これらが不十分であることは，リカバリーの妨げになる。例えば，いつ精神疾患が再発するかわからないことや，精神症状による影響などによって自信をもてなくなることは，リカバリーを遅らせることがある。また，さまざまなことに挑戦できる機会が不十分であることや，十分な収入や仕事や住まいを得られないこともリカバリーの阻害要因となる。さらに，孤立感やスティグマ，人とのサポーティブな関係性を維持できなくなることなどの，社会のなかでの人との関係性に関する困難もまた，リカバリーの障壁となることがある[7]。

リカバリーを重視した精神医療・保健福祉サービス

精神疾患をもつ人にとって，提供される精神医療・保健福祉サービスが，いつもリカバリーを促進するものであるとは限らない。サービスを提供する環境や方法によっては，その人のリカバリーにかえってネガティブな影響をもたらしてしまうこともあり得る。リカバリーを重視したサービスは，対象者の症状のマネジメントや再発予防だけに主眼を置くのではなく，対象者の人生の目標にも焦点をあてていることが前提となる。また，専門職者が選択した治療やプログラムを一方向的に提供するのではなく，対象者の希望を聞きながら，選択肢のなかから対象者自身が自己決定できるように支援し，個別のニーズにあわせたサービスを提供する。さらに，そうしたサービスの評価には，精神症状や社会機能などの客観的な視点だけではなく，対象者のリカバリーの道のりなどの本人の主観的な視点も含まれる。

02 対象者のリカバリーを促進する看護師のコミュニケーション

対象者のリカバリーを促進する関わり方の基本となること

リカバリーは，必ずしも専門職者が支援をしなければ生じないというものではない。しかし，専門職者が対象者のことを信じて傍らで伴走することで，その道のりはより進みやすいものになる。そのため，対象者と長時間接することの多い看護師が，リカバリーの支えになる関わり方を知っていることは大切なことである。リカバリーにとって重要な希望を育み，対象者のリカバリーを促進するためには，表4のような関

表4 対象者の希望を育み，リカバリーを促進するスタッフの関わり方

スタッフのもつ価値観	一人の人間として対象者を尊重する
	対象者の発言が本当であると信じる
スタッフの態度	対象者に潜在的な可能性や長所・強みがあることを信じる
	対象者をありのままに受け入れる
	対象者の失敗や“再発”をリカバリーの一部とみなす
スタッフのふるまい方	判断を下すことなく聴く
	対象者の将来が見えないことに耐える
	対象者の幸せ・健やかさ（ウェルビーイング）に対して心から関心を寄せ，心配していることを表現し示す
	適切なユーモアを使う

（Slade M：100 ways to support recovery：a guide for mental health professionals, 2nd ed, p21, Rethink Mental Illness, 2013. より作成）

わり方がその助けになる[9)10)]。

例えば，対象者を「○○病の□□さん」と診断名から捉えるのではなく，疾患をもつ部分も含めた一人の人として理解して尊重する姿勢をもつことは，対象者が内面に抱いているスティグマの軽減にもつながるものである。また，リカバリーの道のりのなかでは，再発したり挫折したりすることもあるかもしれず，対象者が設定した目標にいつどのように到達できるかがはじめからわかっているわけでもない。看護師は，そのような不安定で不確かな側面も含めたリカバリーの道のりに寄り添う，長期的な心構えをもつことが大切である。

対象者のリカバリーを促進するコミュニケーションで大切なこと

(1) 対象者の思いを尊重して信頼関係を構築すること

対象者の考え方や価値観，信念を尊重して理解するように努めることは，信頼関係の構築につながる。対象者が話す内容がカルテに書かれている内容と同じかどうかを気にするよりも，目の前にいる対象者の語りをありのままに受け止める姿勢が大切である。批判したり看護師としての判断を下したりすることは慎む。向かいあって改まった面接をするというよりは，電車で横並びに座って同じ景色を見ながら話すようなイメージで，安心できる環境とリラックスした雰囲気のなかで，対象者のペースに合わせたコミュニケーションをとることを心がける。

(2) 対象者のストレングスを見出すこと

対象者が好きなことや得意なこと，かつての趣味などを会話のなかから引き出し，知ろうとすることは，その人らしさの理解につながる。そしてそれは，自分らしさを取り戻していく過程をともに探していくリカバリーの長い道のりのなかでの，その人のもつ強みをいかした支援にもつながっていく。

(3) 対象者の意思決定を支えること

対象者がどのような医療やサービスを受けたいと思っているかや，どのような暮らしをしたいと願っているのかについて思いを聞くことで，希望をかなえるための方法について一緒に考え，対象者の意思決定を支えることができる。それはまた，対象者が困難を自ら解決し，人生の舵をとっていくエンパワメントにもつながっていく。

(4) 対象者が自ら語る「変化」に耳を傾けること

対象者は，リカバリーの道のりのなかで経験した自身のさまざまな変化について語ることがある。つらく苦しい変化のこともあれば，成長やポジティブな変化のこともあるかもしれない。どのような変化であっても共感しながら傾聴することが大切である。また，対象者が自身の成長やポジティブな変化について表出した際には，その変化について意図的に尋ねることは，対象者が自身のポジティブな変化やストレングスにさらに気づくきっかけにもなる。

引用文献

1) Anthony WA：Recovery from mental illness：the guiding vision of the mental health service system in the 1990s. Psychiatr Rehabil J, 16 (4)：11-23, 1993.
2) Roberts G, Wolfson P：The rediscovery of recovery：open to all. Adv Psychiatr Treat, 10 (1)：37-48, 2004.
3) Deegan PE：Beyond the Coke and Smoke Syndrome：Working with people who appear unmotivated. National Empowerment Center,1998.
4) 世界保健機関著・自殺予防総合対策センター訳：メンタルヘルスアクションプラン2013-2020．独立行政法人国立精神・神経医療研究センター精神保健研究所 自殺予防総合対策センター，2013. https://apps.who.int/iris/bitstream/10665/89966/5/9789241506021_jpn.pdf?ua=1（最終アクセス2021年10月11日）
5) Andresen R, Caputi P, Oades L：Development of a short measure of psychological recovery in serious mental illness：the STORI-30. Australas Psychiatry, 21 (3)：267-270, 2013.
6) Leamy M, Bird V, Le Boutillier C, et al：Conceptual framework for personal recovery in mental health：systematic review and narrative synthesis. Br J Psychiatry, 199 (6)：445-452, 2011.
7) van Weeghel J, van Zelst C, Boertien D, et al：Conceptualizations, assessments, and implications of personal recovery in mental illness：A scoping review of systematic reviews and meta-analyses. Psychiatr Rehabil J, 42 (2)：169–181, 2019.
8) Substance Abuse and Mental Health Services Administration (SAMHSA)：SAMHSA's working definition of recovery from mental disorders and substance use disorders. 2012. https://www.naadac.org/assets/2416/samhsa_working-definition_of_recovery.pdf（最終アクセス2021年10月11日）
9) Slade M：100 ways to support recovery：a guide for mental health professionals, 2nd ed, Rethink Mental Illness, 2013. https://www.rethink.org/advice-and-information/living-with-mental-illness/treatment-and-support/100-ways-to-support-recovery/（最終アクセス2021年10月11日）
10) 東京大学医学部附属病院精神神経科・他訳：本人のリカバリーの100の支え方：精神保健従事者のためのガイド, 2017. http://plaza.umin.ac.jp/heart/pdf/170327.pdf（最終アクセス2021年10月11日）

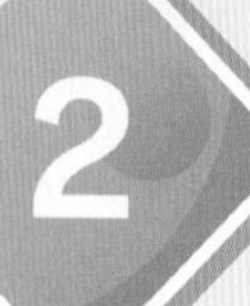

治療的関係の構築

精神看護の基本でありスタート地点は，対象者との治療的関係の構築である。本項では，対象者との治療的関係を育むために必要な看護師の態度や行動とは何か，どのように対象者やその家族と効果的なコミュニケーションをとり，治療的関係を構築していくのかに焦点をあてる。

この治療的関係の構築プロセスは「ケア」としての側面があると同時に，良質な包括的アセスメントをするための前提でもある。

01 治療的関係とは

治療的関係（Therapeutic relationship）とは対象者と専門家との相互の信頼関係に基づいた協力関係であり，精神療法の文脈では治療同盟（Therapeutic alliance）と表現される。対象者と専門家がお互いに信頼していること，お互いに尊敬していること，方向性が一致していることは，良好な治療的関係を示す主な要素である。

対象者の抱えている疾患や病態，行っている治療法にかかわらず，良好な治療的関係を保つことは治療成績に対して良い影響があることが研究によって示されており，治療的関係の質は治療成績の予測因子の1つである。

治療的関係の構築と精神看護

看護師との間に治療的関係を構築することは，対象者のリカバリーにおける重要なステップの1つである。看護師によるサポートを必要としている人にとって，その看護師が適切なケアを提供するために必要な知識，技術以外にも意欲，行動，態度を有しているかどうかは信頼感に大きく影響する。対象者が安心して看護師からケアを受けるために，本項の内容を実践して，対象者との治療的関係を構築してほしい。

治療的関係が構築されると，対象者は感情を表に出せるようになり，自分の心配事をさらに詳しく話してくれるようになるかもしれない。そうすることで，看護師はその人の視点，感情，動機をより良く理解することができ，看護師はリカバリーを促進するケアを一緒に考えることができる。

将来的に精神医学が著しく進歩し，精神疾患の治療や成果に大きな変化がもたらされたとしても，対象者との治療的関係は精神看護の中心的なものであることに変わりないであろう。看護師が提供するケアを対象者が利用する限り，私たちは良好な治療的関係を構築するために努力する必要がある。

02 治療的コミュニケーション

病棟や地域で対象者にはじめて出会うとき，皆さんはきっと緊張するだろう。「どんな話をしたらいいだろう」「いきなり妄想的な話になったらどうしよう」「怒ったりしないかな」。では，相手の気持ちはどうか。想像してみよう。「新しい看護師さん，自分のことをどう思うかな」「優しくしてくれるかな」「元気そうでうらやましいな」等々，対象者もはじめて会う人に緊張したり不安や心配を抱く。

精神看護は「対象者とのコミュニケーション」が鍵である。実習を行う看護学生のなかに「コミュニケーションが得意だから精神看護に興味がある」という人をたまに見かけるが，ほとんどの場合，それは「好奇心旺盛」「おしゃべりが好き」「へこまない」などを意味しているようで，実習中に大いに壁にぶつかり，めげたり，悩んだりしながら「やっぱり向いてない」と意気消沈して帰っていくこともある。逆に「コミュニケーションが苦手」と話していたが粘り強く対象者と関わり，相手の小さな変化に喜び，「精神看護の実習が楽しかった」と満足して終えていく学生もいる。このように，「話をする」ということは精神看護の鍵となる重要な関わりだが，目的ではない。つまり，話を盛り上げ楽しませせることが目標ではない。そもそも，「話をする」ことと「コミュニケーションする」ことは同義ではなく，コミュニケーションとは言葉や感情をやりとりする相互作用のある行為である。

私たち看護師は対象者とのコミュニケーションで，「相手のことを知る」，つまり「体験を知る」「気持ちを知る」「考えを知る」，そして患者理解とアセスメントを深めながら，同時に，「こちらの知識や考えを伝える」「状況や目標を共有する」ことをしている。さらに細かくいえば，症状によって「考えがまとまらない」「言葉がうまく出てこない」などの状況を，「話を促す」「あてはまる言葉を見つける」「たとえを出す」など相手のコミュニケーションスキルを補い，互いの理解の度合いを確認しながら話を深めていくことを行っている。本項では，治療的で回復の助けになるコミュニケーションについて，具体的な会話を交えながら説明していく。

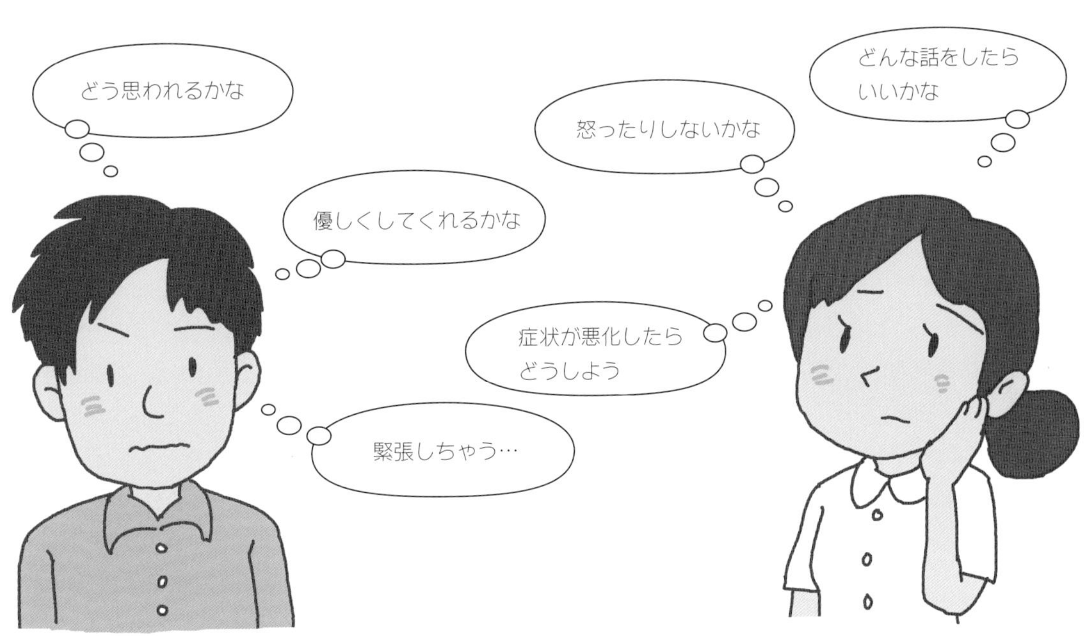
どう思われるかな
優しくしてくれるかな
緊張しちゃう…
どんな話をしたら
いいかな
怒ったりしないかな
症状が悪化したら
どうしよう

接し方の基礎技術

対象者に接する際にまず気をつけたいポイントは，相手に不安を与えないことである。相手の気持ちを想像しよう。特に統合失調症の対象者は自我機能（p91参照）が弱まっていることが多く，自分が自分でない感覚や，自分が今にも壊れそうな感覚を抱いている。また，本人の意思に反して入院処遇になった場合は，なぜ入院させられたのか，どんな場所なのか，いつまで入院するのか，不安や焦りを抱いている。そのような対象者の近くにズカズカと入り込むことは，相手にとって脅かされる体験になる。「何をしに来たのだろう」「嫌なことをされるのではないか」など，目的がわからない来訪は不安をもたらす。自分たちは相手を脅かさない存在であること，回復の支援に来たことを最初にしっかり表明することが大切である。そのうえで，病院は安全な場所であることを伝え，困っていることや心配なことを教えてほしいと依頼する。

【訪室の目的を伝える】
「お話をうかがいに来ました」
「熱を測らせてください」
「作業療法に誘いに来ましたよ」

(1) 適切な距離

前述したように，自我機能が弱まっている統合失調症のある人や，抑うつが強いうつ病のある人は，急に近づくと心理的に侵入される恐れを抱き，極度の不安から攻撃に転じることもある。手を前に伸ばした距離をパーソナルスペースと呼び，それ以上近づくと物理的にも心理的にも侵入されたと感じることが多い。近づきすぎず，遠すぎず，パーソナルスペースを保ち話しかけるのがよいだろう。介助や保清のためにそれ以上近づく場合には，何の目的で近づくのかを事前にしっかり説明する。

【ケアの内容を伝える】
「今から着替えを手伝いますね」
「身体を起こして食事の準備をします」

(2) 立ち位置

真正面に向かいあって立つと相手に圧迫感を与えてしまうため，斜め45度から90度ほどの角度で立つとよい。腕を組むことも威圧的な印象を与えるため，手は前で軽くそろえたり，クリップボードを抱えるなどが自然である。看護学生や新人看護師のなかに，メモとペンを構え相手の話を一言一句もらすまいと準備して臨む人を見かけるが，自分が逆の立場ならどう感じるだろうか？　囲み取材のようで素直に言葉が出てこないであろう。メモは最小限にとどめ，できるだけ相手の顔や目を見て耳を傾けよう。イライラしたり興奮している相手には，攻撃線（手や足が出る方向）に立たないよう気をつける。

(3) 座り位置

座って話を聞く場合，それぞれの特徴に適した場面があるので，状況や話題にあわせて選択したい（図1）。

(4) 目線と表情

相手がベッドに横になっていたり座っている場合，こちらも屈んだり座ったり，できるだけ目線の高さをあわせて話す。特に身体的拘束中やうつ状態などで身体を起こすことができない際に，上から覗き込むように話をされるのは不快なものである。目線は相手の目を注視しすぎると緊張感を与え話しにくくなってしまう恐れがあるため，相手の顔全体を見るか，鼻のあたりを見るようにするとよい。対象者が話し出したら目線をあわせ，話をしっかり聞いていることを伝えよう。マスクをしているとこちらの表情がわかりづらいので，嬉しいときは目を少し細めて目尻を下げたり，驚いたときは目を大きくしたり，困ったときは眉を下げるなど，目元で気持ちを伝えることができるとよい。や

図1 座り位置の特徴

①正面に座る

机をはさみ，正面に向かい合って座ると，緊張感や圧迫感を与えることもある。改まった話や，重要・重大なことを伝える際には向いている。

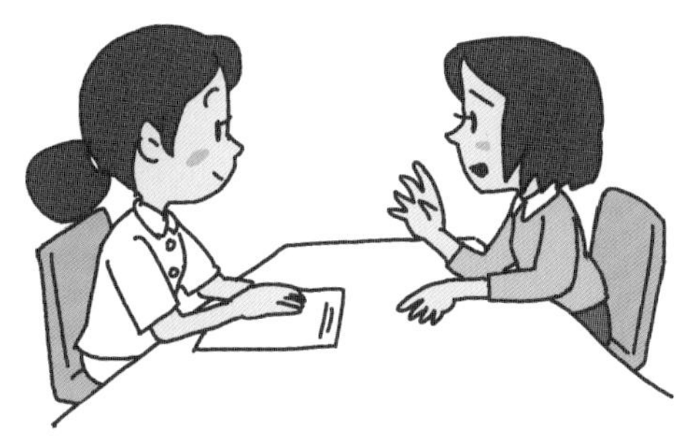

②斜め向かいに座る

①の正面よりは，相手も視線を外しやすく心理的負担が軽減する。普段の会話よりは少ししっかり話したいときに向いている。

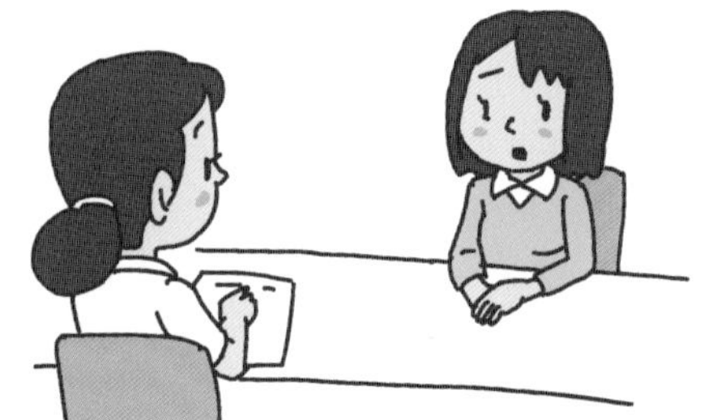

③90度に座る

雑談から大切な話まで一番活用しやすい位置。同じ資料やメモを覗き込んだり，何かを説明するときにも話しやすい。

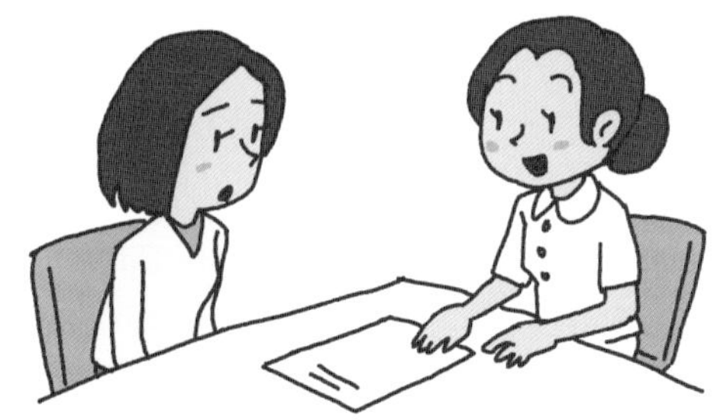

④横に並んで座る

ベンチなどの場合，横に並んで座ることになる。この場合もパーソナルスペースとして，間に一人分ほどのスペースを空けておく。

しっかり話を聞きたいときは，膝から身体ごと対象者のほうに向け，目や表情を見て話す。対象者との信頼関係ができている場合は，2人で前を向き互いを見ていなくても，安心感を与えたり，構えずに素直に話すことができる。

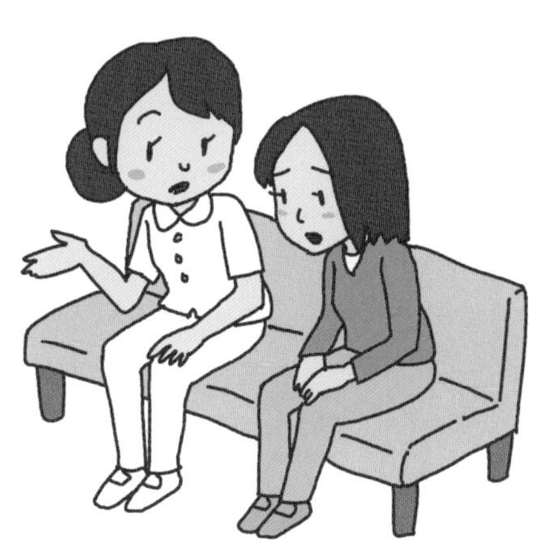

やオーバーなくらいでちょうどよいので，鏡を見ながら練習しよう。

(5)所作

音に敏感な対象者も多いので，バタバタと無駄な動きはせず，不必要な音は立てないよう配慮する。訪室するときは必ずノックをして声をかけてドアを開ける。カーテンの場合も同様に声をかけ，返事を待ってから開けるようにする。急に近づいたり動いたりすると驚かれることもあるので，相手の視界に入る範囲で声をかけながら環境整備やケアを行う。また，複数名で訪室した際，医療者同士で小声で話していると，対象者が「何を話しているのだろう」「自分の悪口を言っているかもしれない」など誤解や不安を招く恐れがあるので，ケアに必要な相談は相手にも聞こえるボリュームで話し，その場でなくてもよい話は退室してから話すようにする。

(6)口調とスピード

話しかける際は，穏やかに，しかしはっきりとした口調で話す。特にうつ状態や思路障害，思考障害のある人には，早口で話すと伝わりにくい。また，精神発達遅滞がある人や自閉傾向の人にはわかりやすい言葉を用い，誤解が生じないような短いメッセージになるよう工夫する。高齢者の場合は高い音が聞き取りにくいので，やや低めの声で話すようにする。返答に時間のかかる人も多いので，急かさずゆっくり待つようにしたい。

(7)開かれた質問(オープンクエスチョン)と閉じた質問(クローズドクエスチョン)

調子や症状，対象者の考えなどを聞くために，開かれた質問と閉じた質問を組み合わせ，話を深めていく。問いに対する返答の仕方から，対象者の病状やこだわり，病気への理解などさまざまな情報が得られるので，アセスメントし次の質問につなげていく(図2)。

このように，基本的なコミュニケーションは情報収集とアセスメント，信頼関係の構築，そしてケアを同時に行っている。これらは精神看護の基本であり，精神看護そのものであるので，しっかり学んでほしい。

治療的コミュニケーション

基本的なコミュニケーションが，情報収集とアセスメント，信頼関係の構築とケアを同時に進めていくものであることを述べた。ここでは，対象者の治療に役立つ，回復の助けになる，治療的コミュニケーションについて述べる(COLUMN，p17も参照)。

治療的コミュニケーションの流れとして，①質問と傾聴，受容，②共感，信頼関係の構築，③方向づけ，があり，これらを順に行うことが基本である。①，②，③のどれかを飛ばしたり，不十分なまま次に進んだりすると無理が生じるので，相手の反応をみながら次に進んでよいか確認していく必要がある。

(1)質問と傾聴，受容

「開かれた質問」と「閉じた質問」(図2)を用いてコミュニケーションをはじめる。相手のことがまだ十分にわからない段階では開いた問いからはじめてもよいし，今日の出来事のような小さな閉じた質問をしてみてもよい。その返答によって，問いの枠を広げたり狭めたりしていく。そして，相手が話し出したらしっかり耳を傾け，情報収集とアセスメントを行う。

> 会話の例①
> 看護師(Ns)「失礼します。今日の調子をうかがいに来ました。いかがですか？」
> 対象者(Pt)「いやー，良いも，悪いも，ねえ……」
> Ns「気になることはありますか？」
> (問いの範囲を狭める)
> Ns「気になることや心配なことはありますか？」

図2 開かれた質問と閉じた質問の例

【全般】
いかがですか？…………………………… 何がどのように？
調子はどうですか？……………………… 有無と程度
一番心配なことは何ですか？…………… 一番のみ尋ねる
気になることはありますか？…………… ある or ない
昨日と比べて調子は良くなりましたか？…… 良い or 悪い

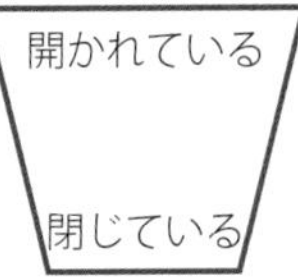

【食事について】
食欲はどうですか？……………………… 有無と程度
食事はどのくらい食べていますか？………… 程度
今日のお昼は食べられましたか？…………… はい or いいえ

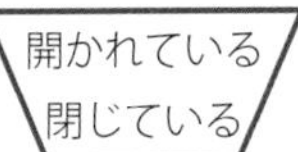

【睡眠について】
睡眠はどうですか？……………………… どのように
眠れていますか？………………………… はい or いいえ，程度
満足度はどのくらいですか？…………… 程度（割合）
途中で目が覚めることはありますか？……… はい or いいえ
日中の眠気はありますか？……………… はい or いいえ

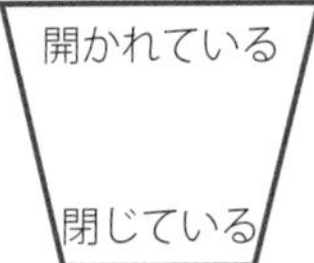

【症状について：幻聴の場合】
声はどうですか？………………………… 有無と程度，内容
しょっちゅう聞こえてきますか？…………… 程度（頻度）
嫌なことを言ってきますか？…………… はい or いいえ

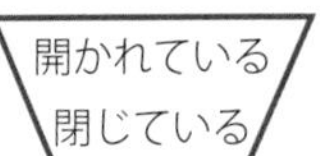

【夢や希望について】
夢は何ですか？…………………………… 有無と内容
退院したらやりたいことはありますか？…… はい or いいえ，内容
仕事はしたいですか？…………………… はい or いいえ

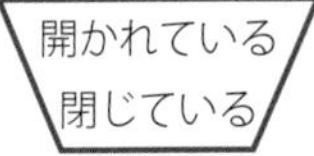

対象者「なんで入院になったんでしょう？　いつ帰れますか？　だいたい，自分は悪くないんですよ……」
Ns「入院の理由や期間が気になるんですね」
（入院と病気について気になっていることをキャッチしたことを伝える）
対象者「そうですよ。僕は病気じゃないんです」
Ns「病気ではないとお考えなんですね。入院したときのことは覚えていますか？」
（訴えを受け止めて，病気の認識について話を深めていく）

会話の例②
Ns「おはようございます。昨日は眠れましたか？」
対象者「あまり眠れませんでした。ずっとこうなんです」
（不眠について詳しく話を聞いてみる）
Ns「入院前も眠れなかったんですか？」
対象者「ここ1か月ほどずっとです。寝つけないし，やっと寝ても何度も目が覚めて」
Ns「寝つけないし，何度も目が覚めるんですね」（理解したことを伝える）

傾聴とは，相手の話を聞くだけでなく，話を促したり言葉を補ったりしながら，相手が伝えたいことを語らせることも含んでいる。積極的な傾聴に必要なスキル（表1）を活用して本人の訴えたいことや気持ちを聞き出していく。

(2)共感，信頼関係の構築

相手の伝えたいこと，困っていることがわかったら，それについて共感を示し信頼関係の構

表1 積極的傾聴に必要なスキル

①相槌を打つ	
しっかり聞いていることが伝わるように声をかける	うん，うん，それで？ なるほど！ そうなんですね
②待つ，話を促す	
焦らせず相手の返答を待つ。返答までの時間は対象者の思路障害の有無や思考過程を知る情報になる	どうぞ，ゆっくり話してください 話せるタイミングでいいですよ それからどうしたんですか？
③リフレイン（オウム返し）	
相手のセリフをそのまま返す	対象者：怖いよ。しんどい Ns：怖いね，しんどいね
④伝わったことを返す（伝わり返し）	
相手の話のなかで自分に伝わったこと（受け取ったこと）を返す	対象者：仕事のことが心配で……全然眠れなくて。先生に言おうと思ってるんですけど Ns：仕事のことで眠れないんですね 対象者：これからどうなっちゃうのか不安 Ns：これからのことが心配なんですね
⑤言い換える，補う	
言葉が出てきにくい人，話がまとまらない人との話では，よりわかりやすい表現や言葉に置き換えたり，話をまとめたりする 対象者固有の独特な表現を理解する際にも活用される	それはつまり，○○ということですか？ 例えば○○のような感じ？ ○○と似ていますか？

築を行う。前述の「(1)質問と傾聴，受容」のやりとりがきちんとできていないまま「共感」に移行してしまうと，患者は「ちゃんと話を聞いてもらえていない」「わかったふりをされている」と感じるかもしれず，これでは治療的関係にうまく発展しない。

ここで共感について考えてみよう。「共感」とは，対象者と同じような感情を抱くこと，と学んだだろうが，果たして本当に対象者と同じ気持ちを抱くことは可能なのだろうか。「わかります」「私も同じ立場ならそう思います」と伝えなければならない，と義務感で頑張って共感していないだろうか。うつ病や不安障害のある人の気持ちや心配事は比較的共感しやすい。しかし，統合失調症のある人の幻覚や妄想に関連した心配事には，どのように共感したらよいのだろう？

> Ns「どんなことが心配ですか？」
> 対象者「怖い……声……聞こえる」
> 「死ね！　とか言ってくる。つらい……」
> Ns「わかります」

> 対象者「助けてー！　悪い奴らに追われてる」
> 「早く逃げないと，こんなことしてる場合じゃ……」
> Ns「それは大変ですね」

この会話を想像してほしい。

「わかります」「大変ですね」にどれほどの説得力があるだろうか？

共感に関する重要なポイントは，対象者に嘘をつかないことである。わからないのに「わかります」，想像できないのに「大変ですね」と言わないことである。では，どうしたらよいのか。共感できるポイントに出あうまでしっかり話を聞くことである。

> 対象者「助けてー！　悪い奴らに追われてる」
> 「早く逃げないと，こんなことしてる場合じゃ……」
> Ns「ちょっと待って，詳しく教えてください」「悪い奴らはいつからいるの？　どんなことをしてくる？」
> 対象者「ここ数週間。ずっと狙われてる。家も見張られてる」
> Ns「そうか，ずっと狙われてる感じがするのね。それじゃ大変，落ち着けないね」

この例の場合，もちろん「悪い奴ら」「狙われている」「見張られている」というのはおそらく妄想であろう。「悪い奴らに追われる→大変そうと共感」とすると妄想を肯定することになるが，「ずっと狙われてる感じがする→落ち着かない」という感情には共感できる。困っている程度や時間，1日のうちで占める割合などを聞いていくと，「それは大変」「それは心配」「驚き」など共感できる要素に出あえる。

いろいろ聞いても共感できるポイントにたどり着けなかった場合や，対象者の病状や疲労で会話が進まなかったときは，わかったことを伝え，また後日ゆっくり話せばよい。

> 「今日は話してくれてありがとう。あなたが〇〇〇について心配していて，大変そうだということがわかりましたよ。この続きはまた聞かせてくださいね」

自分なりに共感を示したときに，対象者から「でも……」と言われたら，それはおそらく共感がうまくいっていないときである。共感が相手にうまく伝わると，「そうなの。うん」と肯定的な言葉を返してくれる。対象者と看護師が症状や苦痛の対策を考えていく共同体として発展していくために，相手の心配事やつらさを共有することがまず大前提なのである。さまざまな対策を検討したり，試みて改善したりしていくうちに信頼関係はさらに強固なものになるだろう。

(3)方向づけ：指示から支持へ

質問と傾聴で対象者の苦痛や困っていることを聞き出し，共感を示して信頼関係が築けたら，いよいよ治療的コミュニケーションである。「治療的」というのは対象者の治療に役立つ，回復の助けになるということであり，つまり対象者の成長を促すコミュニケーションともいえる。

治療の初期や症状が重い頃には，看護師や医師が「部屋でしっかり休みましょう」「つらそうなので，頓服を飲みましょう」と治療や療養について具体的に指示を与えることが多い。これは，対象者の理解力や記憶力，判断力，社会性などを勘案しながら，症状の改善や苦痛の緩和の助けになる方法を指示している。しかし，医療者が永遠に指示を与え続けるわけにはいかない。症状の回復とともに思考力や判断力も回復してくると，対象者自身がニーズに気づき，充足させる行動をとる（セルフケアする）ことができることを目指していく。治療的コミュニケーションはつまり，対象者が自身のニーズに気づくことを助けたり，今までの経験を思い出してもらったり，自身の成長を感じることを促したりするものである。

対象者自身の感情や体験に注目してもらうためには，より詳しい質問が必要である。①感情，②認知，③行動，④身体，の4つの分野に焦点をあて，さらに「数値化」「具体化」「比較」などを用いて詳細を聞いていく（表2）。聞き出した情報を整理したり，しっかり見つめることで自身の傾向や特徴に気づいてもらう（表3）。

対象者が自身に目を向けることができたら，

表2 4分野に焦点をあてた質問

①感情	「そのときどんな気持ちでした？」 「何を感じたのですか？」
②認知	「どんなふうに考えました？」 「なぜそう考えたのですか？」
③行動	「そのときどうしたのですか？」
④身体	「身体に変化はありましたか？」 「身体の不都合はなかったですか？」

表3 対象者の思考の特徴をより明らかにする質問

数値化	「それは何%ほどですか？」 「いつもというのは何回くらい？」 「100点満点だと何点ぐらいですか？」
具体化	「例えばどんなことですか？」 「みんなとは，誰のことを指しますか？」 「『全部』と言わずに内容を順に教えてください」
比　較	「以前はどうでしたか？」 「前と比べて今はどうですか？」 「他の場面ではどうですか？」

表4 対象者自身の理解を進めるための働きかけ

明確化	**対象者が認識したり言語化できていない感情や問題を明らかにしていくこと**
	「そのときはつらかった？　困っていた？　それともさびしい気持ち？」 「そのさびしさは，誰に対して感じていたのかな？」 「きっかけは何だと思いますか？」
直面化	**対象者の話のなかの矛盾点を取り上げて問題として取り扱っていくこと**
	「そっとしておいてほしい気持ちと，声をかけてほしい気持ちの両方があるのですね」 「その気持ちを相手に伝えるには，どうしたらいいと思いますか？」 「相手の変化を求める前に，自分が変えていけそうなところはありますか？」
自己開示	**医療者が自身の体験や胸の内を伝えること。安心感や親近感につながる**
自己一致	**対象者との関係性のなかで感じた感情をマイナスも含めて素直に伝えること**
	「私にも同じような体験があります」「私も同じ立場ならそう思うかもしれません」 「とても心配していましたよ」「そういうふうに言われるとつらいです」 「それは困ってしまいますね」

いつもの対処法，新しい対処法，やってみたい対処法を検討し選択する。対象者が自身で選択することを支援する。対象者自身のニーズに気づき充足させる行動を支援するには，さらに表4のような働きかけがある。

(4) ポジティブフィードバック

ポジティブフィードバックとは，対象者に現れている良い影響，効果などを本人に伝えることである（表5）。①質問と傾聴，受容，②共感，信頼関係の構築，③方向づけ，の順に治療的コミュニケーションを進めてきたら，最後に対象者の方法でうまくいった点や頑張った点，成長したところなどを評価し対象者に伝える。

しかし，ポジティブフィードバックを苦手と感じる看護師は多く，ほめようと思ってもうまく言葉が出てこないようである。また，若い看護師が年上の対象者に「頑張りましたね」と言っているのは違和感がある。そこで，「ほめよう」とせずに，アイメッセージ（I think ～）を活用し，「医療者が感じている気持ちを伝える」と意識するとよい。普段の生活から意識して使

表5 ポジティブフィードバック

症状に関するポジティブフィードバック
「表情が柔らかくなりましたね」 「声に張りが出てきましたね」 「身体の動きがスムーズになりましたね」
頑張りや成長に関するポジティブフィードバック
「すごくうまくいきましたね」 「この調子ですね」 「頑張られた結果ですね」 「成果が出て私も嬉しいです」 「次回もうまくいくといいですね」

い，自然に言葉が出てくるようになってほしい。

おわりに

ここまで治療的コミュニケーションの流れを紹介したが，これらのプロセスすべてを一人で行うには，訓練や経験が必要であり，チーム内で役割分担することも可能である。まだ自信がなくても，治療的コミュニケーションのプロセスを意識し関わることは，自身のアセスメント能力やコミュニケーション能力を高めることにつながり，精神科看護師としての成長につながっていく。会話やセリフそのものだけでなく，医療者のたたずまいやまなざし，対象者の目に映る要素すべてがコミュニケーションを構成している。対象者にとって安心できる存在か，温かみはあるか，話しかけやすい，相談しやすい雰囲気をつくれているか，など対象者への姿勢を日々振り返ってほしい。

COLUMN 治療的コミュニケーション

治療的コミュニケーションとは，情報収集とアセスメントを進めながら信頼関係を構築し，対象者の治療に役立つ，回復の助けになるコミュニケーションのことを指します。

▶非治療的コミュニケーションの例

対象者の発言	看護師の発言	ポイント
「うつ病になって，家族にも迷惑かけて，本当に自分が情けないよ」	「そうなんですね」 「そんなことないですよ」 「必ず良くなりますよ」	・相手の気持ちを受容してから，「情けない」という気持ちを否定しようとするが，言葉が足りず伝わらない ・「必ず良くなる」など，根拠のないことは言わない
「仕事も恋愛もうまくいかない。私なんて何をやってもダメなんです」	「まだ若いのに，何を言ってるんですか！　世の中にはもっと大変な人がたくさんいるのよ」「ポジティブに考えないとダメよ！」	・相手のつらさを聞こうとしていない ・他の人と比較しない ・傾聴や共感をせずにアドバイス（方向づけ）をすると批判されたと感じてしまう

▶治療的コミュニケーションの例

対象者の発言	看護師の発言	ポイント
①「仕事も恋愛もうまくいかない。私なんて何をやってもダメなんです」	②「もうダメって思うんですね，うまくいかないのはつらいね」「例えば，どんなふうにうまくいかないですか？」	・相手の気持ちを受け止める ・自分に伝わったことを伝える ・具体的なエピソードを引き出す
③「仕事ではミスして怒られてばかり。怒られるのが怖くて余計に緊張して」	④「そうですよね，怒られると余計に緊張しちゃいますよね」「ご自身で工夫しているところはありますか？」	・自分も同じ部分があると伝える
⑤「前の日から仕事の準備して，わからないことはすぐに聞いてる」	⑥「きちんと準備をして，先輩にも聞いてるんですね」「それは頑張っていると思いますよ」「他にもできそうなことはありますか？」	・対象者の対処行動を知る ・工夫している点，頑張っている点を認め強化する。他にできそうな手だてを一緒に考える

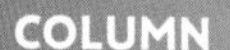

COLUMN 精神症状のこと，薬のこと，どのように聞いたらよいですか？

受けもち患者をもった看護学生は，精神症状や薬への思いについて“聞きたいがなかなか聞けない”という葛藤をもつ場合があります。学生が困る場面の1つではないでしょうか。状況に隠れているいくつかの課題を整理しましょう。

▶学生の気持ち

まず，“対象者の気持ちや認識を聞きたい”という思いに注目します。学生は対象者の状況や気持ちを対象者の言葉で聞いて，そこから自分のケアを考えたいと望んでいます。一方で，学生はアセスメントという実習課題に迫られています。実習課題をこなして実習を成功させたいという意識を自覚しており，その状況から，アセスメントに関する情報収集で，対象者に自分の都合を押しつけてしまうかもとためらいを生じさせています。

次に，“なかなか聞けない”思いに注目します。学生には「症状や認識を聞くことで対象者に嫌な思いをさせてしまうかも」という漠然とした不安があります。多くの学生が，精神障がい者は非常にデリケートであり，精神症状を思い出すことで対象者は感情的に不安定になり，つらい気持ちになるという前提をもっています。嫌な思いをもった結果，対象者の症状が再燃する，対象者が興奮する，対象者が人間関係を拒否するなど取り返しのつかない事態が生じるという連想が学生の葛藤を深めていきます。しかし，これらの多くが想像やイメージであり，学生がいかに「精神障がい者イメージ」にとらわれているかがわかります。

▶現実期な対処

入院治療を受けている対象者にとって，症状のコントロールや内服治療の導入は治療のメインテーマです。対象者の貴重な時間や財産を入院治療にあてる以上，責任をもって取り組むことは医療者の責務です。そして，看護師として対象者のケアに必要なことならば，症状や病気，薬に対する認識について適切に聴取することが求められます。一方，対象者には「話すか話さないか」の選択権があります。多くの対象者は誰にどこまで話すか，意思決定ができます。意思決定能力について精神障がい者に対する誤解や偏見がないかの振り返りが必要です。

コミュニケーション技術への不安も，不安なままにせず，具体的な解決に向けて取り組みましょう。聞き方がわからない，どのように話を展開してよいかわからないと悩む学生もみられます。対象者に「説明する」「同意を得る」「対象者に話すか話さないか主導権をゆだねる」という目的に沿った言葉を選びましょう。また，対象者の負担に注意し，反応をよくみて一度に深入りしすぎないようにしましょう。

例）○さんの回復のお手伝いをしたいと思っています。症状についてお話をうかがってもよろしいですか？　言いにくいことを無理にお話ししなくても大丈夫です。

対象者が自らの治療やケアについて意思決定をするのはリカバリーの基本です。対象者が誰にどこまで話すのかという日常的な意思決定も含まれます。自身の不安な気持ちや偏見・誤解を振り返り，学生である自分の感情的なニーズを優先してしまわないよう気をつけましょう。

03 精神科における治療的関係の段階

対象者と看護師の関係性（以下，対象者-看護師関係）は，精神看護の基盤となる重要な要素である。対象者との関係性は，すべての領域の看護師，ひいてはすべての対人援助職者に不可欠なものであるが，特に精神看護においては，関係性の構築に至るプロセスそのものが治療的な意味あいをもつ。そのため，精神看護における対象者-看護師関係は「治療的関係」と表現されることも多い。

精神科治療・ケアにおける治療的関係の意義については，特に精神療法・心理療法の文脈で長らく議論されてきた。半世紀以上にわたって世界中で行われた研究を通し，さまざまな精神療法で対象者の精神症状の改善や生活の質を向上することが実証されてきた。

興味深いことに，それらの精神療法の効果をもたらしているのは，「各精神療法における特定の因子（特定の技法）」よりも，対象者の治療・ケアに対する期待や医療者の温かさ，治療的関係といった「すべての精神療法に共通する因子」であるといわれている。

そのなかでも，精神療法の効果に最も影響を与えている因子は，治療的関係の質である。つまり，治療的関係の質が高ければ高いほど，精神療法の効果が高まることを意味する。そのため，対象者-看護師関係（治療的関係）は，精神看護の基盤であるとともに，対象者の健康や生活の質を維持・向上していくうえで，最も強力なツールにもなるのである。

対象者-看護師関係のプロセス：対象者の視点から

すでに述べたように，対象者-看護師関係／治療的関係の質は，精神科における治療・ケアのアウトカムに直結する。重要なことは，この対象者-看護師関係の質を決めるのは，治療・ケアの受け手，すなわち対象者である。ここでは，コーストワース・プスポキー（Robin Coatsworth-Puspoky）らの対象者研究の知見をもとに，対象者-看護師関係がどのように発展していくのか（ポジティブな関係性），あるいはどのように悪化してしまうのか（ネガティブな関係性）について，対象者の視点から概説す

図3 対象者の視点からみた対象者-看護師関係のプロセス

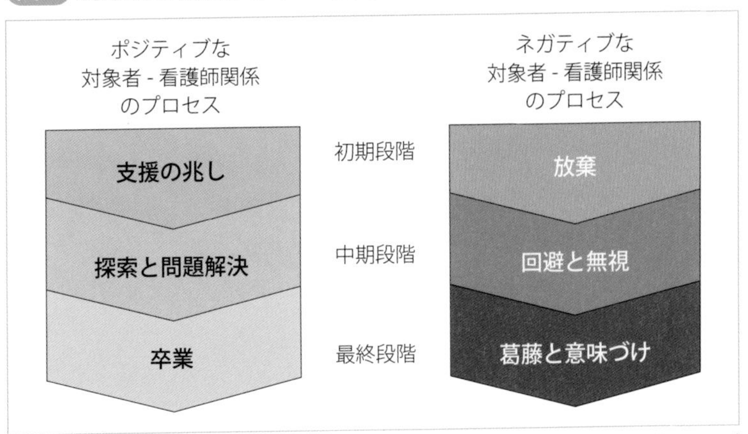

（Coatsworth-PuspokyR, ForchukC, Ward-Griffin C：Nurse–client processes in mental health：recipients' perspectives. J PsychiatrMentHealth Nurs, 13（3）：347-355, 2006.をもとに作成）

る[1)]（図3）。

(1)ポジティブな対象者-看護師関係のプロセス

まず，ポジティブな対象者-看護師関係のプロセスを概説しよう。

このプロセスの初期段階は，「支援の兆し」と表現される。この段階では，病院あるいは地域で対象者と看護師が出会い，関係性構築の糸口を探すことが中心となるが，特に初期は，対象者が看護師を信頼すること自体に困難を感じていることがある。この段階での対象者は，感情面での困難を抱えていたり，精神疾患との長いつきあいのなかで自尊心が低くなっている場合もあるだろう。このような対象者にとっては，誠実で思いやりがあり，親しみやすく，聞き上手で，笑顔で安全と安心を提供してくれる看護師とめぐりあうことが最初の目標となる。ある対象者はこの段階を，「迷子になった子どもが母親を探すようなものだ」と語っている。

この「支援の兆し」の段階では，対象者自身が，看護師との関係性のなかで「より良くなりたい」という前向きな思いを抱くことができるかどうかが重要となる。看護師によって形成された場や環境，あるいは関係性が，対象者にとって安心で快適なものになったとき，初期段階の「支援の兆し」から次の段階へと進展する。

中期段階は，「探索」と「問題解決」の2つから構成される。この段階を通して，対象者の気分は改善しはじめ，不安が少なくなり，生活が快適になっていく。「探索」の段階では，対象者が看護師から一人の人間として認められる／保証されることにより，互いの信頼関係が高まり，また，対象者からの自己開示（抱えている問題の表出など）も促されていく。看護師は対象者と向きあうための十分な対話の時間をつくり，対象者の気持ちや行動を理解することに努める。これにより，対象者は看護師から理解されている感覚，そして，「（看護師が）自分と同じ目線に立ってくれている」という感覚が生み出される。

また，対話を通じて対象者が抱えている問題が明らかになり，さらに，対象者と看護師で共通の目標が設定されることで，信頼関係も維持・促進される。このような段階に至ると，看護師は対象者から「友人のような存在」，あるいは「フレンドリーに接してくれる人」として認識されることもある。しかしながら，看護師はプロの支援者として治療上の友好的な協働関係を構築していくのであり，決して対象者と「友達」になるわけではないことに留意しなければならない。

「問題解決」の段階では，「探索」の段階で明らかになった問題と設定された目標に基づき，対象者は解決に向けた取り組みをはじめる。ここでは，対象者-看護師関係も様変わりし，対象者は自分自身をケアすること，また，自分自身の回復について，より主体的に向きあっていく。この段階を通して対象者は，問題解決のスキルを身につけるとともに，将来の新たな目標を設定できるようになることで，看護師に別れを告げる「卒業」の段階に向けた準備が整う。

ポジティブな対象者-看護師関係の最終段階は「卒業」である。たいていの場合，対象者が退院できる状態にまで回復したり，病院や地域で提供されていた支援がもう必要ないと感じられるようになった段階で，対象者-看護師関係は終結を迎える。この段階では，対象者の初期の目標は達成され，セルフケアおよび問題解決のスキルについての知識と自信がつき，さらに，それらのスキルは日常生活に取り入れられていく。入院していた対象者は退院して地域の場に戻るかもしれないし，地域の場で支援を受けていた対象者は引き続き地域生活を継続するかもしれない。いずれの場合でも，対象者-看護師関係のプロセスを通して対象者の目標は達成され，また，対象者の回復が図られたことで，ポジティブな関係性が維持されたまま終結（卒業）を迎える。

(2)ネガティブな対象者-看護師関係のプロセス

次に，ネガティブな対象者-看護師関係のプロセス，つまり，対象者と看護師の関係がどのように悪化，あるいは遠ざかっていくかについて概説しよう。

初期段階は「放棄」と表現される。残念ながらこの段階では，看護師は「ケアを放棄している人（私に向きあってくれない人）」として対象者から認識される。対象者の立場から「放棄」と認識される可能性のある看護師の態度や行動の例としては，看護師の無礼な態度，あるいは人を見下すような態度，医療用語を使って対象者にレッテルを貼り精神症状ばかりに着目する，対象者の助けのサインに気づかない／無視する，対象者との対話場面を避ける／対話時間をつくらない，などがある。ある対象者の体験談を紹介しよう。

☑ ある対象者の体験談

入院して間もない頃，環境が変わったことで幻聴がひどくなり，そのことで苦しんでいました。同室の人がちょっとした物音を立てたくらいでも，その人を『殴ってやりたい』と思うほどでした。まずは看護師さんに話を聞いてもらおうと，ナースステーションを訪ねて，その日の担当看護師さんを呼びました。その看護師さんは仕事が一段落ついた様子でしたが，「ごめんなさい。これからお昼休憩だから，また後でうかがいますね」と言われたので，自分の部屋に戻りました。看護師さんの休憩が終わって部屋に来てくれるのを，ベッドで幻聴と闘いながら待っていました。でも結局その日，看護師さんは巡回には来ていたようでしたが，ベッドにいる私に話しかけてくれることはありませんでした。入院する前も同じでした。私の話を，私の苦しみを聞いてくれる人は誰もいなかったし，家族からも邪魔者扱いされてきました。家族は私と関わるのを避けていました。入院すると少しは変わるんじゃないか，病院は違うかもしれないと思っていたけど，結局同じでした。見捨てられたような気がしました。私を受け入れてくれる人なんて，この世にはいないと思いました。

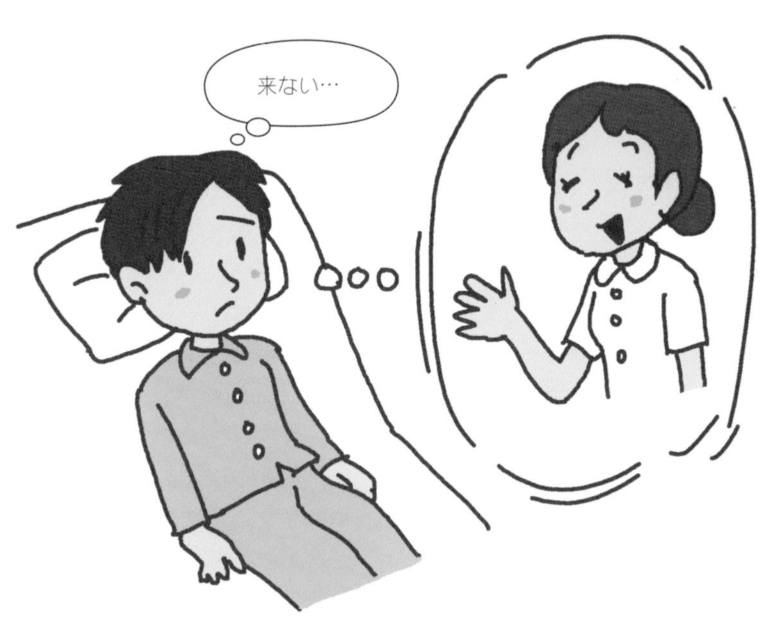

この看護師は，昼食休憩の後にいろいろな業務を抱えていた可能性もあり，また，そのような多忙な状況において，対象者から話しかけられたことすら忘れてしまっていたかもしれない。しかし対象者にとっては，看護師の支援を受けようとする試みが失敗したことで，自分が精神疾患を抱えていること自体への罪悪感が強まり，また，不安や不満，不快感が大きくなる結果となった。この対象者は，看護師との関わりのなかで新たな「傷つき」を経験したことで，状態がさらに悪化してしまった。このようにして看護師への信頼感が失われると，対象者と看護師の間には大きな「壁」がつくられてしまう。対象者のニーズが満たされないだけでなく，対象者-看護師関係のなかでさらなるニーズが生じてしまったのである。看護師と出会う前のほうが，まだ良い状態であったかもしれない。

中期段階は「回避」と「無視」である。看護師からの「放棄」を経験した対象者は，看護師を自ら避けるようになる。対象者が看護師を避けるようになることで，対話の機会がさらに少なくなり，対象者と看護師の間に距離ができてしまう。看護師は，このような対象者に対して苦手意識をもち，対象者が暗に示す「助け」を無視する，あるいは彼らと接触する場面を避けるようになるかもしれない。これにより対象者は，看護師は自分を避ける存在だと改めて認識するようになる。このような対象者-看護師関係においては，信頼や思いやりは存在せず，互いに無視・回避しあう関係だという認識も対象者に生じる。こういった状況について，ある対象者は「もういろいろなことを諦めたい。拒絶されているし，気にかけてもらえないし，話も聞いてもらえないと感じる」と語っている。

こうした対象者-看護師関係は，すでに存在している不安や不満，あるいは恐怖をさらに悪化させる。同時に，対象者の自分自身あるいは身近な環境に対する自己コントロール感も低下してしまう結果となる。

ネガティブな対象者-看護師関係の最終段階は，「葛藤と意味づけ」である。対象者は，自身が看護師から受けた扱いについて葛藤し，看護師との関係性を合理化したり，意味づけをする。対象者は，看護師との関係性が始まる前に期待していたことと実際に自身が経験したことを比較しながら，自問自答と心理的葛藤を繰り返し，看護師のこれまでの行動の意味や自身が支援を受けられなかったことの意味を見出そうとする。このときの対象者-看護師関係の意味づけは，絶望や挫折を伴うものである。「葛藤と意味づけ」は，対象者が看護師との物理的に接触しなくなった後（転院・退院した後など）でも，数か月あるいは数年にわたって続く可能性がある。

また，このネガティブな対象者-看護師関係は，今後めぐりあう看護師との関係性にも影響し得る。対象者と看護師は，見知らぬ人同士として関係性がはじまり，互いのことを知らぬまま，敵対視しながら別れるという結末を迎える。対象者は依然として，支援を必要としている，ニーズが満たされていない状況であるにもかかわらず。

対象者-看護師関係のプロセスに影響を与えるその他の要因

ここまで，対象者-看護師関係がどのように発展あるいは悪化するかについて，順を追って説明してきた。これらのプロセスに影響を与えるその他の要因についても概説しておこう。

1つ目は，対象者-看護師関係についての対象者の「先入観」である。先入観は，過去の看護師との関係において形成されるものである。すでに述べたように，過去の対象者-看護師関係の経験は，将来の関係性にも影響を及ぼす。過去にネガティブな対象者-看護師関係を経験した対象者は，新たな看護師との関係においても，同じことが繰り返されるのではないかと考え，看護師の細かな態度や行動に対して一層敏感になり，関係性の構築を阻害してしまう。

2つ目は「看護師自身の特性」，例えば，精神科臨床での経験年数，性別，性格などである。

経験年数が長い看護師ほど，対象者との関わりに慣れており，また，関係性をどのように構築するかについて，経験に基づく対処法を知っているかもしれない。対象者にとっては，性別そのものが関わりやすさを決める場合もある。ある対象者は「聞き上手でサポーティブな看護師」を好むかもしれないし，別の対象者は「サバサバとした教育的な看護師」を好むかもしれない。

最後は「環境」である。これは特に，看護師を取り巻く環境を意味する。日本の精神科病棟では，外科や内科病棟と比べて，一人の看護師が受けもつ患者数が多い。つまり，看護師は対象者と十分な対話の時間をつくることが現実的に困難な場合がある。このような病棟や施設の環境的な要因も，対象者-看護師関係のプロセスに影響を与えるのである。

看護実践への示唆

ポジティブな対象者-看護師関係のプロセスにおいて，対象者は看護師を「友人のような存在」，あるいは「フレンドリーに接してくれる人」として認識していた。看護における対人関係理論を提唱したペプロウ(Hildegard E. Peplau)は，対象者と看護師との「友人関係」は，一般的に対象者-看護師関係の規律を乱すものとする一方で，看護師は対象者の日常生活に関与する身近な医療専門職である特殊性を踏まえ，時として両者の距離が近くなり，対象者から「友人」に近い存在として認識されることを認めている[2)]。そのようななかでも，繰り返しになるが，ここには対象者と支援者としての明確な一線は存在する。対象者の視点から強調したいのは，「友人関係」ともいえるほどに，同じ目線に立って接してくれる看護師の存在を求めているということである。それほどに対象者は，自分を一人の人間として認めてくれる・接してくれる相手と，これまでにめぐりあえてこなかった可能性がある。

では，ポジティブな対象者-看護師関係のプロセスを踏むためには，支援者側にどのような姿勢や行動が求められるだろうか。まずは，対象者に関心をもちその人を知ろうとする姿勢，そして相手に敬意を払うことである。これらの姿勢を前提としたうえで，傾聴のスキルを活用していく。

また，対象者-看護師関係を発展させるために最も重要なことは，「対話の時間をつくること」である。ネガティブな関係性のプロセスを読んでわかるように，対象者-看護師関係の悪化は，ほとんどの場合，対話の不足により生じる。対話の機会なくして，対象者が抱える苦悩やこれまでの生活，そして対象者その人自身を理解することはできない。しかしながら，日常での実践場面では，看護ケアの時間の多くは「管理」に費やされており，対象者と看護師の「対話」の時間が少ないことが知られている。また，限られた時間での対話場面においても，その対話が意図的かつ治療的な文脈で行われていないこともしばしばある。

これらの問題を解決するには，看護師自身が日常の実践場面で対話の時間をつくることを意識するだけではなく，看護師の人員配置を増やすといった管理上の対応も必要になるだろう。また看護学生は，対象者と一時的な関係をもつ立場ではあるが，対象者との対話の時間を比較的つくれる貴重な存在である。そのため看護学生は，実習において対象者を知ろうとするための対話の時間と看護学生としての自分の存在そのものが，対象者-看護師関係を発展させうるものであると認識しなければならない。また看護師も，看護学生を看護ケアのなかに上手に組み入れていくことが求められる。

おわりに

精神疾患を抱える対象者と関わる看護師は，すべての対象者と自身の関係性が治療的であってほしいし，また，相互に満足のいく方向に関係性が発展していくことを願っているだろう。対象者-看護師関係のポジティブなプロセスとネガティブなプロセスをここで学んだことで，対象者の健康や生活の質の維持・向上を達成するツールとして，対象者-看護師関係／治療的関係がどれほどの価値をもち，また，どれほど強力であるかを理解できただろう。

これらを踏まえて，対象者-看護師関係に一層の関心をもつとともに，日々の対象者との関わりを見直してみるとよい。

引用文献

1) Coatsworth-Puspoky R, Forchuk C, Ward-Griffin C：Nurse–client processes in mental health：recipients' perspectives. J Psychiatr Ment Health Nurs, 13 (3)：347-355, 2006.

2) Peplau HE：Peplau's theory of interpersonal relations. Nurs Sci Q, 10 (4)：162–167, 1997.

参考文献

- O'Brien AJ：The therapeutic relationship：historical development and contemporary significance. J Psychiatr Ment Health Nurs, 8 (2)：129-137, 2001.
- Peplau HE：Interpersonal Relations in Nursing：A Conceptual Frame of Reference for Psychodynamic Nursing, Springer Publishing Company, 1991.

治療的関係の構築に必須／障害となるもの

01 治療的関係を構築するには

治療的関係の構築は重要であり，それを達成していくうえでは数々の難しさがある。看護師一人ひとりが個性や価値観の異なる人間であり，対象者もそれぞれ個性や価値観が異なり，さらに疾患やそれによる障害から多様な困難を抱えている。そういったなかで，単純な技法を一様に用いて解決することは，一見近道のようで本質的な治療的関係の構築にならない。地道に自分自身の特性を理解し，その場面の現象を理解していく力をつけることが求められる。

本項では，看護師が新人時代に経験した場面を振り返り，治療的関係の構築に必須／障害となるものについて考える。

新人看護師Ａの話

仕事にも少しずつ慣れ，入院予定の方へ入院や病棟の説明をする仕事をはじめて任された。

①
ご入院にあたって お荷物に危険な物がないことを 一緒に確認させていただきますね！
はい，じゃこれ
よろしく
②
あ，そのショルダーバッグも 確認させていただきますね！
それはちょっと… でも危険な物はないですよ
"大切なお守りが入っていて見られたくない"
③
病棟の決まりで，入院される皆さんにお願いしているのでご協力ください！
……
……
④
これは誰にも見せられない 大切な物なんです！ あなた，私を疑ってるんですか！？
ごめんなさい！ 怒らせてしまった…

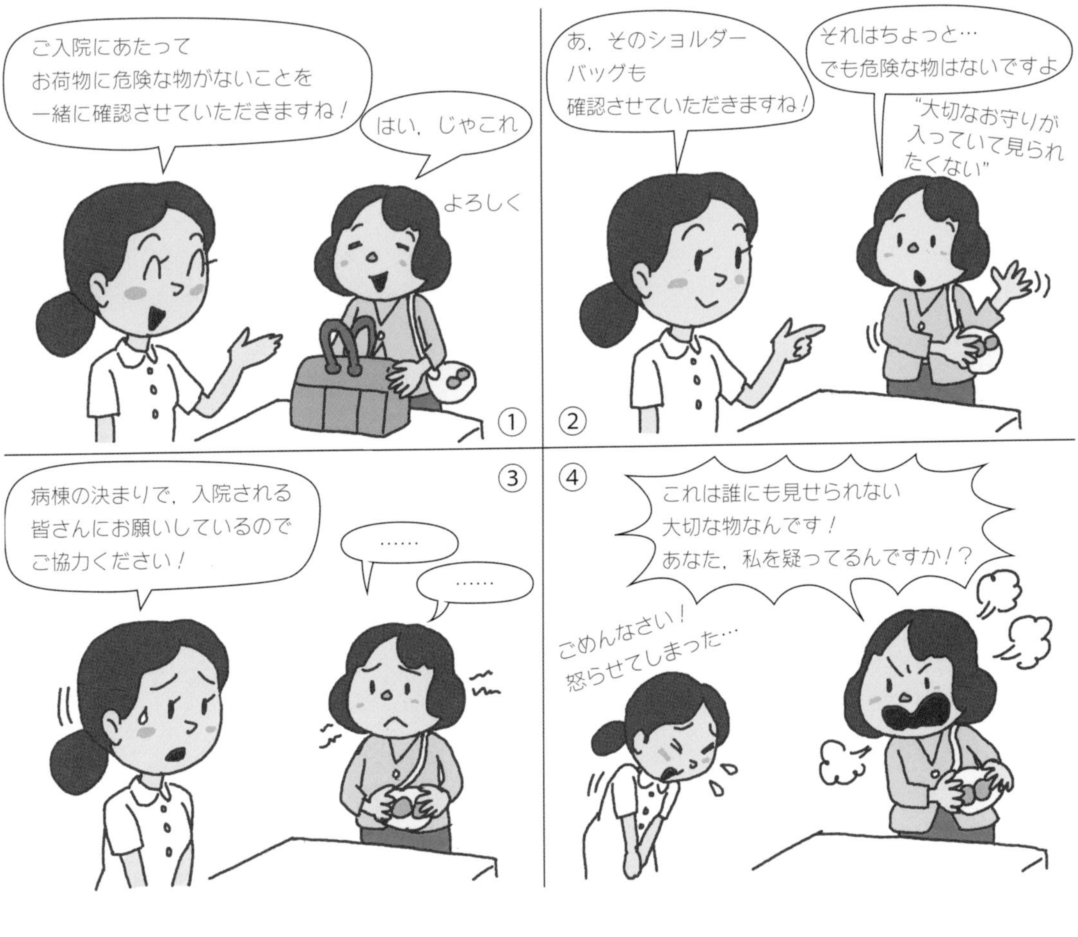

緊張もあるがミスをしないように頑張ろうと思い，入院予定の対象者（Bさん）へ案内をする場面。

【当時を振り返る】

私は，病棟に危険な物を持ち込まれ何かあっては大変という思いが先走り，Bさんがなぜカバンを渡すのをためらったのかを考える余裕がありませんでした。また，Bさんが急に怒り出したことに私自身，不安や恐怖を感じました。先輩と振り返りをし，Bさんは過去の傷つき体験と現在の私の言動がつながり，不安や恐怖を感じ，怒りが表出されたのかもしれないなと考えました。入院時などの初期段階で，対象者の背景情報を詳細に把握することは難しいですが，対象者と私自身の安全や安心をどのようにつくっていけるか，対象者や先輩たちとも相談しながら考えていけたらと思っています。

02 傷つき体験の影響に気づく

これまでに「トラウマ（心的外傷）」という言葉を使ったことがある人は多いだろう。人は誰しも大なり小なり傷ついた経験をもつ。また，過去の傷つき体験を癒す機会がないまま，自身の心のなかにしまい込んでいる人も多い。看護師自身もなんらかの傷つき体験があり，それが支援の仕方などに影響を与えていることも決して珍しいことではない。

多くの場合，治療的関係は過去の傷つき体験を詳細に共有せずとも構築することが可能である。例えば，学生時代に不登校だったことは話すが，その理由について話す人も話さない人もいるだろう。どのような傷つき体験があったのか聞かずとも，その背景にいじめや虐待などの傷つき体験があったのかもしれないと想像することもできる。さらに，そのような傷つき体験があるかもしれない人にとって，支援者に約束を忘れられることが過去の傷つきを思い起こさせ（フラッシュバック），再び傷つく体験となってしまうこともある。また，治療環境であっても一人対複数の関わりには恐怖を感じ，闘う，逃げる，固まるといった反応が生じることもあるだろう。特に，精神科医療の利用者はトラウマとなる経験をしている人が多く[1) 2)]，傷つき体験があったかもしれないと考え対応することが，新たな傷つき体験を防ぎ，治療的関係を構築する一助となる。

過去の傷つき体験の影響に気づく視点として，自分の意思とは関係なくそのときの記憶や心身の反応が思い起こされる（フラッシュバック），過去の傷つき体験を思い出さないようにする（回避），こうなったのは自分のせいだなどの持続的で過剰な否定的信念（認知と気分の陰性変化），危険のない状況でも過剰に警戒する（過覚醒），などがあげられる。これらが現在の他者との対人関係に影響を与え，安定した対人関係の構築が難しくなっている場合もある。過去の傷つき体験の影響に気づき，お互いにより安全を感じられる環境をつくることが関係性構築の第一歩となる。

03 関係性の構築は出会いから

一般的に，治療的関係の構築には時間も必要である。さらに，治療的関係構築の基本として，挨拶や対象者への関心の伝達，快適性への質問や不安の軽減，情報収集とともに，焦点となる問題の認識や目標設定をしたうえで，支援計画の開始が必要である。出会いから次の関係性の段階に進むには，信頼関係が構築され，対象者と支援者がお互いに安全を認識していること，対象者から表出される考えや感情を受け取り，対象者・支援者ともに治療的関係の焦点となる問題や目的を共有し合意していること，対象者の強みや弱み，支援計画の優先順位の目星がつきはじめていること，などが必要である。それらが満たされているかを評価し支援計画を検討していく。

【ワークの視点】

- 自分がはじめて精神科を受診する，入院するとなったとき，安心したりほっとしたりする環境や声かけにはどのようなものが考えられるだろうか。
- 支援には支援者自身の心身の健康も大切である。あなたが今もっているストレス解消法をあげてみよう。友人や同僚，先輩はどのようなストレス解消法をもっているか聞いてみよう。そのなかで取り入れられそうなものがあるだろうか。

COLUMN

トラウマインフォームドケア（こころのケガに配慮するケア）

日本では，国民の約60％が生涯に1回以上，トラウマを経験していることが報告されている[3)]。トラウマインフォームドケア（Trauma-informed care）は，トラウマやこころのケガへの理解と生活への影響について知識をもって関わる，すべての人が対象となる公衆衛生的な視点をもつケアである[4)]。支援の場では，対象者／支援者にとってトラウマやこころのケガとなり得る出来事，トラウマやこころのケガを思い出すきっかけとなり得る出来事がある[5)6)]。

トラウマの影響に気づきやすいものとして，PTSD（Post-traumatic stress disorder：心的外傷後ストレス症）の4症状〔①侵入（再体験），②回避，③認知と気分の陰性変化，④過覚醒〕[7)]と，恐怖を感じたときの3つの反応（①闘う，②逃げる，③固まる）があげられる。トラウマやこころのケガを思い起こさせるような出来事（リマインダー）を経験したときに，これらの反応が表出されることがある。対象者の反応が何によって引き起こされたものなのか，トラウマやこころのケガの影響についても考えることが役に立つこともある。

トラウマインフォームドケアの6つの主要原則である，①安全，②信頼性と透明性，③ピアサポート，④協働と相互性，⑤エンパワメント・意見表明・選択，⑥文化・歴史・ジェンダーに関する問題を考えることが，信頼関係の構築や対象者のエンパワメントを高めることにつながる。

☑ 新人看護師Cの話

最近病棟では，深夜帯で患者さん同士の談話がやまず，問題になっていた。前日に他病棟から移動し日中臥床している寡黙なDさんに声をかけ，起床を促そうとした場面。

【当時を振り返る】

このとき私は，Dさんが眠れなかった理由についてきちんと把握せずに，当時病棟で問題になっていた状況をあてはめてしまいました。結果的に，臥床傾向になっていると誤ったアセスメントに至り，的が外れた関わりによって，Dさんにはしっくりこない思いを与えてしまいました。Dさんの表情が気にはなっていたけれど，関わりが浅くて，もともとそういう人なのかなとも思えたし，何より先輩に，「昼間横になっているのをただ見ていたの？」と言われそうだなと思って。少し前に，別の対象者についてそう指摘されたことがあって，同じ間違いを繰り返してはいけないと焦る気持ちが強かったことを覚えています。Dさんが病棟に来て間もなくて，慣れていないという状況についてもう少し考えられていれば，別の対応ができたかもしれないな，と思います。

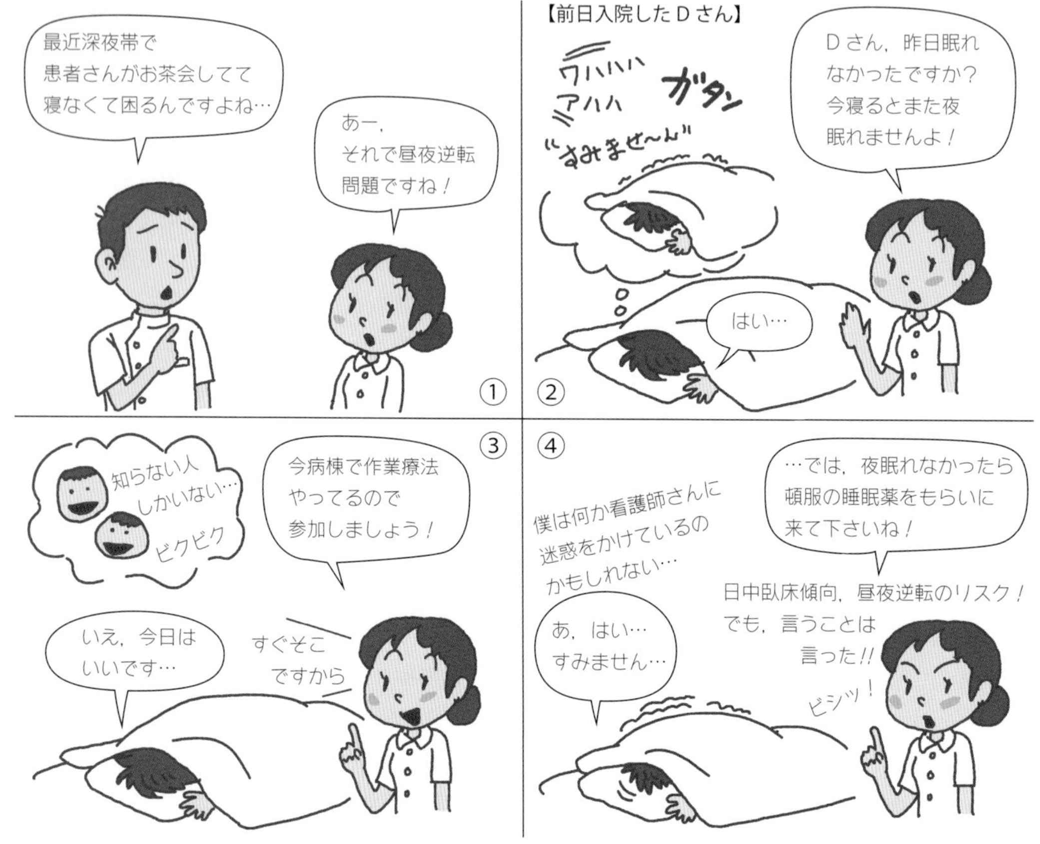
最近深夜帯で
患者さんがお茶会してて
寝なくて困るんですよね…
あー,
それで昼夜逆転
問題ですね！
①
【前日入院したＤさん】
ワハハハ
アハハ
ガタン
"すみませ〜ん"
Ｄさん，昨日眠れ
なかったですか？
今寝るとまた夜
眠れませんよ！
はい…
②
知らない人
しかいない…
ビクビク
今病棟で作業療法
やってるので
参加しましょう！
いえ，今日は
いいです…
すぐそこ
ですから
③
④
僕は何か看護師さんに
迷惑をかけているの
かもしれない…
…では，夜眠れなかったら
頓服の睡眠薬をもらいに
来て下さいね！
日中臥床傾向，昼夜逆転のリスク！
でも，言うことは
言った!!
あ，はい…
すみません…
ビシッ！

04 先入観がありませんか

人にはそれぞれさまざまな思い込みがあるために，相手が自分と違う思いや背景を抱いていることに気がつかないことがある。先入観とステレオタイプはコミュニケーションや関係性の構築を妨げる[8)]。看護師Cは，昼夜逆転という状況がDさんにもあると思い込み，Dさんが眠れなかった理由を把握しないまま関わっていた。

他にもよくある思い込みとして，統合失調症の幻覚妄想は，その多くが「嫌なもの」「恐ろしいもの」であるといった知識をもとに，あらゆる幻覚妄想は対象者にとって「なくなってほしい症状」であると思い込んでしまうと，それらの症状をどのように経験しているのかといった理解を深めることを妨げてしまうことがあるだろう。また，誰しもそれまでに見聞きしてきたこと，体験したことによって色眼鏡やフィルターを通して情報を得ているため，見えやすいものや見えにくいもの，あるいは，同じものを見てもお互いに感じていることは異なることもあるだろう。

例えば，「家に退院する」ということについて話すとき，「家」をどのように経験してきたかによってその意味はまったく異なってしまう。特に，学生時代は，同じ講義を受けたり，年齢が近かったりと似たような生活環境で価値観をともにできる人と関わることが多い。そのため，自分自身がどのような思考の癖をもっているのか気づきにくいこともある。知識や経験が少ない状況では，対象者自身の訴えを自分自身が対処できる範囲で捉えて思い込む傾向も指摘されている[9)]。相手を十分に理解して関わる必要性を理解はしていても，落とし穴が隠れていることがあるため，自分自身のもつ思考の癖や価値観にはどのような特徴があるのか，常にアンテナを高くしておく必要があるだろう。

また，先入観は情報収集やアセスメントだけではなく，実際の関わりにおいても不協和音を引き起こすことがある。例えば，対象者の核心に迫るような思いをうかがったが言葉が見つからないときもある。こういうときは共感的に反応をしたほうがよいだろうと考え，「よくわかります，つらかったですね」と伝えたところ，「経験していないあなたに何がわかるのか」と対象者に疑問や怒りを抱かせてしまうこともある。心から感じている言葉であるかどうかは，相手に伝わりやすく，相手が望まないケアを「あなた（対象者）のため」と思い込んで提供する場合は，今一度，誰の，何のためであるのか，疑問に思ってみる必要があるだろう。

05 私たち自身のコンディションに気をつけよう

看護師Cの事例には，「日中の臥床を放置したって言われないようにしないと」と，先輩看護師の目を気にし，指導的関わりの実施に焦り，相手の置かれた状況を理解する視点が阻まれた姿がある。

このように，相手に集中することを難しくさせるような看護師自身の状況は日常的に存在する。例えば，カンファレンス等の時間が迫っていたり，はじめての業務を控えていたり，電話がかかってくる予定があるときもあるだろう。あるいは，自身の心身の不調や，強い不安や自信のなさを感じているといった類のもの，対象者への強い期待や規則を守ることへの義務感など，無意識にもっている思考によって自分自身の感情が強く揺さぶられて，対象者本来の姿を受け止めて寄り添うことに難しさを覚えるということも起こり得る。

これらの反応はいずれも私たち看護師が人間であるがゆえであり，排除することは難しいこともある。しかし，それらの影響に気づき，理解して関わることで，その場面に起きている現象を理解し，より良い関わりの方向性を模索することができる。また，無意識の思考が影響しているような場合は，他のスタッフは同じよう

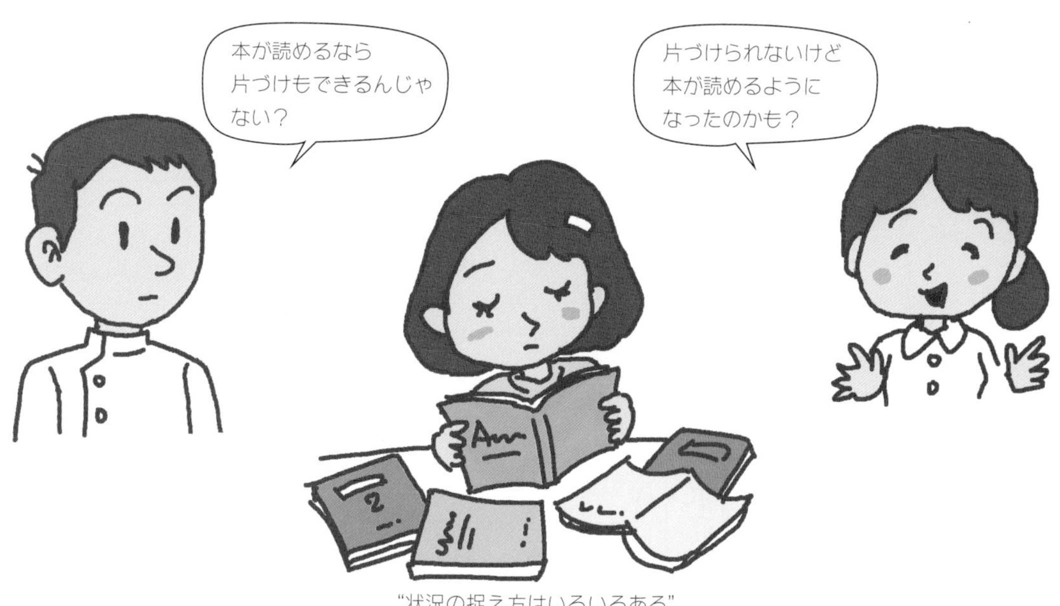
本が読めるなら
片づけもできるんじゃ
ない？
片づけられないけど
本が読めるように
なったのかも？
“状況の捉え方はいろいろある”

な場面でどう感じるかなどを相談し，さまざまな受け止め方を知ることで，固有の思いに気づき視野を広げて相手と関わりやすくなることを可能にする。対象者へ関わりにくさを感じるような場合(陰性感情があるなど)は，早めに相談できるとよい。

【ワークの視点】

・あなた自身の思考の癖や価値観(大事にしていることなど)を，自分の口癖や習慣になっていることなどから考えてみよう。

・自分自身はどのような状況で相手の話に寄り添って聞けなくなるか，実体験をもとに考えてみよう。

新人看護師Eの話

Fさんはうつ病の診断があり，身体愁訴の訴え，食事摂取量低下，不眠から日常生活が困難になり入院後2か月が経過していた。

【当時を振り返る】

Fさんは，入院後休息もとれ，ずいぶん状態が落ち着いてきていたのですが，ご本人が一番気にしている身体的な訴えについてはこれといった解決策も見つからず，その話をどのように受け止めたらいいのか心許ない気持ちでいました。Fさんのつらさを解決するすべが見つからず，何もできないという不全感や，それを責められるような不安もありました。その話題をそれとなく避けて解決できる問題に焦点を切り替えることで，その場をおさめて次に進もうとしていました。あのときの答えがなくて苦しい気持ちは，Fさんの抱えているものでもあったかもしれないと思うと，解決できないことに寄り添う難しさと，大切さを教えていただきました。

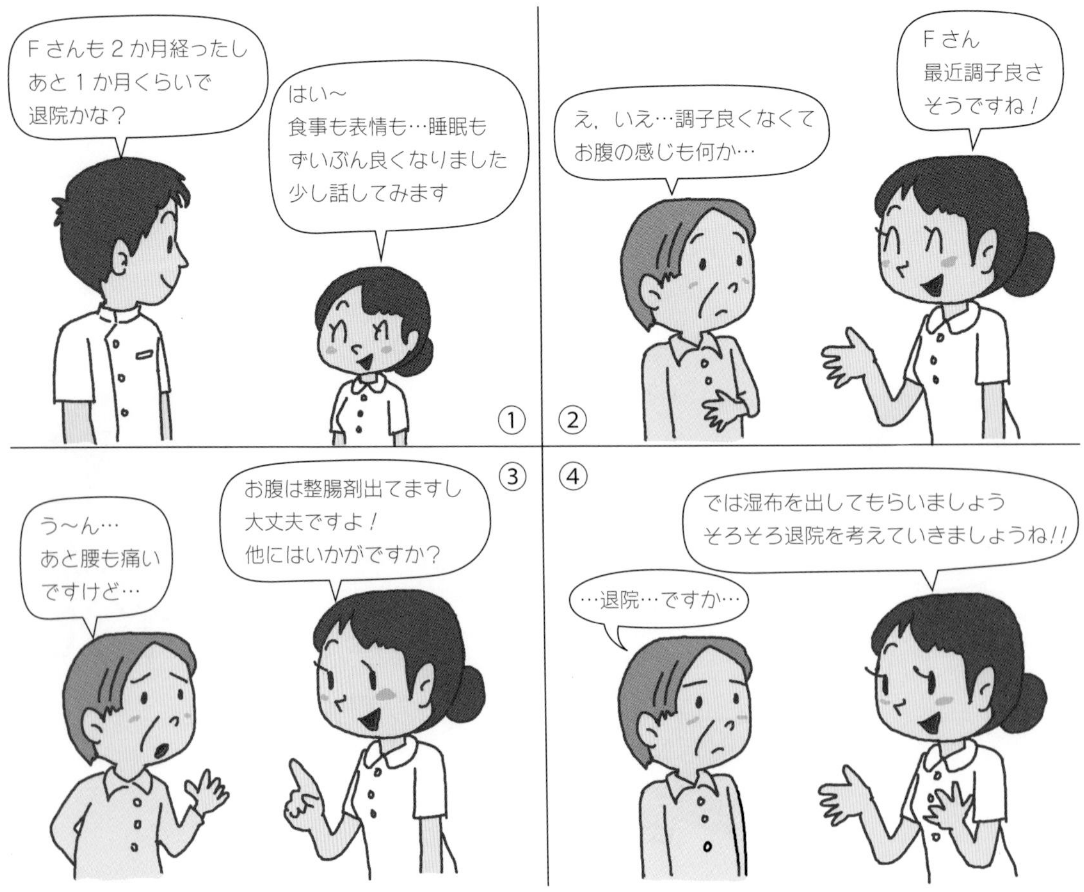
①
Fさんも2か月経ったし
あと1か月くらいで
退院かな？
はい～
食事も表情も…睡眠も
ずいぶん良くなりました
少し話してみます
②
Fさん
最近調子良さ
そうですね！
え，いえ…調子良くなくて
お腹の感じも何か…
③
う～ん…
あと腰も痛い
ですけど…
お腹は整腸剤出てますし
大丈夫ですよ！
他にはいかがですか？
④
では湿布を出してもらいましょう
そろそろ退院を考えていきましょうね!!
…退院…ですか…

06 2つの「共感」

信頼関係を築くうえで共感が欠かせないことは広く知られており，対人援助職という立場において共感をもって話を聞くことを求められる機会は多い。共感という言葉自体は一般的であり，なんとなく普段から実践している感覚があるかもしれないが，共感する素振りだけでは，なかなか信頼に至らないこともある。

共感的に理解するということは，「対象者の私的な世界をあたかも自分自身のものであるように感じ取ること」[10]といわれる。その「あたかも……のように」という部分に，私たちはどのように対応することができるだろうか。それを知るためには，「情動的共感」と「認知的共感」の2つの共感[11]のあり方を知ることが助けとなる。

「情動的共感」とは，意識せずとも起こる共感で，例えば，“熱いお茶を飲んだら舌をヤケドした”というような話を聞いたときに，同様の経験があれば自動的にその感覚が蘇り，同じ感覚を共有するようなタイプの共感である。

一方，「認知的共感」は，同様の経験がなくても対象者の置かれた状況から内面を推測し，意識的に対象者を理解しようとするタイプの共感といえる。例えば精神科病院では，閉鎖病棟で行動制限がかかっていたり，治療に際して起こった不自由さや理不尽さ，わき起こる不安や悲しみなど，まったく同じ経験をもって共感することが難しい心の動きにも，多々遭遇する。そのようなときも可能な限り想像力を働かせ，対象者の目線に近づこうとすることで，置かれた状況や苦しみの理解に迫ることはできるだろう。ただし，置かれた状況に対して感じることには個性があり，実際に対象者はその状況をどのように受け止めているのかを確認していく作業も伴う。もし，「あなたに私の何がわかるんですか？」という思いを相手に抱かせてしまっているとしたら，その過程に不足があって早とちりになっていないか，振り返ってみるとよいだろう。

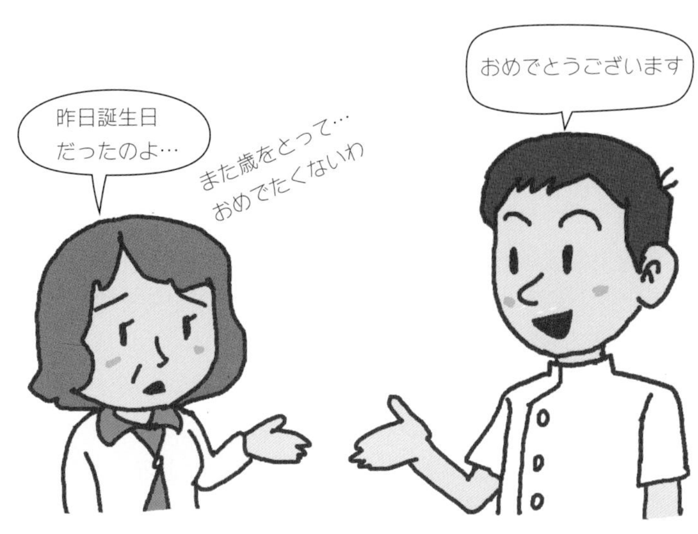
昨日誕生日
だったのよ…
また歳をとって…
おめでたくないわ
おめでとうございます

07 その計画は対象者と共有できますか

医療の場では，医療の対象者それぞれにゴールが設定され，そのゴールに対して治療計画や看護計画があり，それに沿って治療や看護が提供される。

なんらかの病変の治療のために対象者が医療を求めている場合，おのずと医療者からみたゴールと本人に望ましいゴールが同一線上にあることも多い。しかし，看護師Eのケースのように，異常が見あたらず治療ができない苦痛や，副作用の強い治療を強いられる場合，精神科でのみ法律で認められている非同意入院の場合などは，医療者が必要だと思う医療と対象者が求めるものが食い違うことがある。

かつて，医療者目線で医療が提供される権威的なあり方に批判が起こり，現在は，患者中心のケアや患者と共同で医療を扱う姿勢へとシフトしてきている[12)]。また，「私たち抜きに私たちのことを決めないで(Nothing about us without us)」というスローガンを掲げた障がい者らの当事者運動の歴史を経て，対象者の自己決定を尊重し，対象者をケアにおける積極的なパートナーとみなすことが浸透してきた。しかし，専門職という存在自体が権威を感じさせやすくもあり，自分たちがその影響をよく意識していないと対等さは保たれない。

そのため，計画や目標が対象者本人と共有し合意できるものになっているかは，常に意識する必要がある。もし医療者の目線でつくられていたら，対象者と共有するとなった場合に，合意どころか信頼を損なうように感じることもあるかもしれない。そのようなことのないように，常に対象者とともに目標を見出し，ともに計画を立て，ともに計画を進めていくという立場を忘れず，その位置で医療の専門的知識や技術を発揮していくことが望ましい。さもないと，対象者の希望しない計画が立案・実施され，「協力が得られない」といった困難感を抱くことになる。対象者が医療の中心に存在すれば，本来そのような表現に至ることはないだろうことも，心にとどめておきたい(p140参照)。

【ワークの視点】

・あなたが苦手な教科の勉強計画を先輩が細やかに立ててくれたが，計画通りに勉強が進まなかった場合
  - 先輩から「やる気あるの？」と言われたらどのように感じるだろうか。
  - どのように関わってもらえると，自分にとって力になるだろうか。

08 答えのない状況にも寄り添う

看護師Eの事例では，腹部の違和感を「お腹の調子」という言葉で消化器の問題に読み替えて，薬で調整できていると語る看護師Eと，その応答に釈然としない思いで取り残されているFさんの様子があった。

私たちは専門職として医学的な知識を活用して対象者のケアにあたる。そして問題や障害となる事柄を解決することが役目だと使命感を抱いたり，またそう求められていると感じたりするだろう。解決できない苦痛や困難に医療の専門家は無力感や不安感を覚えやすいが，解決できない状況であっても対象者の力となる関わりを続けていくことはできる[13) 14)]。

この，どうにも解決しようのない状況に耐える力は，「ネガティブ・ケイパビリティ」と表現されることがある。これは，“謎を謎として興味を抱いたまま，宙ぶらりんの，どうしようもない状態を耐え抜く力”として説明される[15)]。また，リスクを承知しつつも一方的に強硬な策をとらずに状況を見守るといった，「不確実性

に耐える」態度もまた，医療の力を不用意に行使しないための助けとなる。

COLUMN

不確実性への耐性

フィンランドを発祥とする「オープンダイアローグ」という精神医療の取り組みでは，初期の精神病に関して，本人と家族，医療専門職等の関係者が一堂に集まり，対等で平等な対話を繰り返す。それにより精神科病院への入院期間を短縮したことなどが報告されているが，その対話の原則の1つに「不確実性への耐性」がある。オープンダイアローグでは医療者から一方的な診断や治療方針が下されることはなく，困難な状況が続いていることへの不安や曖昧な状況に耐えながら，現状にどのように対処するか結論が出るまで，医療の専門家として支えていくとし[16]，この言葉はそういった姿勢を示している。

解決ができず苦しみの続く曖昧な状況に向き合うことは専門家にとっても容易なことではないが[17]，そういった状況をも受け入れてそこに身を投じることができたとき，相手の困難を「知る」姿勢から，ともに「在る」姿勢[18]への転換を可能にし，それは医療者が困難な状況に寄り添うための1つの鍵となるだろう。

【ワークの視点】

- 大切な人から解決が困難な問題を打ち明けられたとき，自分はどのように心が動くだろうか。
- 自分の苦しさを伝えても，相手にうまく伝わらなかった経験はないだろうか。
  - なぜ伝わらなかったと感じたのだろう？
  - そのときどのような気持ちがしただろう？

☑ 新人看護師Gの話

自室にこもりがちな高齢のHさんは，近々一人暮らしの自宅に退院する方針が決まっていた。看護師GにとってHさんは，離れて暮らす祖父をたびたび思い出させる存在でもあった。Gは1週間後に病棟の異動が決まっていた。

【当時を振り返る】

当時私は，Hさんに遠く離れて1人で暮らしている祖父とイメージを重ねて，親近感を抱いていました。身の回りのことなど，祖父にしてあげたいようなことをなんとなく手伝っていましたが，それは一人暮らしの自宅へ退院するというHさんの目標への意識が足りていなかったように思います。幸いHさんは退院に向けてしっかりと取り組んでくれていましたし，むしろ心を許していろいろな話をしてくれました。ただ，その当時，自分はHさんにとってたくさんいるスタッフの一人にすぎないと思っていたので，きちんとお別れを伝えるタイミングを逃したまま病棟を去ってしまいました。Hさんにとっては，胸の内を話せると思った相手に急に関係を切られた経験となっただろうと思うと，Hさんに不要な痛みを与えてしまったかもしれないと，今でも悔やまれます。

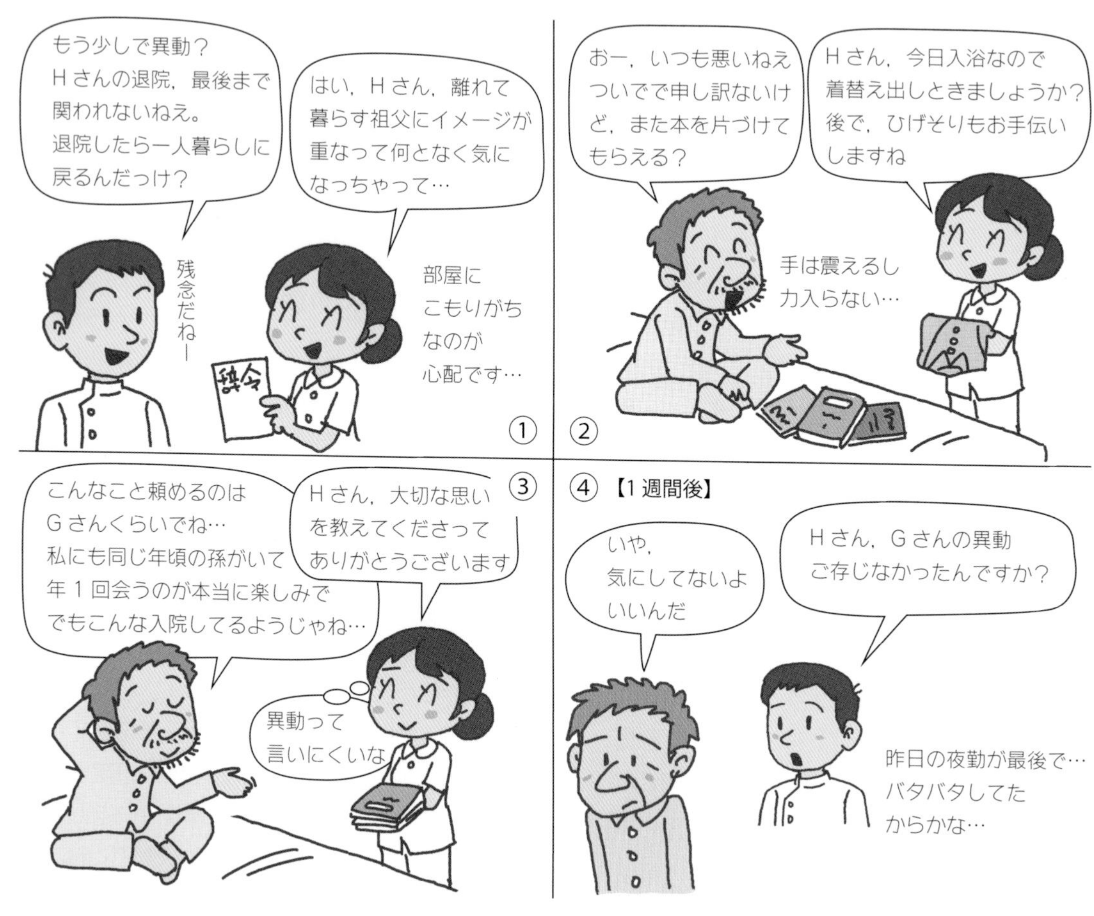
もう少しで異動？
Hさんの退院，最後まで関われないねえ。
退院したら一人暮らしに戻るんだっけ？
はい，Hさん，離れて暮らす祖父にイメージが重なって何となく気になっちゃって…
残念だねー
部屋にこもりがちなのが心配です…
辞令
①
Hさん，今日入浴なので着替え出しときましょうか？
後で，ひげそりもお手伝いしますね
おー，いつも悪いねえ
ついでで申し訳ないけど，また本を片づけてもらえる？
手は震えるし
力入らない…
②
Hさん，大切な思いを教えてくださってありがとうございます
こんなこと頼めるのはGさんくらいでね…
私にも同じ年頃の孫がいて
年1回会うのが本当に楽しみで
でもこんな入院してるようじゃね…
異動って
言いにくいな
③
④【1週間後】
Hさん，Gさんの異動ご存じなかったんですか？
いや，
気にしてないよ
いいんだ
昨日の夜勤が最後で…
バタバタしてた
からかな…

09 セルフケアの回復機会を減らす，親切な“おせっかい”

看護師が抱く親切な心は，人と気持ちよく関わるうえで大切な要素であるが，優しさや親切心だけでは治療的な関わりは成立しないことに気づいている必要がある[19]。身体疾患であっても精神疾患であっても，症状の強い時期を経て回復を支援する過程において，看護師は安全や安心を確保したうえで，過不足のないサポートを提供していく。それはつまり，刺激を避けて休息を促すような症状の強い時期には直接的・全面的にサポートし，生活に必要な行動に関して看護師が代行することもあるが，回復してそれぞれの暮らしに戻っていく準備段階に入ると，個人の力が発揮できるよう，合意のもとで杖（直接的なサポート）を少しずつ外し，見守る支援に移っていく。

しかし，精神疾患では生活行動を行うのに，どの程度精神機能が回復しているのか，どの程度の苦痛を伴っているのか，という点で客観的に判断しにくく，本来対象者自身が行うことで回復につながる行動を，習慣や親切心，あるいは訴えや求めに応えるなどといった形で無意識に看護師が代行してしまうことがある。例えば実習で対象者に打ち明けられた悩みについて「看護師に伝えておきますね」「医師に確認します」と返したくなることがあるだろう。しかしもし，コミュニケーションや援助希求といった点で課題を抱えている人の場合，ただ代行することは本来備えている力の回復を支援する機会を奪うことにもなり得る。それを避けるためには，課題を理解し対象者のもてる力を活かしながら，ハードルを下げるようなサポートができるとよいだろう。

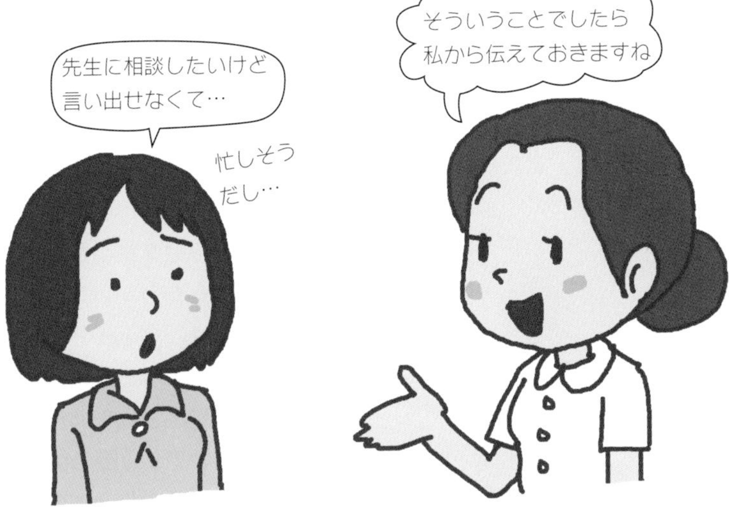
先生に相談したいけど
言い出せなくて…
忙しそう
だし…
そういうことでしたら
私から伝えておきますね

10 対象者との心理的な距離を客観視する

看護師Gの事例では，Gの関わりの積み重ねもあり，HさんにとってGが胸の内を明かせる存在となっていた。人と人との関わりである以上，顔をあわせる頻度や相性なども相まって，対象者にとってスタッフ個々に育まれる関係性が異なるのは当然のことでもある。一方で，特に精神科を利用する人のなかには，他者と良好な関係性を築くことに自信を失っていたり得意ではなかったりする人も少なくはなく，またそういった関係性づくりが回復への鍵となっている場合もあり，看護師は対象者との間の親密さと距離感のバランスを意識してとることが求められる場面がある。

距離感といっても，心の距離は目に見えないものでもあり，それをものさしで測ることはできない。では，どのようなときにバランスを欠いている可能性があるか考えてみたい。

本来，二者の関係性の一端は自分が握っており，その手綱を互いに引いたりゆるめたり調節しながらちょうど良い距離を探ったり保ったりしている。しかし，いつの間にかコントロールが不自由になっていたら，それはバランスを欠いた関係性に陥っているかもしれない。例えば対象者に対して，問題を解決できないことに過剰な責任を感じる，頼られることに心地よさや他者（他スタッフや家族など）への優越感を感じる，言動に一喜一憂してしまう，というようなときは，看護師自身が手綱を引き寄せている可能性がある。そのような状況は看護師を近視眼的にしたり，ケアの目的を歪めたりするかもしれない。逆に，対象者の求めに困るようなことがあっても，「看護師は受け入れなければいけないのではないか」「断ってはいけないのではないか」というように，自身の葛藤を感じて手綱をゆるめられないことも，不自由な関係性といえる。そこには，看護師はこうあるべき，というような，看護師自身の看護師像や価値観が無意識に働いているかもしれない。

心理的な距離については正解があるわけではなく，コントロールが不自由な状況に自分自身で気づけないこともあるが，対象者の回復に寄与し，かつ自分自身も安全を感じられる距離を意識しておくことは必要である。双方にとって安心できる関係性を構築していくプロセスは，ひいては対象者の健康的な対人関係を構築するステップになることもあるだろう。

11 関係性を発展的に終結させる

最後に，Gは当時Hさんが親近感を抱くような関係性だったことに気づかず，Hさんに異動の話を切り出すタイミングを逸したまま関係性の終結を全うせずに病棟を去ってしまったことに触れている。

もし信頼関係を築いてきた人が何も告げずに突然離れてしまったとしたら，どのように感じるだろうか。もしHさんにとってGが数少ない心を開いた相手であったならば，急に関係性が途絶えることはショックや喪失感を伴うこともあり得るし，その場合，今後支援職に心を開いて話すことを諦めてしまうかもしれない。それほどに，一方的な関係性の終了は強い力をもつ可能性があることを心にとどめておく必要がある。

親密な関係性を築いた相手であるほど，関係性の終結にあたっては丁寧に扱う必要がある。築いた関係性が相手にとって，そして自分自身にとってどのような意味があったのか，どのような強みが見出されたのかなどについてともに振り返ることで，今後の新たな対人関係のなかで発展的にいかされるような経験となることが望ましい(p19参照)。

12 まとめ

精神の健康に困難がある人に看護を提供するといったときに，治療的関係性を構築することは基本的なことではあるが，人と人との関係性の良し悪しやその治療的意味あいという点において，すぐに答えが出ないことも多い。さらに，精神科看護師は親密さと心理的距離の間で，あるいは専門家役割と一人の人間としての間でバランスをとる必要があることは理解できても，人としての葛藤や役割における不全感を感じることもまた起こり得る[20)]。

そのようなときに，関わりにおける難しさや疑問，不安や苦しみなどといった自身に起こる思いについても経験や年齢・立場の区別なくスタッフ同士が認めあい，ともに取り組み支えあえるような風土があることは，関係性づくりという，目に見えず評価しにくい絶え間ない営みに身を投じる際に，力強いサポートとなるだろう。また，そこで得られる支えられる感覚というものこそ，治療的関係性の根底に流れるものと通じているかもしれないとも思う。

引用文献

1) Mueser KT, Goodman LB, Trumbetta SL, et al：Trauma and posttraumatic stress disorder in severe mental illness. J Consult Clin Psychol, 66 (3)：493-499, 1998.

2) Switzer GE, Dew MA, Thompson K, et al：Posttraumatic stress disorder and service utilization among urban mental health center clients. J Trauma Stress, 12 (1)：25-39, 1999.

3) Kawakami N, Tsuchiya M, Umeda M, et al：Trauma and posttraumatic stress disorder in Japan：results from the World Mental Health Japan Survey. J Psychiatr Res, 53：157-165, 2014.

4) Substance Abuse and Mental Health Services Administration著・大阪教育大学学校危機メンタルサポートセンター，兵庫県こころのケアセンター訳:SAMSHAのトラウマ概念とトラウマインフォームドアプローチのための手引き. 2018. https://www.j-hits.org/_files/00107013/5samhsa.pdf (最終アクセス2021年11月1日)

5) Cusack KJ, Frueh BC, Hiers T, et al：Trauma within the psychiatric setting：a preliminary empirical report. Adm Policy Ment Health, 30 (5)：453-460, 2003.

6) Spector PE, Zhou ZE, Che XX：Nurse exposure to physical and nonphysical violence, bullying, and sexual harassment：a quantitative review. Int J Nurs Stud, 51 (1)：72-84, 2014.

7) 日本精神神経学会日本語版用語監修・高橋三郎，大野裕監訳：DSM-5 精神疾患の診断・統計マニュアル，pp269-272, 医学書院，2014.

8) Travelbee J著・長谷川浩，藤枝知子訳：トラベルビー 人間対人間の看護，p160, 医学書院，1974.

9) 藤内美保，宮腰由紀子，安東和代：新人看護師の臨床判断プロセスの概念化ー健康歴聴取場面におけるケア決定までの判断ー．日本看護研究学会雑誌，31 (5)：5_29-5_37, 2008.

10) 佐治守夫，飯長喜一郎：[新版]ロジャーズ クライエント中心療法ーカウンセリングの核心を学ぶ，p141, 有斐閣，2011.

11) Alligood MR：Empathy：The importance of recognizing two types. J Psychosoc Nurs Ment Health Serv, 30 (3)：14-17, 1992.

12) Sacristán JA：Patient-centered medicine and patient-oriented research：improving health outcomes for individual patients. BMC Med Inform Decis Mak, 13: 6, 2013.

13) Peters S, Stanley I, Rose M, et al：Patients with medically unexplained symptoms：sources of patients' authority and implications for demands on medical care. Soc Sci Med, 46 (4-5)：559-565, 1998.

14) Salmon P, Peters S, Stanley I：Patients' perceptions of medical explanations for somatisation disorders：qualitative analysis. BMJ, 318 (7180)：372-376, 1999.

15) 帚木蓬生：ネガティブ・ケイパビリティ 答えの出ない事態に耐える力，pp3-77, 朝日新聞出版，2017.

16) 斎藤環：オープンダイアローグとは何か，pp31-33, 医学書院，2015.

17) Quinlan E, Schilder S, Deane FP："This wasn't in the manual"：a qualitative exploration of tolerance of uncertainty in the practicing psychology context. Australian Psychologist, 56：154-167, 2021.

18) Seikkula J, Olson ME：The open dialogue approach to acute psychosis：Its poetics and micropolitics. Fam Process, 42 (3)：403-418, 2003.

19) Travelbee, J著・長谷川浩，藤枝知子訳：トラベルビー 人間対人間の看護，pp22-25, 医学書院，1974.

20) Hem MH, Heggen K：Being professional and being human：one nurse's relationship with a psychiatric patient. J Adv Nurs, 43 (1)：101-108, 2003.

4 フィジカルアセスメント

精神的な症状をもつ人にとって，身体的な症状は見逃されやすい。身体の痛みや苦しさを感じていても，精神疾患があるというだけで，医療者や家族からは，精神的な症状や訴えなのではないかと安易に捉えられてしまうことがある。それは，自覚症状を訴えなかったり，自覚症状の訴えが曖昧であったりして正確に伝えられないことがあるからである。

例えば腹痛で考えてみると，対象者が「お腹が痛い」と訴えている場合，どの部位の痛みなのか，どのような痛みなのか，いつからその症状が出現しているかといった経過についても，言葉でうまく表現できない場合がある。また，腹痛で苦痛を感じていても，「誰かに殴られたのではないか」「お腹のなかに何か異物があるのではないか」といった妄想などの精神症状に影響され，自身でも「腹痛がある」という認識に及ばず精神症状として訴えられるため，正確に伝わらないことがある。

なかには，自分の身体の変化に無関心で，自覚しない場合も多い。これは，服用している向精神薬の薬理作用によっては，痛みや苦痛症状が感じにくくなることがあるからである。痛みは生命の危機のサインでもあるが，激しい痛みがあっても，向精神薬の効果で対象者にとってはそれほどの痛みを感じていないこともあり，危機状態に気づかないまま重篤な状態に進行してしまい，手遅れになってしまう可能性がある。また，多少の痛みがあっても，食事を無理に摂ってしまうなど，身体症状に配慮した生活上の注意に目を向けることが難しい場合がある。

精神看護を主眼におくと，精神症状について一番に考えてしまいがちだが，「何か身体面の問題が生じていないか確認しておく」というプロセスが非常に重要となる。

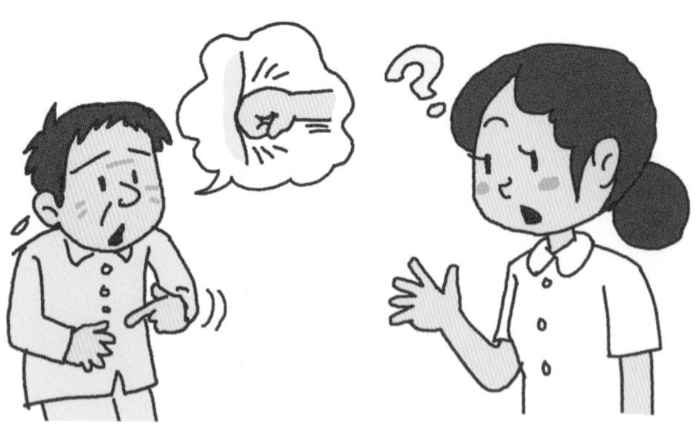

01 精神看護でのフィジカルアセスメント

精神疾患をもつ人が身体的な治療を受けるには，現在の日本の医療体制においては，さまざまな壁がある。精神科入院が必要な精神疾患患者や，精神疾患があって身体的な治療を要する対象者は，身体科治療を中心とする総合病院などに治療環境を移さなければならない。現在の日本では，精神科と身体科がそれぞれ専門性を発展させてきた経緯があり，身体的治療を施す場である総合病院などには，精神医学の専門家や治療環境が手薄な状況がほとんどである。

一方，精神科病院で軽症の身体疾患への対応は可能だが，精密検査を行うための医療機器は限られており，身体科の専門医は不在であるために，精神科の治療環境の場のままでは重篤化の恐れのある身体疾患の治療を積極的に行うことが難しくなってしまう。もちろん，大学病院や公立の精神科病院には精神科身体合併症に対応する病床が準備されていたり，一般病棟で精神科医や専門の看護師等が精神科リエゾンチームで対応するシステムもあるが，どの病院にも配置されている状況ではない。このような医療体制のなかで，身体的な問題を早期に発見したり，いかに予防するかは，精神疾患を抱える人の看護を行ううえで非常に重要であり，身体・精神を総合的にアセスメントする力が求められている。

精神看護におけるフィジカルアセスメントは，時には前述のような対象者の急変や危機状態を早期に発見し，治療・ケアに結びつける唯一の方法になることもある。以下では，一般的なフィジカルアセスメントのなかでも，精神看護の領域で特に重要と考えられる視点や項目について解説する。

02 フィジカルアセスメントとは

フィジカルアセスメントとは，対象者の主観的・客観的情報収集を行い，それらを統合して分析・判断するまでのプロセスをいう[1)]。フィジカルアセスメントには，対象者から話を聞いて主観的情報を得る問診と，フィジカルイグザミネーションによって客観的情報を得る，視診・触診・聴診・打診がある。看護師はこれらの情報を統合して，対象者の健康上の問題を総合的にアセスメントし，評価を行い，看護ケアにつなげる。見逃しやすい身体的な問題であるからこそ，客観的情報がより重要になることもあるが，精神症状や他人との接触に緊張が強くなってしまう場合など，「近づいたり触れること」自体が，対象者の心理的安全を脅かす行為になってしまう場合もある。

フィジカルアセスメントを行う場合には，もともとの精神疾患や症状，コミュニケーション上の留意点をしっかりとアセスメントしておくことが重要であり，対象者との信頼関係を構築したうえで実施することが不可欠である。

問診

対象者の基本的情報の網羅的な問診方法である「SAMPLER」や，症状の経過を把握するための「LQQTSFA」がある[1)]（表1）。あまり対象者の情報がない場面（初診時や治療中断している人など）での問診には前者を用い，すでに長期入院している対象者の変化には，後者を用いるとよいだろう。これらは，必要な情報を得るための網羅的項目のチェックリストのようなもので，すべての項目の問診が行えなくても，得られた情報をつなぎあわせて推測したり，追加したり，最終的に統合することで，医学的な問題の解決の糸口になる。また，ある程度情報が統合でき，問題が絞られる場合は，前述の問診方法の詳細な項目のなかでも，さらに具体的に5W1H〔Who（誰が），When（いつ），Where（どこで），What（何を），Why（なぜ），How（どのように）〕で確認することも重要である。

精神看護領域でのフィジカルアセスメントでは，主観的・客観的情報を得るための対象者とのコミュニケーションを通した工夫が必要であ

表1 網羅的な問診の枠組み

SAMPLER		LQQTSFA	
主訴	**S**ign and Symptom	部位	**L**ocation
アレルギー	**A**llergy	性状	**Q**uality
内服薬	**M**edication	程度	**Q**uantity
既往歴	**P**ast medical history	時間経過（発症時期，持続時間，頻度，変化など）	**T**iming
最後の食事	**L**ast meal	発症状況	**S**etting
現病歴	**E**vent	寛解・増悪因子	**F**actors
危険因子	**R**isk factor	随伴症状	**A**ssociated symptoms

（日本救急看護学会監・日本救急看護学会『フィジカルアセスメント』編集委員会編：救急初療看護に活かすフィジカルアセスメント，pp24-30, へるす出版，2018．より作成）

る。最初に述べたような表現の難しさや，精神症状による影響がないかなどは問診の際に特に配慮が必要で，言葉から得られる情報収集のためには，事前に対象者の精神症状やコミュニケーションの特徴を捉える必要がある。

例えば，被害妄想のある対象者にとって，次々に身体症状や生活上の質問を行うことは，侵襲度が高く，被害感を増強させたり，不安が高まってしまう可能性がある。対象者の反応を1つひとつ確認しながら，情報を得ていく必要がある。ふだんあまり聞かない身体的な情報を細かく問診する際には，「身体の状態を知るためにいろいろな質問をしますが，よろしいですか？」など，事前の説明を丁寧に行うことが，対象者が安心して言語化したり表現できることにつながる。もし，対象者独特の表現で，理解がしづらい場合には，「○○の部分がわからなかったけれど，もう一度教えてくれますか？」など詳細を聞き返すことも重要である。

また，問診の分量や，タイミングは重要であり，改めて聞かれることで緊張してしまう場合も多いので，日常のケアやコミュニケーションのなかに，自然に盛り込んでいけるとよい。過剰になる必要はないが，対象者が「自分のことを気にかけてくれている」と思えるようなコミュニケーションを心がけ，情報収集に努める。

言語化が難しい対象者には，痛みや気になる症状の部位を指し示してみることをすすめるなど，対象者のコミュニケーション能力をアセスメントし，工夫する。具体的な説明ができそうで，コミュニケーションが難しくない場合は，「開かれた質問」を行い，その際の返答が端的なものであったり不十分であれば，「それは○○ということですか？」と言い換えて具体的に聞いてみることでさらに情報が得られるだろう。

コミュニケーションの工夫をしたうえで，健康に関連した問題となっていることや原因を特定するための手がかりをつかんでいくが，時に身体的な症状や苦痛が切迫していて，ふだんとは異なり言葉で伝えられない，意識障害で反応が乏しいなどの場合は，問診に時間を要しすぎず，「はい」か「いいえ」で答えられる「閉じられた質問」を中心に行い，さらにフィジカルイグザミネーションを優先する。急変時には，全身状態を即座に把握するプロセスに移る必要がある。

フィジカルイグザミネーション

(1)視診

いわゆる目視による「観察」であり，表面に現れる身体徴候を捉えることができる（図1）。精神看護領域の場合，言語化が乏しく主訴がわかりにくい場合もあるため，一般的な身体的健康状態だけでなく，顔色が青白いあるいは赤い，姿勢が傾いている，視線があわない，歩き方がぎこちないあるいは歩けない，流涎しているなどの客観的な見た目，第一印象も重要である。

図1 視診の方法

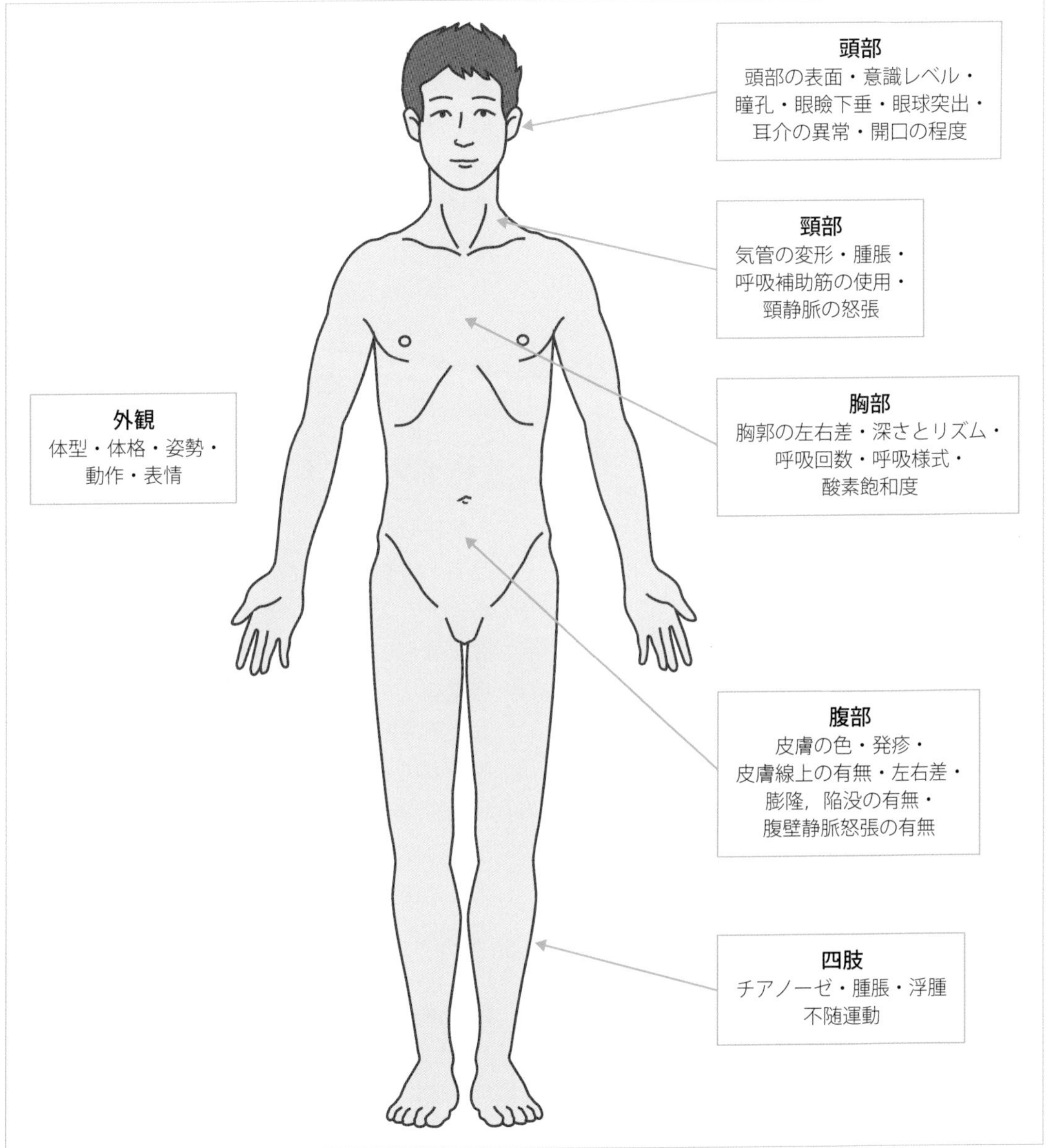

（日本救急看護学会監・日本救急看護学会『フィジカルアセスメント』編集委員会編：救急初療看護に活かすフィジカルアセスメント，p27，へるす出版，2018.より）

例えば，気温にそぐわず何枚も重ねて着ている場合，実は発熱悪寒の可能性もあり，また，発汗など皮膚の湿潤状態にあわせて，保清のセルフケアが難しい場合もあるため，そのような状況も鑑みながら脱水などの徴候はないかを観察するなど，情報を統合していく。対象者の羞恥心などに配慮しながら，清潔ケアや更衣時などにさりげなく行うことも一方法である。

(2)触診

触診は視診とあわせて用いる。触診は，手指で対象者の身体に触れて，皮膚や臓器の形態や機能を把握する方法である。皮膚の機能や状態を把握したり，橈骨動脈触知で脈拍確認や血圧を把握することができる。特に胸部は呼吸機能を把握するために用い，腹部では圧痛や，反跳痛，筋性防御などの腹膜刺激症状を確認することができ，急性腹症などの原因検索の評価として用いる。また，触れることで感覚障害など神経障害がないかの確認にもなる。

ただし，精神症状が悪化している場合に，他者に触れられることに敏感になる対象者もいるため，必ず声をかけて観察や触診を行うことが必要で，これは打診や聴診で身体に触れる場合も同様である。

また，触診を対象者が拒む場合，精神症状として，あるいは心理的要因から触られたくない場合と，疼痛や違和感があるからこそ触られたくない場合があることを忘れてはいけない。無理にその場で触らず，触ることを拒んだ事実を必要な情報として留意しておき，どのような理由で拒んだかをその他のフィジカルアセスメントとあわせて検討していく。

(3) 打診

身体の表面を叩いた音によって臓器の大きさや形，位置，組織密度を反響する音で確認する方法である。精神看護領域で特に重要なのは，麻痺性イレウスの除外のための腹部の打診である。ガスが貯留した場合は鼓音と呼ばれる太鼓を叩いたような音となるため，正常音と異常音の確認を行い，左右差を踏まえてアセスメントする。打診も触診同様，疼痛や触られたくない気持ちに配慮する。

(4) 聴診

精神看護領域では，主に呼吸機能の評価，消化管機能の状態の推察のための聴診が重要である。呼吸機能の評価では，気道の開通性や呼吸音を聴取して閉塞がないかの確認ができ，聴診器を用いるとより詳しい評価ができる。消化管機能に関しては，腸蠕動音や金属音などの確認を行うことで重要な情報が得られる。こちらも，聴診器で身体のなかの音を聴くという行為が，対象者にとっては精神症状に影響する可能性もあるため，説明を行ってから実施する。

バイタルサイン

前述のようなフィジカルアセスメントとあわせて，バイタルサインも重要な客観的情報である。バイタルサインとは，人間の生理的な活動を数値化したもので，対象者から得られにくい自覚症状を補う客観的情報の1つであり，大まかな正常範囲が広く知られているため正常値逸脱などの異常を発見しやすい。入院患者など経過を理解している対象者の場合は，血圧や脈拍だけでなく，呼吸数を含め，ふだんのその人の正常値を理解しておくことで，いつもと異なる状況を発見しやすいだろう。

また，尿や便といった排泄の回数や性状も客観的情報として有用であり，バイタルサインの1つといえる。水分出納バランスや消化器機能の評価には重要な視点である。

03 精神看護領域でよく出あう身体症状や疾患

ここからは，精神看護領域で特に重要なよく出あう身体症状や疾患を取り上げる。精神疾患をもつ人が過ごす環境で考えておかなければならない疾患や，精神症状のために使用している薬剤による副作用で特有のものも考えておかなければならない。これらの代表的な疾患や症状を理解しておくことで，フィジカルアセスメントで得た情報を，統合，分析する際の1つのガイドになってさらなる情報の追加となり，早期発見・介入につながることが期待される。

よく出あう身体症状や疾患（表2）

(1) 生活習慣病や慢性疾患，がんなど，早期発見・コントロールが難しい

慢性期の精神疾患患者では，生活上のセルフ

表2 精神看護領域でよく出あう身体症状や疾患

身体症状や疾患	見逃しやすい症状を見つけるサインの例
生活習慣病，慢性疾患，がんなど，早期発見やコントロールが難しい	意識障害：糖尿病性ケトアシドーシス 長距離が歩けない：心不全や閉塞性肺疾患の増悪 体重の急激な減少：胃がん末期
症状が隠れてしまう 特に疼痛など	歩容が不安定で貧血あり：骨折に気づかない 前かがみの姿勢：腹痛をかばっている
身体的拘束の影響 静脈血栓や肺動脈血栓	呼吸困難や頻呼吸，胸痛，チアノーゼ，血圧低下，失神など
アルコール離脱けいれん	前駆症状として，手指の振戦や発汗，不安焦燥感 けいれんと同時期に一過性の幻視や見当識障害

ケアが不足したり，入院生活での行動範囲の狭さや精神症状そのもののために活動量が低下し，偏った栄養摂取などが原因で，糖尿病，高血圧などの生活習慣病に罹患しやすく，またその結果，悪性腫瘍や脳卒中，心疾患へ移行するリスクも高くなるといわれている。精神症状が強い場合も，自身の身体症状に注目しづらいため,必要なセルフケアが行えない場合も多く，支援が必要である。糖尿病治療では，血糖コントロールが重要である。しかし，入院中は食事管理を看護師と行っていたが，退院後は自分のタイミングで間食したり，糖質の多いジュースばかりを好んで飲んだ結果，血糖コントロール不良となり，糖尿病性ケトアシドーシスに至って意識障害となってしまう。

このような慢性疾患で欠かせないセルフケアが難しく，急性増悪を繰り返すことがある。呼吸苦をうまく訴えることができず，長距離が歩けないことを発見して検査をしてみると，心不全や閉塞性肺疾患の悪化の徴候であったというような事例もある。

また，体重の増減は重要なサインの1つである。例えば，抑うつ状態が継続し，食欲低下で体重減少はやむを得ないと思っていたが，検査の結果，胃がんの末期であったという残念な結果になることもある。

このような状況を鑑みると，本人からの身体症状の訴えがなくても，定期的な健康診断や，必要なタイミングでの生活上の問診を含めたフィジカルアセスメントを行うことで，身体的な状況悪化のサインやタイミングを見逃しにくくなると考えられる。対象者の自覚がない精神症状やセルフケアできない結果と思い込まず，実際の検査データやフィジカルアセスメントを統合して分析する必要がある。

(2) 症状が隠れてしまう

最初に述べたように，疼痛は向精神薬の副作用で感じにくくなることがある。また，対象者は少しの変化にも注目しづらいため，変化を自覚しにくい。歩容が不安定となったが痛みを訴えないため気づかれず，貧血傾向，発熱にて，はじめて骨折が判明することもある。腹痛などは姿勢などで無意識に痛みが出ないようにしている場合もあり，打診や触診が重要なアセスメントとなってくる。虫垂炎にて本来の腹痛を感じていたとしても，食事摂取などへも配慮ができず，かえって症状が悪化してしまい腹膜炎まで進行してしまうなど，疼痛に関するアセスメントには特に配慮が必要である。

(3) 身体的拘束の影響

自傷他害の恐れが強くやむを得ない場合，対象者の安全を守るためにも身体的拘束(p131)が必要な場合がある。糖尿病や脂質代謝異常などが既往歴としてあり，それに加えて抗精神病薬の多剤併用や高用量投与，四肢拘束を実施することで，静脈内に血栓が生じるリスクが高くなってしまう。長期の身体的拘束解除の直後の初回歩行などでは，小さい静脈血栓が移動して肺動脈に達してしまうと肺動脈塞栓症となり致死的な状況になる場合がある。呼吸困難，頻呼吸，胸痛などの自覚症状，チアノーゼ，血圧低下，失神などの初発症状に留意する必要がある。身体的拘束をする場合の下肢静脈血栓予防は，必要不可欠なケアである。

(4) アルコール離脱けいれん

アルコールの慢性かつ大量摂取歴がある人が，身体状況の悪化や精神科入院をきっかけに急な断酒となり，最終飲酒から7～48時間以上でけいれん発作を生じる可能性がある。持続時間の短いけいれんであることが多く，重責発作や6時間以上持続することはまれである。けいれん発作に先立って，手指の振戦や発汗，不安焦燥感などが認められ，これらを小離脱症状といい，けいれんと同時期に一過性の幻視や見当識障害などが認められることもある。けいれんがおさまっている間欠期には，脳波上，発作波は認められない。けいれんが生じなくても，最終飲酒から48～96時間ではせん妄が出現することが多く，アルコールと交叉耐性をもつベンゾジアゼピン系薬剤による予防投与が行われることもある。

身体症状か精神症状か鑑別が難しい場合（表3）

(1) 意識障害と昏迷状態の鑑別

意識障害は昏迷とよく似ており，精神症状と誤診してしまうと，脳血管疾患などの一刻を争うような重大な疾患を見逃すことになる。意識障害を認める場合は，その鑑別として，「AIUEOTIPS」（表4）を用いて器質的な原因を1つひとつ除外する必要がある[2]。なかには，普段内服している薬物の影響にて意識障害となっている可能性も考慮する。

意識障害の原因となるものは見つからないが，声をかけても反応せず，微動だにしない，あるいは少しは動きがあるが疎通ははかれない場合は，精神疾患を考慮し，また，昏迷（p86）である可能性が高い。昏迷とは，意識は清明であるにもかかわらず外からの刺激に反応せず，自発的な運動や発語ができない状態である。緊張病性昏迷（統合失調症などの精神病），あるいは解離性昏迷（解離症など）の可能性がある。

緊張病性昏迷の場合は，多弁多動や被害妄想などの精神症状が数日目立って落ち着かなくなった後に突然反応がなくなったり，突然に再度

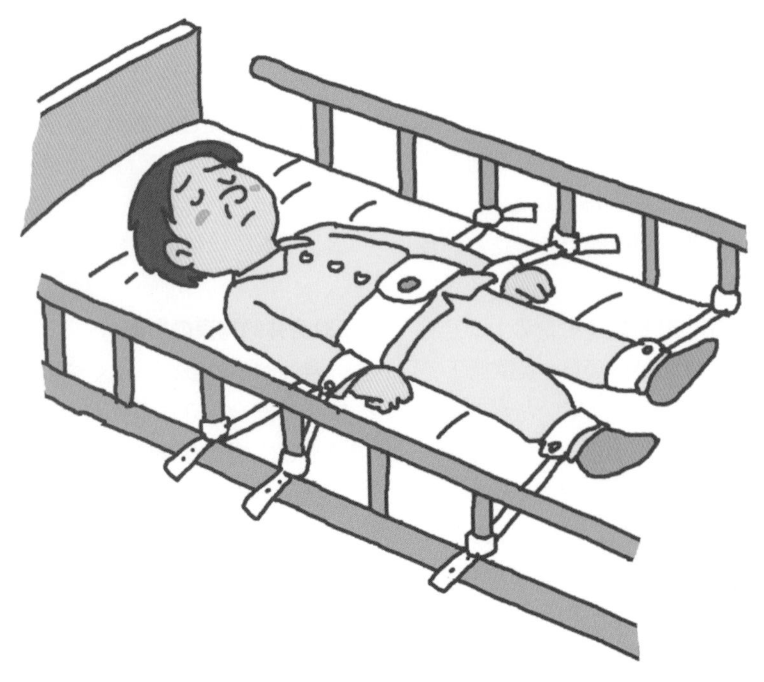

表3 身体症状か精神症状か鑑別が難しい場合の対応方法

身体疾患や症状	対応方法
意識障害と昏迷状態	意識障害を認める場合は，生命に関わるものである可能性もあるので，まず器質的(身体的)な原因を除外する AIUEOTIPSなどの活用
けいれん	まず急変対応をして，身体的な原因を探るための画像検査を行う
せん妄	普段の精神症状と異なる意識障害や精神症状が出現する場合は，直接因子(身体的な要因や新しく使用し始めた薬物など)を除外する

興奮状態に交代することもある。また，数日間食事を摂れずに脱水であったり，脱水や筋緊張状態，外傷などの影響で，筋肉細胞が破壊され，高ミオグロビン血症などをきたしている場合は，腎不全への移行の危険があるため，血液データで状態を確認し，補液が必要である。

一方，解離性昏迷は，ストレス負荷の強い出来事や，対人関係の問題など心理的誘因がきっかけとなって生じる昏迷状態をいう。解離症，パーソナリティ障害などで大きなストレスに耐え切れなくなった心理的反応として出現することが多い。解離性昏迷では，むしろ筋肉は弛緩していることが多く，暗示的に励ましながら動作を促すと少しずつ動けるようになってくる場合が多い。

身体的な要因を除外された意識障害の場合は，背景にある最近の生活歴や精神疾患の既往を一緒に確認することをアセスメントに加える必要がある。

表4 AIUEOTIPS

A：Alcohol	アルコール， 急性アルコール中毒
I：Insulin	インスリン， 糖尿病性昏睡，低血糖
U：Uremia	尿毒症
E：Endocrine Electrolyte Encephalopathy	内分泌異常 電解質異常 脳症
O：Oxygen Overdose Opiates	呼吸不全 薬物中毒 麻薬
T：Trauma Temperature Tumor	外傷 体温異常 脳腫瘍
I：Infection	感染(中枢神経感染症，敗血症など)
P：Psychiatric Porphyria	精神疾患 ※最後に診断する ポルフィリン症
S：Stroke Seizure Shock	脳卒中 けいれん ショック

＊この他にもさまざまな組み合わせで示されている場合もある。

(2)けいれん

どのようなけいれんを見つけた場合でも，器質的な要因により呼吸停止する恐れもあるため，第一に急変対応を行う。そのうえで，原因を検討する場合には，てんかんや，脳内になんらかの病変やイベントが生じている場合も全身けいれんを生じることもあるため，やはりまず急変対応が必要であり，必ず周囲の人を呼んで一緒に対応する。安全が確認されれば，脳波や頭部CT・MRIなどの検査を行い，問題となるような原因が見つからない場合は，解離性けいれん(偽性けいれん)を考える。解離性昏迷同様，心理的負荷が誘因となって生じるストレス反応の1つと考えられている。

(3)せん妄

せん妄とは，意識障害の一種で，準備因子・直接因子・促進因子など複数の要因が重なり，発症するといわれている。脳の一時的な機能不全の状態で，見当識障害や注意力障害，不眠や不安焦燥感，時に精神運動興奮など精神症状を呈することもある症候である。JCS（ジャパンコーマスケール)でⅢ-300といった重度の意識障害ではなく，Ⅰ-3～Ⅱ-30程度までムラがあり，急激な変化や時間帯によって症状が変化する特徴がある。

精神疾患の人が，なんらかの直接因子(身体疾患や薬物使用など)の影響により，例えば不眠はよくあるがあまりイライラしたりしない人が怒りっぽくなるなど，いつもと異なる精神症状を呈しているときに，まず身体疾患や新しく使用開始した薬物の影響でせん妄となっている可能性がないか検討する。精神疾患の人のせん妄は見分けにくいが，「いつもと違う精神症状」は1つのサインとなることがあるため，やはり通常の際の精神状態を理解しておくと比較できる。

薬物の副作用に伴う症状

薬物の影響により，重篤な身体症状を呈する場合があり，精神看護を実践するうえで基本的な知識として知っておく必要がある。

抗精神病薬を服用している対象者で，高体温，筋強剛，高クレアチニンキナーゼ血症(3大症状)を認めた場合，悪性症候群を疑う。悪性症候群は，生命を脅かす重篤な抗精神病薬の副作用であり，死に至る場合もあるため，原因薬物の中止や早期の全身管理が必要となり，医師への早期の相談が必要である。また，重篤な疾患として，不整脈(QT延長，PR延長)も重要である。

さらに，錐体外路症状もよくある副作用であり，歩行障害や嚥下障害など多面的に生じる不随意運動を主とする運動障害で，この結果，転倒しやすく骨折や頭部外傷のきっかけになったり，嚥下機能が低下して誤嚥し，窒息や誤嚥性肺炎のリスクが高まる。

抗精神病薬や抗パーキンソン病薬の抗コリン作用の影響で腸蠕動が低下し，便秘を生じやすく，排便コントロールがうまくいかないと，麻痺性イレウスを生じる場合がある。麻痺性イレウスでは嘔吐も主症状であるが，抗精神病薬そのものに制吐作用があり，これもまたカバーされてしまうため，排便の確認と，触診を含めた腹部のフィジカルアセスメントは日常的なケアとして重要である。

統合失調症，精神発達遅滞，てんかんなど慢性的な経過をたどる対象者のなかには，抗精神病薬や錐体外路症状の治療薬である抗コリン薬による影響で口喝が強く，多飲水の傾向となってしまう場合がある。薬剤性SIADH(syndrome of inappropriate secretion of antidiuretic hormone：抗利尿ホルモン不適合分泌症候群)が関与しているともいわれており，回復しないことが多い。多飲水の場合は飲水制限を行うが，制限されることで精神症状が悪化したり，飲水に固執する行動をとる人がいる。多飲では血液が薄まり，血中の電解質バランスが崩れ，低ナトリウム血症(血清ナトリウム値が120mEq/L以下)となり，意識障害やけいれん発作を生じることがある。多飲傾向にある対象者の水分出納バランスの確認は重要な看護ケアである。

その他，薬物の血中濃度上昇による中毒症状や薬物の相互作用などの身体症状についての詳細は，「薬物療法等に伴う精神・身体への影響」の項(p98)を参照されたい。

引用文献

1) 日本救急看護学会監・日本救急看護学会『フィジカルアセスメント』編集委員会編：救急初療看護に活かすフィジカルアセスメント，pp24-30，へるす出版，2018.

2) 本田明：精神科看護師のための体の見かた，p127，メディカ出版，2020.

参考文献

・金子亜矢子，小林美和，八戸正子・他編：精神科ナースのアセスメント＆プランニングbooks 精神科身体ケア，pp41-45，中央法規出版，2017.

・宮岡等監・上條吉人著：精神障害のある救急患者対応マニュアル 必須薬10と治療パターン40，医学書院，2007.

5 カルテや他職種からの情報収集

01 主訴・現病歴・既往歴・家族歴・生活歴・生育歴

精神医学において面接はとても重要な役割を担っており，血液検査や画像所見などの指標がない精神疾患の場合は，面接から得られる情報を頼りに診断や治療の方針を決定していくこととなる。聴取をする面接者は情報がどこからのものであるのか（本人，家族，その他）を明らかにし，情報の信憑性も査定しながら記載する。そして，これらの情報をもとに包括的なアセスメントをしていく。聴取される項目としては，精神看護の領域でよく用いられるメンタル・ステータス・イグザミネーション（Mental status examination：MSE，p78）の「精神医学的病歴（個人資料の確認，主訴，現病歴，既往歴，生活歴，家族歴，住環境）」と一部重複する部分がある。

ここでは，精神科医師のカルテ記載で比較的よく用いられる，主訴・現病歴・既往歴・家族歴・生活歴・生育歴などの項目について，診療録の構成や注目すべきポイントを述べていく。

主訴

対象者が受診に至った理由であり，診療録でもまず確認する項目である。主訴とは対象者や家族が述べたものをただ記載したものではなく，面接を行った者からみた受診理由であることに注意する。主訴を明確にすることで対象者が何を求め，どういった治療が望まれるのか，治療の目標などもみえてくる。精神科診療では対象者と家族とで受診理由が食い違う場合も多く，対象者自身が望んで受診をしたのか，それとも家族の希望で受診したのかなどは重要である。本人の訴えはまず尊重すべきであるが，自覚している症状や日常の様子が他覚的にみた場合とまったく異なっていることもあり，本人・家族の両者どちらの情報もあわせて整理していく。家族や他の同席者がいると本人も言いづらい場合もあるので，面接などを行う場合はプライバシーに配慮した聴取方法が望まれる。

現病歴

発症様式や症状の経過が記載されている。具体的には，どのような症状なのか（症状），いつからか（発症），どの程度のものなのか（重症度），症状は急性に現われたのか慢性的なものなのか（経過），原因や誘因となるようなものはあるか（関連要因）などの情報が時系列で記載される。ストレスが症状に関係することから，家，職場，学校，身体疾患，法律的な問題，対人関係などの要因が記載されることもある。

また，薬物治療，社会的支援，対処技能など，症状を緩和させたり，悪化させる要因も重要である。以前にも同様の症状があるかどうかや，治療歴が存在するかどうかも治療への手がかりとなる。入院期間，症状がない期間や治療中断期間などは明確に記載されるべきである。治療が継続しなかった場合には，その理由は何か，前医との関係はどうだったのかなどの情報は治療関係を築いていくうえでも重要な情報である。症状や治療の経過は，現病歴のなかで経時的に途切れなく記載されるべきである。

受診時の精神症状については精神医学的現在

表1 精神医学的現在症

1. 一般的記載	**外見**：着衣，頭髪など **体型**：細長型，肥満型，闘士型など
2. 意識	**明暗度**：昏蒙，昏眠，昏睡など **内容の質的変化**：もうろう状態，せん妄，アメンチアなど
3. 知覚	**幻覚**：幻聴，幻視，幻味，幻臭，幻触，体感幻覚など **錯覚**：錯聴，錯視，錯味，錯臭，錯触など
4. 思考	**思路の障害**：思考滅裂，連合弛緩，思考制止，思考途絶，迂遠，保続，観念奔逸，思考散乱など **思考内容の障害**：一次妄想（妄想知覚，妄想着想，妄想気分），二次妄想もしくは妄想様観念（敏感関係妄想など），内容による区別（関係妄想，被害妄想，追跡妄想，被毒妄想，嫉妬妄想，微小妄想〔罪業妄想・貧困妄想・心気妄想〕，誇大妄想，憑依妄想など **強迫・恐怖**：強迫思考，強迫観念，対人恐怖，赤面恐怖，広場恐怖，閉所恐怖，高所恐怖，先端恐怖，不潔恐怖，疾病恐怖など
5. 記憶	記銘，保持，再生（追想），再認 時間的：即時記憶，近時記憶，遠隔記憶
6. 見当識	時，場所，人，状況
7. 知能	知能低下，認知症症状，偽認知症
8. 自我（意識）	離人症，させられ（作為）体験〔思考吹入，思考奪取，思考伝播，思考察知など〕，二重人格
9. 疎通性	疎通，ラポール，接触
10. 感情	不安，抑うつ，爽快（児戯的爽快，多幸症），両価性，感情失禁，感情鈍麻
11. 欲動	**欲動減退**：意欲減退，無為もしくは発動性欠乏，（意志）制止など **欲動亢進**：躁（病）性興奮，緊張病性興奮など **その他**：食欲（低下，亢進，異食），性欲〔亢進，減退，小児性愛，老人性愛，動物性愛，フェティシズム，加虐性愛（サディズム），被虐性愛（マゾヒズム），自己愛など〕

（上山慧，山本賢司：精神障害．新・MINERVA社会福祉士養成テキストブック16 医学概論，黒田研二，鶴岡浩樹編著，p116，ミネルヴァ書房，2021．より）

症（現症）として，別項目で整理して記載されることが多い[1]（表1）。

既往歴

本人や家族から聴取した精神疾患の既往や通院歴，向精神薬の使用歴，自傷・自殺企図歴などが該当する。精神医学に限った話ではないが，過去の治療や経過は対象者の状態を把握するうえでも重要な情報源となる。過去に治療を受けた医療機関からの診療情報提供も同様である。

頭蓋内病変や内分泌系の異常などによる器質性精神障害のように，身体疾患により精神症状をきたす場合もあるので，身体疾患の既往歴にも注意が必要である。幼小児期からの既往歴が時系列で記載されることが多い。

家族歴

多くの精神疾患は家族性であり，家族の精神疾患や身体疾患の既往歴には注意が必要である。死因が不明である家族がいる場合，自殺既遂の可能性も考慮する。また対象者のきょうだいや両親，子，それぞれ家族の疾患の既往をはじめとして，年齢，性別，死因，職業などを確認する。同時に，家族間の心理的な相互関係も意識し，対象者の病像への理解や今後の対象者との関わり方への方針につなげる。

家族歴の項では，家族情報を文章で記入する場合，家族関係を理解するための基礎情報として描かれるジェノグラムを含める場合がある（図1）。

図1 ジェノグラムの描き方

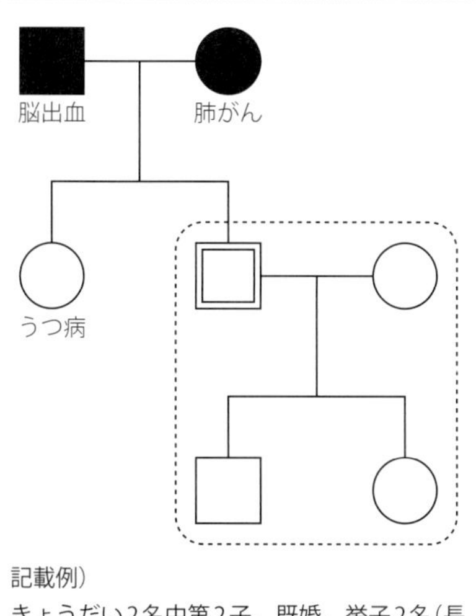

記載例）
きょうだい2名中第2子。既婚。挙子2名（長男，長女）。妻，長男・長女と同居。
父親は脳出血，母親は肺がんで既死。実姉：うつ病にて加療中。

人物	表記
男性	□
女性	○
本人	回　◎
死亡者	■　●

関係性	表記
結婚	□─○
離婚	□─//─○
きょうだい	□　□　○

生活歴

対象者の生活背景が精神症状の発現に関与している場合は多く，生活歴も重要な情報源となる。生育歴と重複する部分もあるが，養育歴・教育歴として小学校，中学校，高等学校などでの成績や支援学級，養護学校などの利用状況，大学やその後の職業についてなどが記載されている。また，転職歴などがあればその理由や職業の種類，従事した期間，職場での人間関係などが記載されている場合もある。

対象者の婚姻関係，妊娠などの状況，喫煙や飲酒にはじまり，大麻や覚せい剤などの精神作用物質の使用歴も生活歴に記載される場合が多い（物質使用障害で治療を受けた場合には既往歴に記載されることが多い）。特に喫煙と飲酒は詳細に記載される。喫煙の場合には，1日の喫煙本数や喫煙年数，飲酒の場合も初飲，習慣飲酒か機会飲酒か，1日の飲酒量とその変遷などが記載される。

生育歴

人間の一生にはさまざまな時期があり，それぞれの段階で特徴的な心理的，身体的特徴がみられる。とりわけ，乳幼児期や学童期の精神発達の過程は，その後の人格形成や病像にも大きく影響を与える。特に，自閉スペクトラム症や注意欠如多動症などの神経発達症群では非定型的な発達をたどることも多く，診断の際に生育歴を聴取することで，これらの障害の判別がつきやすくなる。

ここでは，生育歴として主に乳児期〜青年期までの発達の過程をピアジェ（Jean Piaget），フロイト（Sigmund Freud），エリクソン（Erik H. Erikson）らの発達論をもとに述べることとする。

(1)乳児期（0〜1歳）

生後間もない新生児は無力な状態であり，泣いて助けを求めることで自分の欲求を満たそうとする。しかし，母親（養育者）から乳児への授乳やほおずりなどの働きかけがあると，乳児の側からも母親に対しての反応がみられるようになる。周囲の人と視線をあわせたり，あやしたり微笑みかけることに反応し，自分も微笑む行為がみられる。この相互反応を繰り返すことで母子の絆が形成されていく。乳児の欲求に対して母親が応えることを繰り返すことで乳児は満足と安心感を得られるようになり，周囲や自分をとりまく人間に対し信頼感が養われるようになる。エリクソンはこれを基本的信頼感と呼んでいる。母親に対して安心感を得られると，乳児は母親と一緒にいることで不安や恐怖に対処するようになり，母親が離れると不安を感じるようになる。これを愛着行動と呼び，この行動によって自分が守られていることを感じることで外の世界へと安心感をもって踏み出せるようになる。

(2) 幼児期（1～6歳）

自律性の獲得が行われる時期である。1歳頃には片言を話すと同時に2本足で立つようにもなり両手も使えるようになる。移動距離も増え世界も広がり，2歳頃には2～3語文を話すようになる。言葉を使うという行為は，自分の意思を伝えるだけではなく，他者の気持ちを理解するというそれまでに経験しないコミュニケーションの段階への発展につながる。3歳頃には自分の名前も言えるようになり，自我が芽生える。基本的信頼感が養われていれば自身の主張を行えるようになり，親に逆らうこともするようになる。これを第一次反抗期という。しつけとして多くの訓練が行われることで子どもは自分の欲求を抑制することを学ぶことができ，母親の喜ぶ姿を見るために我慢するなど，他人を思いやる喜びを学ぶことができる。

(3) 学童期（6～12歳）

言葉や知能の発達がみられ徐々に学校などの集団生活を行うようになり，自我が育ってくるにつれ，自分，他人の意識がはっきりしてくる。遊びも幼児期に比べ共同で楽しむものや勝敗を競うものが多くなる。学童期に勝ち負けを経験することにより勝つことの喜びと負けることの悔しさを十分に体験でき，努力することで物事を達成できることや評価されることを学ぶことができる。

(4) 思春期，青年期（12～23歳頃）

思春期とは第二次性徴の発現に始まり，長骨骨端線の閉鎖をもって終わる身体発育上の時期を指すが，青年期とは学童期と成人期の中間にあたる主として精神発達上の時期を意味する。

精神的，身体的に性的成熟が始まり，男性，女性としての自身を意識するようになる。それを機に「自分は何者なのか」「どのように生きるべきなのか」など，自分の言動や生き方，また他人から見られる自分といったものも意識するようになり，自我の同一性を確立していくことになる。

人間関係においては，それまでの密接な家族の結びつきよりも同性同世代の親密な関係を求めるようになる。仲間とともに生きようとし，社会性の獲得が徐々に行われていく。性的成熟が進むにつれ同性よりも異性と親密になることを求めるようになり，これも家庭からの独立を促すこととなる。18歳頃においても自我同一性の確立が課題であり，自分の将来や人生の歩み方を決めることに迷いが生じる時期である。成人社会に出る前の猶予期間（モラトリアム）とも呼ばれる。

02 血液検査・画像検査・脳波検査

精神科を受診する対象者のなかには，身体疾患が原因で精神症状が出現しているケースもある。こうした対象者は，しばしば意識障害や認知機能の低下，幻覚・妄想や気分の変調などの症状を伴うために，精神症状の特徴のみでは他の精神疾患との鑑別が困難になることが多い。

表2 血中濃度測定が可能な抗精神病薬，気分安定薬，抗てんかん薬

薬剤名	有効治療濃度	検査時期
ハロペリドール（セレネース）	3～17ng/mL	初回，用量変更後4～6週間以降
ブロムペリドール	15ng/mL以下	初回，用量変更後4～6週間以降
炭酸リチウム（リーマス）	0.6～1.2mEq/L	初回，用量変更後5日以降，維持投与中1回/2～3か月
バルプロ酸ナトリウム（デパケン）	50～100μg/mL	初回，用量変更後3～5日以降（徐放性製剤も同様）
ラモトリギン（ラミクタール）	2.5～15μg/mL	初回，用量変更後1週間以降
フェノバルビタール（フェノバール）	10～40μg/mL	初回，用量変更後2～3週間以降
フェニトイン（アレビアチン）	10～20μg/mL	初回，用量変更後5～7日以降
カルバマゼピン（テグレトール）	4～12μg/mL	初回2週間以降，用量変更後1週間以降
ゾニサミド（エクセグラン）	10～30μg/mL	初回，用量変更後2週間以降

※採血タイミングは服用直前

また，精神科の薬物療法にはさまざまな副作用の危険性がある。これを予防あるいは早期に把握するために，医療者は治療開始時の対象者の状態を確認し，治療中も随時において対象者の身体状況を把握していく必要がある。

これらの理由から，精神医療の現場でもバイタルサインの確認や神経学的所見，身体的検査は重要な指標となる。以下では，精神科の初期診断や継続治療において重要な血液検査や画像検査，脳波検査などについて説明していく。

血液検査

血液検査は簡易に行える臨床検査の1つである。一般的な血液検査は，血球数や炎症反応，肝機能，腎機能，電解質，血糖などの項目を中心に行われる。これらの検査結果からは，感染症や肝機能障害，腎機能障害，電解質異常，糖代謝異常などの有無が読み取れるが，いずれもせん妄の原因となりうる病態である。

他にも，鑑別のために血中のアルコール濃度や麻薬，覚せい剤反応を調べることがある。これらで陽性反応が出た場合，入院中に精神運動興奮や離脱症状が出現する可能性があり，病態変化への備えが必要となる。

また甲状腺機能異常が甲状腺ホルモンの分泌異常をきたすことがあり，しばしば意欲の低下や高揚気分として現われることがある。これらの疾患を鑑別するために，気分変調や活気の低下を認める対象者に対しては，甲状腺機能の採血項目が追加されることがある。

血液検査の結果から，さらに他の検査が必要となる場合もある。例えば，感染症の疑いのある対象者が意識障害をきたせば，脳炎や髄膜炎を疑わなければならない。この場合は髄液検査が必要となるが，検査の機会を逸しないためには頭痛や嘔気，項部硬直などの症状を見逃さないよう，看護師と医師とが連携して対象者の症状の把握に努める必要がある。

すでに精神科の治療を受けている対象者でも，採血検査は重要な指標となる。抗精神病薬や抗てんかん薬のなかには治療薬物モニタリング（Therapeutic drug monitoring：TDM）を要する薬剤があり，定期的な血液検査が必要となっている（表2）。これらの薬剤の副作用が疑われた場合には，随時TDMを確認することが望ましい。

また，いくつかの抗精神病薬には脂質代謝異常や糖代謝異常の副作用があり，高脂血症や糖尿病のリスクとなる。他にも，バルプロ酸ナトリウム（デパケン）などでの薬剤性肝障害が疑われる場合には，同時に血中アンモニア濃度も測定し肝性脳症に注意をしなければならない。

さらに，抗精神病薬の重篤な副作用として，特に悪性症候群がある。これはすべての抗精神病薬や抗パーキンソン病薬，抗うつ薬などの服用で起こりうる。薬剤の開始後や量の増減後，あるいは中止後に発症することがあり，高熱や発汗，頻脈，血圧変動などの自律神経症状や，筋強剛，振戦などの錐体外路症状を認める。悪性症候群が疑われる対象者では血液検査上で，筋肉への障害を示すクレアチニンキナーゼやミオグロビンが上昇していることがあり，診断の補助的な情報となる。

画像検査

画像検査は，精神医学においては特に脳の器質性疾患を鑑別するのに有用である。頭蓋内病変に対して広く一般的に用いられているのはコンピュータ断層撮影（Computed tomography：CT）と磁気共鳴画像（Magnetic resonance imaging：MRI）である。

(1) 単純X線検査

単純X線検査は最も頻繁に用いられる臨床検査の1つであり，主に肺野病変や腹腔内病変，骨折の精査に用いられる。入院時検査として胸部X線検査は一般的に行われるが，それ以外にも状態に応じて身体各部位のX線撮影は行われる。精神疾患患者はさまざまな理由から骨密度の低下が起こり，骨粗鬆症の頻度が高いことが報告されている。転倒などによる骨折のリスクも高いために，単純X線検査で骨粗鬆症が疑われる場合には，骨密度検査を行うことも必要となる。

(2) CT検査

CT検査とはX線を人体に照射し，検出したデータをコンピュータ処理することで断層化された画像として再構築する検査である。空間分解能が高く小さな変化も読み取れることから，形態的な病変の検出能力が高い。臨床では主に脳出血や頭蓋内血腫，陳旧性脳梗塞，脳萎縮性疾患のほか，肺炎や腸閉塞などの診断に用いられる。

(3) MRI検査

MRI検査とは磁場を用いて体内の水分を共鳴させ，画像処理する検査である。コントラスト分解能が高く，組織的な病変の検出に優れている。MRI検査にはいくつかの異なるコントラストの画像があり，それぞれを見比べながら診断を行っていく。これは急性期や慢性期，陳旧性の評価にもつながり，例えば脳梗塞による病変は経時的にDWI→FLAIR（Fluid-attenuated inversion recovery），（T2強調画像）→T1強調画像の順で描出されやすくなっていく（図2）。脳実質の変化を読み取りやすく，臨床では主に急性期の脳梗塞や脳血管障害，脳腫瘍，脳萎縮性疾患，白質病変，脊髄病変などの診断に用いられる。また，血管造影であるMRA画像では，造影剤を使わずに血管形態や血流の評価が可能となる（図3）。

COLUMN

CT検査とMRI検査の使い分け

精神医学の領域では脳実質の組織的な病変を評価できるMRI検査のほうが，多くの場合において有用な結果を得ることができる。しかしMRI検査は検査時間が長く，機械の動作音も大きいことから対象者の負担が大きい。体内金属の確認も必要であり，緊急時の施行が困難なことがある。そのために，急性期での検査としてはCT検査が

図2 正常な脳の各MRI撮影(29歳男性：頭部MRI＆MRA画像)

T1強調画像

脂肪が高信号
水が低信号

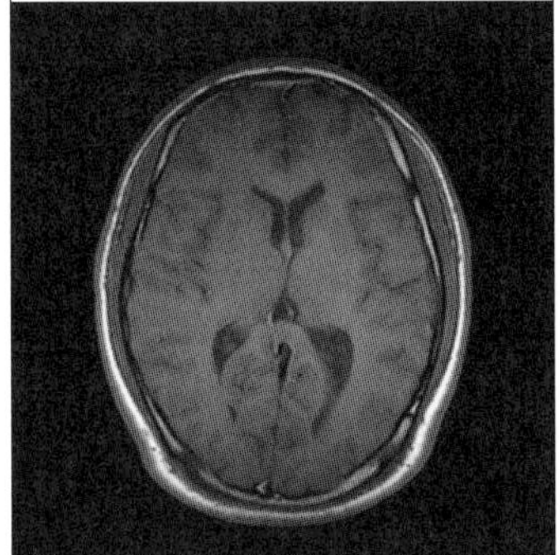

脳白質が最も白く見え，
灰白質，髄液の順で黒くなる
形態の診断に有効

T2強調画像

水が高信号
脂肪が低信号

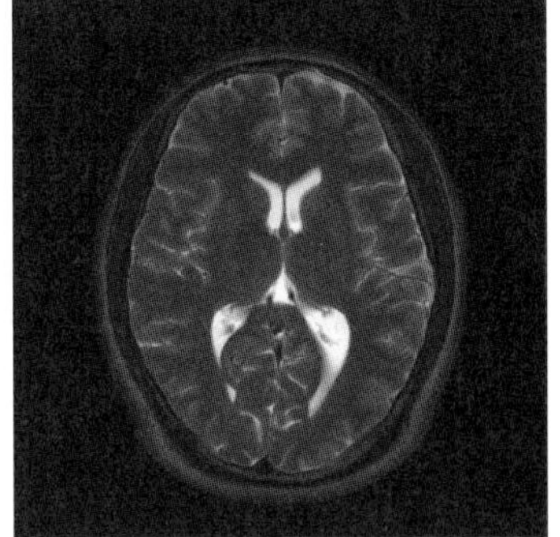

髄液が最も白く見え，
灰白質，白質の順で黒くなる
病変の診断に有効

FLAIR

T2強調画像の髄液が低信号になるよう調整した画像

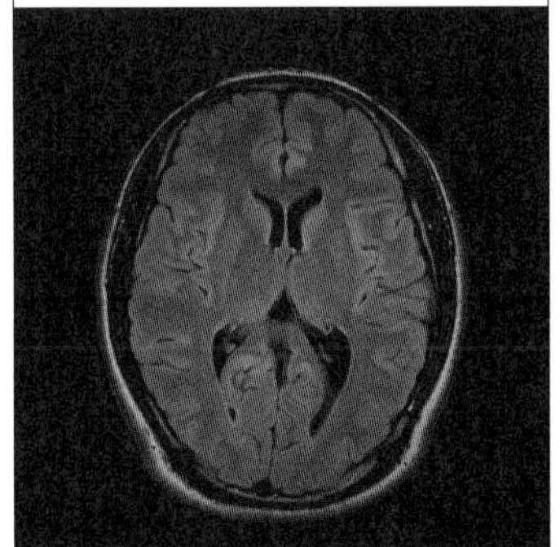

コントラストがはっきりし，
脳実質の病変をより診断
しやすくなる

DWI

拡散強調画像と呼ばれ，水分子の拡散を高信号で描出する

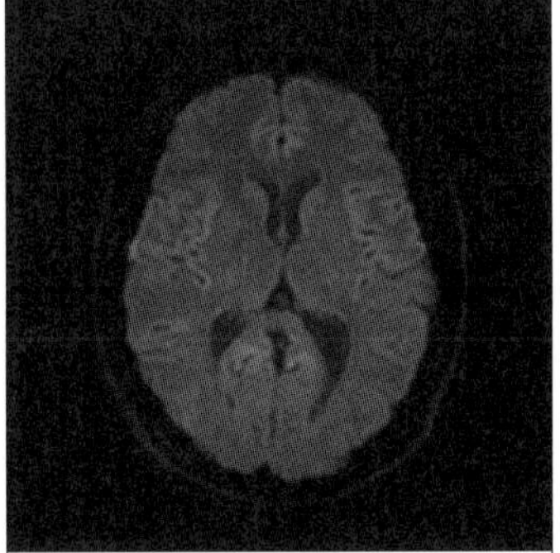

CT検査では判断が難しい
超急性期脳梗塞の診断に有効

MRA

血管像を描出する

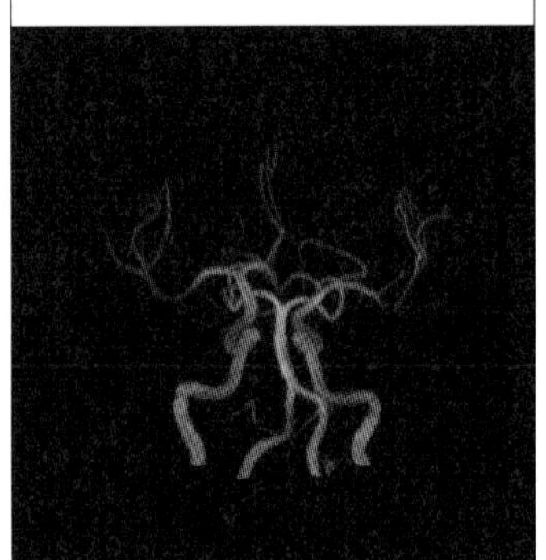

血管奇形や虚血の評価に有効

一般的であり，脳出血や頭蓋内血腫などの疾患においてもCT検査のほうが利便性は高い。

(4)単一光子放射断層撮影(Single photon emission computed tomography：SPECT)

放射性同位元素を静注し，その脳集積を検出する方法で，脳の局所血流量の測定などに用いられる。SPECTの一種であるダットスキャン〔Dopamine transporter (DAT) scan〕は，脳の線条体におけるドパミントランスポーターの分布を可視化することで，パーキンソン病を含むパーキンソン症候群の早期診断や，レビー小体病による認知症診断に補助的な検査として用いられる。

図3 左中大脳動脈閉塞による超急性期脳梗塞(66歳男性：脳梗塞のCT＆MRI比較)

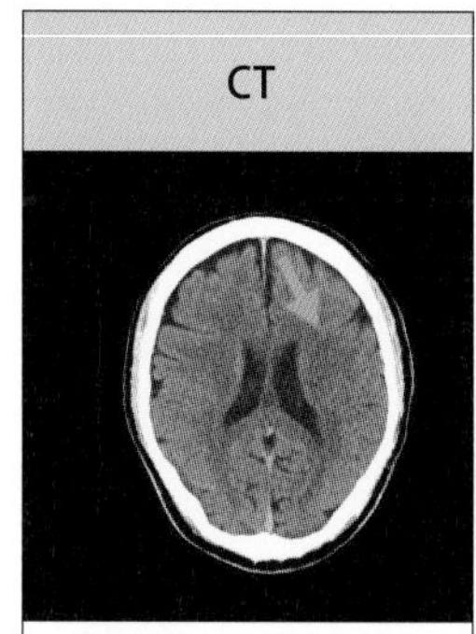

CT
左半球に脳溝の消失
などがみられる
(Early CT sign)

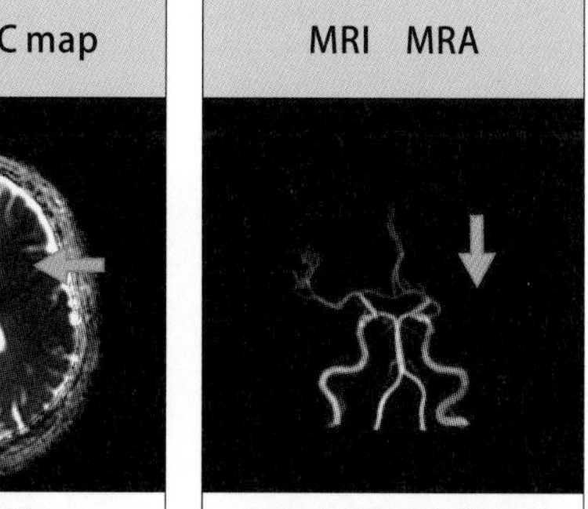

MRI
DWI(拡散強調画像)
MRI　ADC map
DWIでは左半球の左中大脳動脈領域に
白くなっている部分が確認できる
同じ個所をADC mapで確認すると
黒くなっているのがわかる
MRI　MRA
左中大脳動脈が閉塞
しており，血管像と
して描出されていない

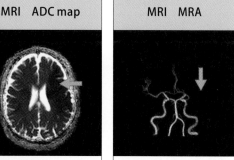

超急性期(発症後24時間以内)の脳梗塞では，まだ病変が小さいためにCT画像ではほとんど所見が得られない。
それでも，①Hyperdense MCA sign (中大動脈内の塞栓性血栓が高吸収に描出)，②レンズ核の不明瞭化，③皮髄境界の消失，④脳溝の狭小や消失といった，Early CT signと呼ばれる所見が出現する。
脳梗塞発症直後は病変部位が細胞浮腫となり，水分子の拡散が制限されるため，MRIのDWI撮影では高信号となる。
MRIで高信号になる他の病変と鑑別するためには，さらにDWIとADC (Apparent diffusion coefficient) mapを比較するとよい。
ADC mapでは拡散運動が低下した部位が低信号となるので，DWIとADC mapを比較すれば水分子の拡散障害の有無を確認できる。

脳波検査

脳波検査とは，頭皮に装着した電極で脳の電気的活動を増幅し記録する検査のことである。通常は覚醒・安静時に記録されるが，過呼吸や光刺激により脳を賦活させ，脳波異常を発現させる方法もある。

脳波検査では脳の活動の異常を確認できるために，主にてんかんなどの発作性疾患や意識障害の評価に用いられる。また睡眠障害の検査に使われることもあり，ナルコレプシーや睡眠時無呼吸症候群の検査では，脳波以外の心電図，筋電図，呼吸曲線，血中酸素飽和度などの生体検査も含めた睡眠ポリグラフ検査が行われる。

(1)検査方法

電極の装着位置は国際10-20法(Ten-twenty system)によって定められており，鼻根部と外後頭隆起点，左右の外耳孔を基準に一定の間隔で電極を配置する。通常は左右の前頭部，中心部，頭頂部，後頭部，側頭前部，側頭中部で記録された12の波形が縦に並び，その下に参考用の心電図が記録されている。

(2)基礎律動

脳波は同じような波形の連なりで構成されており，これを基礎律動と呼ぶ。

1つの波形の上向き，あるいは下向きの縦の長さを振幅と呼び，これは電位やマイクロボルト(μV)という単位で表される。通常は20～70μV程度となる。

1つの波形の横の長さを周期と呼び，これが1秒間で何回繰り返されているのかを周波数(Hz)と呼ぶ。一般的に脳の活動が低下していると脳波は徐波傾向となり，周波数は低下する。

周波数により脳波はδ(デルタ)波，θ(シータ)波，α(アルファ)波，β(ベータ)波の4つに分類される。δ波が最も周波数が小さく，β波

図4 脳波の周波数帯の分類

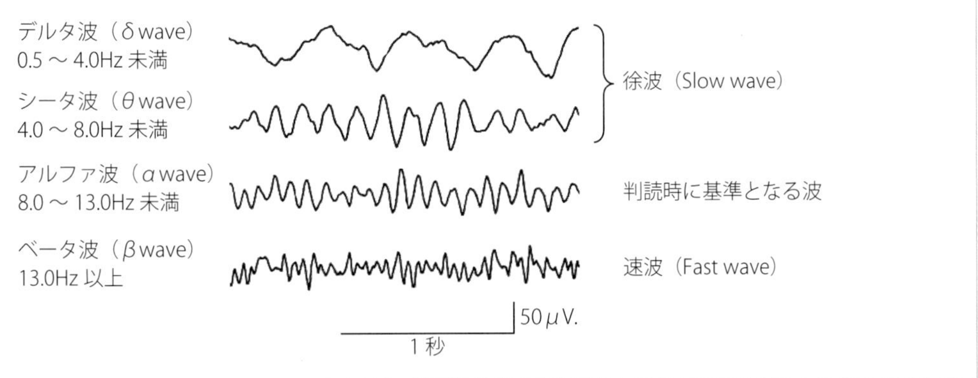

が最も周波数が大きい。正常な成人が覚醒した状態で閉眼し安静に過ごしているときの脳波は，α波となる。

θ波はα波よりも緩徐な波であり，正常な成人では入眠段階で出現する。小児では安静閉眼時にθ波が出現することもあるが，加齢とともに消失していく。

δ波はθ波よりもさらに緩徐な波であり，正常な成人では睡眠時に認められる。覚醒した成人男性にδ波とθ波が認められた場合，脳になんらかの障害があり脳機能が低下している可能性がある。

β波はα波よりも速い波であり，開眼し脳が活発に活動している際によくみられる。また，入眠時にも低電位のβ波がθ波と混ざるように出現する。それ以外では脳損傷後などでも出現することがある（図4）。

(3) 突発性異常波

突発性異常波とは，基礎律動に周波数や電位の異なる波形が突発的に混入する異常波のことである。さまざまなパターンが存在し，てんかんなどの発作性疾患で認められることが多い。そのため，脳波検査でこれらの異常波を認めた場合には，けいれん発作や部分発作の有無を確認することが重要となる（図5・6）。

その他の検査

(1) 心電図

心電図とは，心臓が収縮する際の心筋の電気信号を，手首や足首，胸部につけた電極で記録する検査のことである。通常は不整脈や心筋梗塞などの評価に用いられる。

精神科の薬物治療においては，副作用として不整脈のリスクが指摘されており，特に三環系抗うつ薬やハロペリドール，クロルプロマジン（コントミン）においては，薬剤性のQT延長症候群のリスクが高いといわれている。QT時間が延長すると心室性期外収縮や重症不整脈の危険性が高まるため，治療中は定期的な心電図検査が行われる。

(2) NIRS検査

光トポグラフィー検査（Near-infrared spectroscopy：NIRS）とは，2013（平成26）年から抑うつ症状の鑑別診断補助の検査として保険適用となった新しい検査である。この検査では，近赤外光を送受光する器具を対象者の頭部に装着し，脳を賦活させた際の脳血流中のヘモグロビン濃度を測り記録する。このヘモグロビン濃度の変化が，健常者，双極性障害，抑うつ症群，統合失調症でそれぞれ異なるとされており，非侵襲的で客観性のある検査として注目されてきている。

図5 代表的な突発性異常波

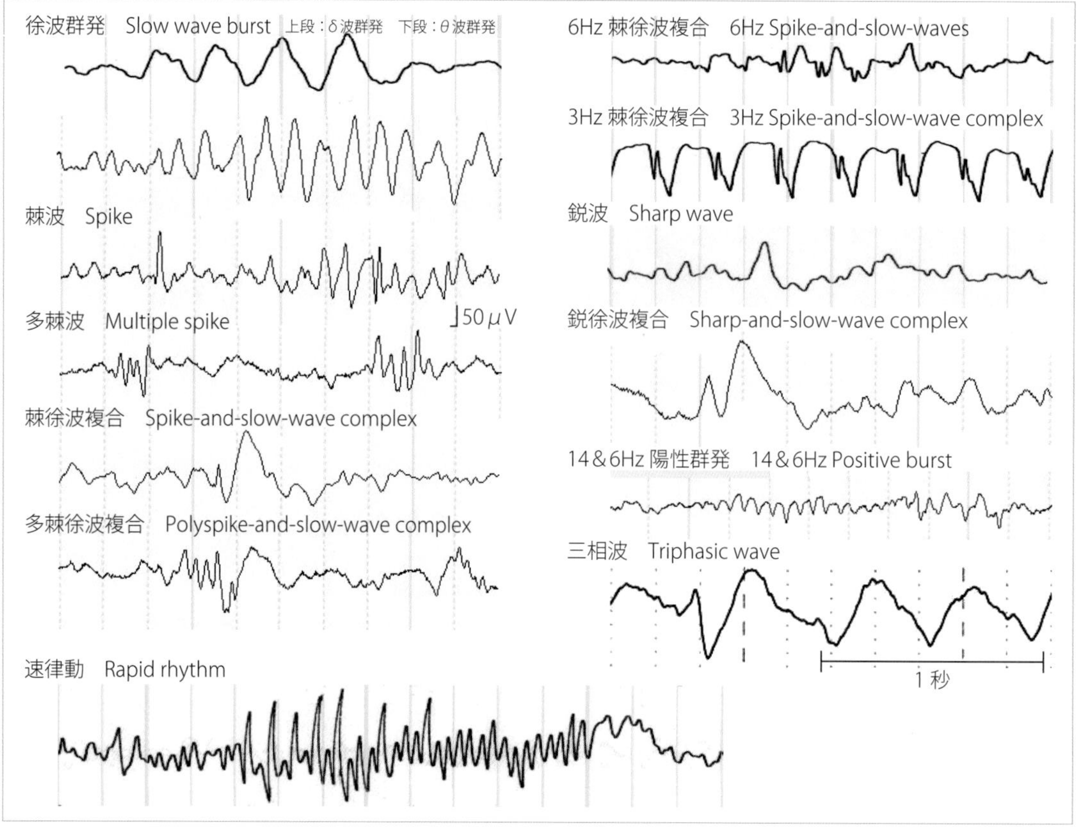

徐波群発　Slow wave burst　上段：δ波群発　下段：θ波群発
棘波　Spike
多棘波　Multiple spike
50 μV
棘徐波複合　Spike-and-slow-wave complex
多棘徐波複合　Polyspike-and-slow-wave complex
速律動　Rapid rhythm
6Hz 棘徐波複合　6Hz Spike-and-slow-waves
3Hz 棘徐波複合　3Hz Spike-and-slow-wave complex
鋭波　Sharp wave
鋭徐波複合　Sharp-and-slow-wave complex
14＆6Hz 陽性群発　14＆6Hz Positive burst
三相波　Triphasic wave
1 秒

図6 脳波記録の例

正常脳波
てんかん（欠神発作）
意識障害（劇症肝炎）
Fp1-A1
Fp2-A2
F3-A1
F4-A2
C3-A1
C4-A2
P3-A1
P4-A2
O1-A1
O2-A2
T5-A1
T6-A2
T3-A1
T4-A2
F7-A1
F8-A2
ECG
23 歳，女性
100 μV
1 秒
9 歳，男児
200 μV
1 秒
36 歳，女性
100 μV
1 秒

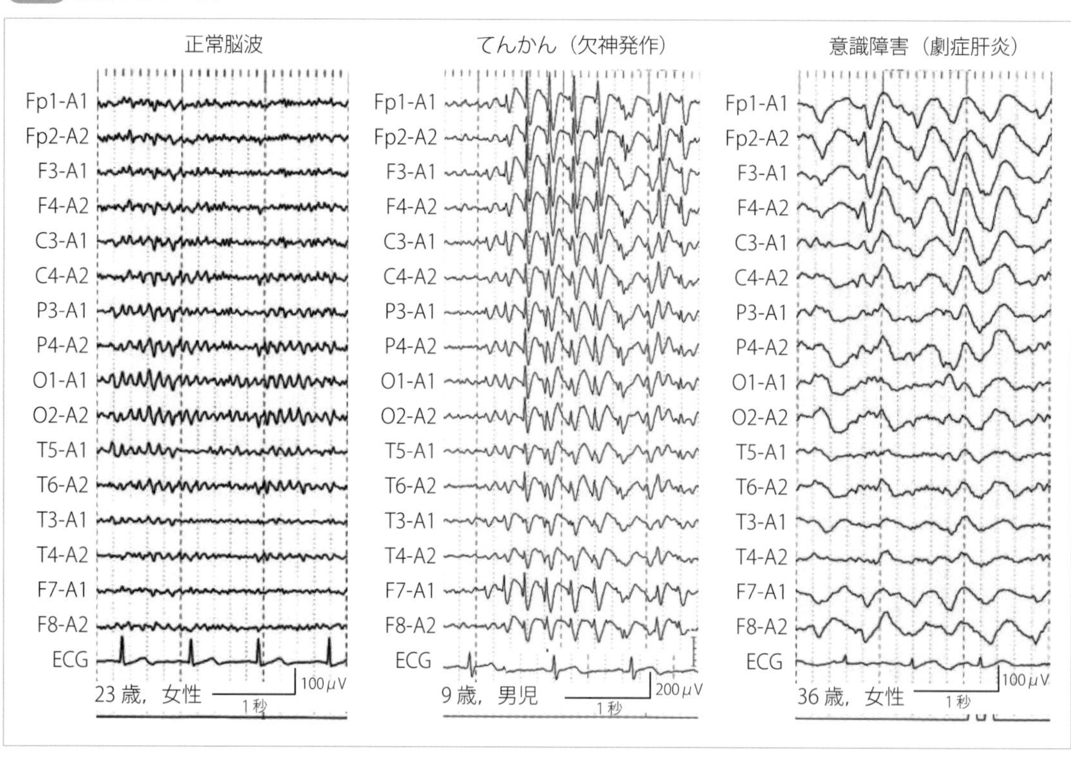

03 心理検査

心理検査とは

検査を受ける人（被検者）の知的能力・人格（性格）・考え方の傾向や，気分の落ち込み・不安の強さといった内面的な特徴を理解するために用いられる検査である。医療現場だけでなく，一般企業・教育現場・司法の場・採用試験など幅広い領域で用いられている。

心理検査の種類

日本国内だけでも心理検査は非常に数多く存在しており，使用頻度が比較的高いものだけでも数十種類はある。その分類の仕方もさまざまであるが，ここでは「発達・知能検査」「投影法検査」「作業検査」「質問紙検査」「認知症のスクリーニング検査」の5種類に大別した。それぞれに含まれる代表的な検査名を記したものが図7である。ここで紹介したものはごく一部のため，掲載できなかったものを現場で見聞きした際には，どのような内容のものか調べてみてほしい。

心理検査は誰が実施するか

心理検査は特定の専門職の独占業務には含まれていないため，実施者の制限は設けられていない。医師が診療のなかで実施することや，看護師が医師の指示を受けて対象者に実施することも制度上は可能である。しかし，実際の医療現場では心理職（公認心理師・臨床心理士の有資格者）が担っていることが多い。その大きな理由としては以下の2点がある。

(1)専門知識が必要

1つ目の理由は，結果の解釈に心理学（臨床心理学も含む）の専門知識が必要となることである。近年では心理検査が社会的に知れ渡り，利用される機会が増えたことで，より精度の高い解釈が求められるようになっている。このニーズに応えていくために，やはりその分野の専門職である心理職が実施することが望まれる傾向にある。

なお，心理検査の適切な実施と結果の利用のために，最近は検査の製作者や検査道具の販売元から実施者の条件に関して言及されていたり，誰もが手には入れられないようにと購入者の制限がかけられたりしているものも存在する。

(2)時間がかかる

2つ目の理由は，検査の実施や結果の処理，解釈に多くの時間がかかることである。長いものだと実施で1～2時間程度かかり，そこから結果の処理や解釈に数日を要することもある。

実際の現場ではどのスタッフも複数の業務を兼任しているため，心理検査だけに時間を割くことはできない。このような所要時間が長くなる検査を，医療従事者のなかでも特に多忙な医師や看護師が日常的に実施するのは困難なことが多い。

このような視点で見ると，看護師が日々の業務のなかで心理検査に触れたり，結果を見たりすることは少ないのではないかと感じるかもしれない。しかし，実施手続きや結果の解釈が複雑な検査のなかにも名称や概要を知っておいてほしいものがいくつかあるため，それについては以下で説明する。

図7 心理検査の分類と検査名

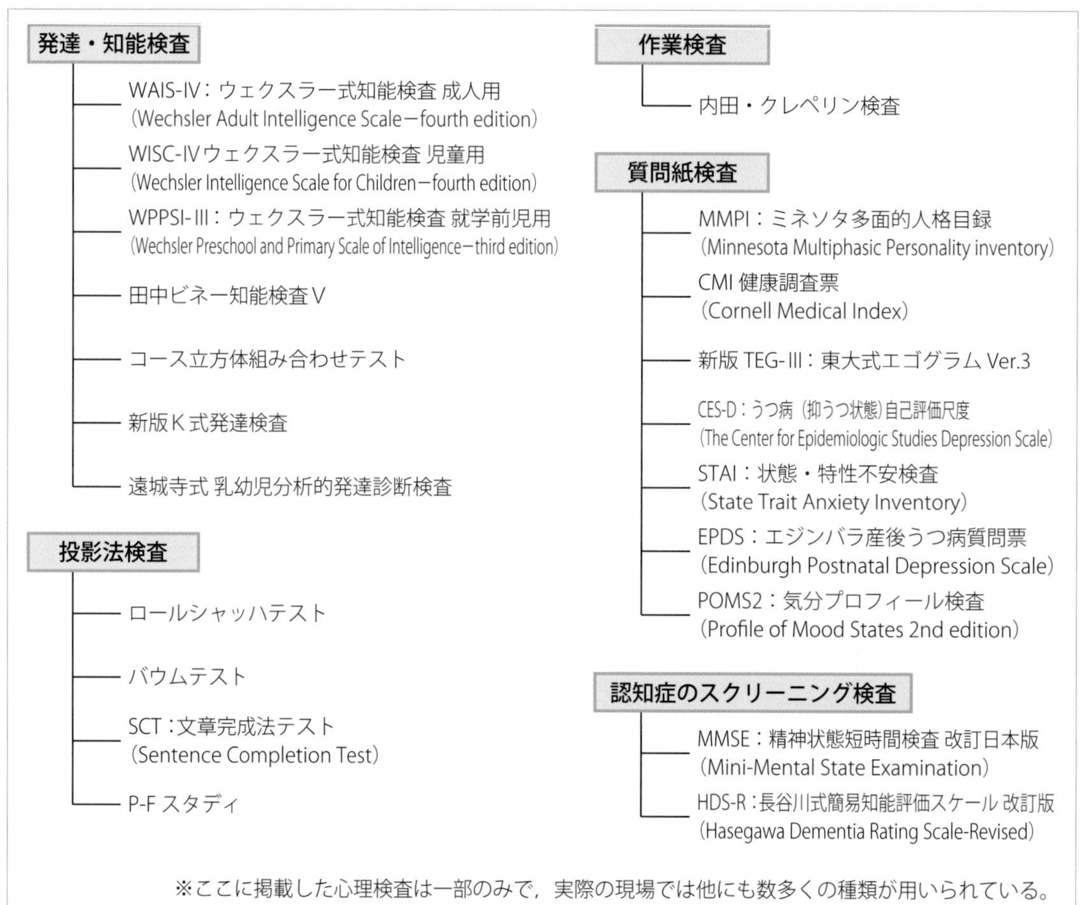

発達・知能検査
WAIS-IV：ウェクスラー式知能検査 成人用
(Wechsler Adult Intelligence Scale－fourth edition)
WISC-IVウェクスラー式知能検査 児童用
(Wechsler Intelligence Scale for Children－fourth edition)
WPPSI-III：ウェクスラー式知能検査 就学前児用
(Wechsler Preschool and Primary Scale of Intelligence－third edition)
田中ビネー知能検査V
コース立方体組み合わせテスト
新版K式発達検査
遠城寺式 乳幼児分析的発達診断検査
投影法検査
ロールシャッハテスト
バウムテスト
SCT：文章完成法テスト
(Sentence Completion Test)
P-F スタディ
作業検査
内田・クレペリン検査
質問紙検査
MMPI：ミネソタ多面的人格目録
(Minnesota Multiphasic Personality inventory)
CMI 健康調査票
(Cornell Medical Index)
新版 TEG-III：東大式エゴグラム Ver.3
CES-D：うつ病（抑うつ状態）自己評価尺度
(The Center for Epidemiologic Studies Depression Scale)
STAI：状態・特性不安検査
(State Trait Anxiety Inventory)
EPDS：エジンバラ産後うつ病質問票
(Edinburgh Postnatal Depression Scale)
POMS2：気分プロフィール検査
(Profile of Mood States 2nd edition)
認知症のスクリーニング検査
MMSE：精神状態短時間検査 改訂日本版
(Mini-Mental State Examination)
HDS-R：長谷川式簡易知能評価スケール 改訂版
(Hasegawa Dementia Rating Scale-Revised)
※ここに掲載した心理検査は一部のみで，実際の現場では他にも数多くの種類が用いられている。

発達・知能検査

使用頻度が高い検査として，ウェクスラー式知能検査（被検者の年齢によって3種類存在する）や田中ビネー知能検査がある。成人だけでなく2歳程度から受検でき，口頭での質疑応答，道具を使った課題，問題冊子を見ながら答える課題など，数多くの問題を実施して被検者の知的能力を測定する。療育手帳を取得するための判定材料として使用されることも多い。表3には児童用・成人用のウェクスラー式知能検査でどのような能力を測定するかを記載した。

投影法検査

心理検査のなかには，被検者自身も意識していない，いわゆる無意識の欲求・性格・思考傾向などを理解することを目的とした検査もある。このような検査を投影法検査と呼ぶ。

(1) ロールシャッハテスト

代表的なものとして，インクの染みがついたカードを何枚か見て，それぞれのカードの染みが何に見えるか，なぜそのように見えたのかを答えてもらうロールシャッハテストがある。見え方や説明の仕方は人それぞれで，例えばあるカードを見て「これは人です」と答える人もいれば，同じカードを見て「ゾウに見える」と答える人もいる。それぞれの答えについて詳しく説明してもらい，得られたすべての回答や説明を記号化・数値化し，結果から被検者の感情・思考様式・対人関係の特徴などさまざまな

表3 児童用・成人用ウェクスラー式知能検査で測定する能力

全検査IQ	以下の4種類の指標から得られた全体の知的能力の程度を示す。目的の達成や問題解決を目指して考え，計画し，行動する力の総体。言語能力・場面の理解力・学習により新しい知識を獲得する力・記憶力・作業能力といったさまざまな能力が含まれている。
言語理解指標	言葉でのやり取りをする際に必要となる能力を測定する。個々の言葉の意味や概念，文の意味の理解力。言葉を用いて考えたり推理しながら内容をまとめていく力，考えていることを言葉で的確に表現する力など。学校教育で身につけていく一般教養的な知識の量も関係している。
知覚推理指標	目で見た物や状況のどこに注目すればよいかを推測し，必要な情報を読み取っていく力。得た情報をどのように役立てていくか考え，実際に活用していく力や，過去に得た経験・知識・問題解決の技術を他の場面で応用していく力とも関係する。言葉では表現しづらい，直感的な判断力が含まれることもある。
ワーキングメモリ指標	周囲の音や他者の声など，音刺激を一時的に記憶に留めておく力。また，覚えた内容を保持しつつ，頭のなかで処理していく力。ワーキングメモリの1例として，暗算があげられる。
処理速度指標	単純作業を繰り返し，ミスなく迅速にこなしていく力。1つひとつの作業に複雑な思考は必要としないが，注意力や集中力の持続時間によって成果に差が出る。また，作業をしながら効率的な処理方法を見つけ出すことで一定時間内の作業量の向上につながる。

全検査IQおよび4つの指標は数値で示され，85～115（100±15）が平均範囲となる。
また，知的発達症の程度においてもIQが使用され，以下のように分類される。
Ⅰ：最重度…おおむね20以下　　Ⅱ：重度…おおむね21～35
Ⅲ：中等度…36～50　　Ⅳ：軽度…51～70

特徴を見立てていく。また，時には「ぼろぼろになった服」「傷ついて血を流している人」「切り裂かれている葉っぱ」といった傷ついた対象が述べられることもある。このような反応も1つ2つであれば出現することも珍しくはないが，それ以上多く出てくると自己像の傷つきを示唆する反応と解釈されるようになる。

このように，ロールシャッハテストではさまざまな反応が生じるため，実施の手順や結果の解釈には投影法のなかでも特に高い熟練度が必要となる。そのため臨床現場で検査を実施している専門職であってもなお継続的に熟練者からの指導（スーパービジョン）を受け続けている者も少なくない。

(2)バウムテスト

ロールシャッハテスト以外の代表的な投影法検査として，バウムテストがある。これはA4

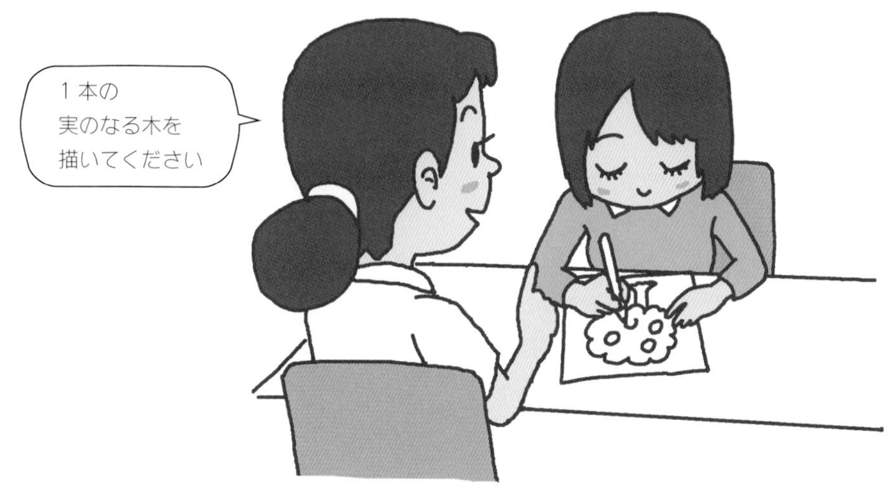

判の用紙に鉛筆で「1本の樹木」を描いてもらう検査である。描かれた樹木の形・大きさ・各パーツのあり方などから被検者の状態を理解していく。

先述のロールシャッハテストは口頭でのやり取りが必要となるため，言葉での説明が苦手な人は拒否感を示す可能性がある。一方，バウムテストでは言葉でのやり取りは必要としないために説明が苦手な被検者でも実施はしやすいが，絵を描くのが苦手な被検者は拒否感を示すことがある。

作業検査

人格検査には他にも，作業検査と呼ばれるカテゴリーに分類される検査がある。代表的な作業検査には内田クレペリン検査がある。

この検査は1桁の数字が羅列されている用紙を用い，隣り合う数字の足し算をしていくというものである。前後半15分ずつ実施し，全体の作業量・時間経過による作業量の変化の仕方・誤答から受検者の能力・性格・行動の特徴を測定する。

集団での実施も可能なため，採用試験など，企業の人事で用いられることが多い。

質問紙検査

被検者の人格傾向，気持ちの落ち込み（抑うつ感）や不安の強さなど，測定したい内容に関する複数の質問文が所定の用紙に記載されており，被検者がそれを読んで回答していく形式の心理検査である。答え方は「はい・いいえ」のどちらかで答えるものもあれば，頻度や程度に応じて四択や五択で答えるものもある。図8は質問紙のイメージ図である。

回答の仕方は用紙に記載されているため，それを読み上げる形で被検者に説明すればよい。注意点としては，実施中に被検者から「先日落とし物をしたので，この『落ち込むようなことがあった』という項目は『はい』になりますよね？」

図8 質問紙検査のイメージ

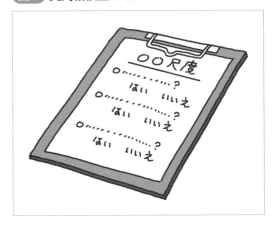

などと，自分の状態がどの選択肢に該当するかの質問を受けることがしばしばある。このような場合は，「思った通りに答えてください」と，あくまで被検者自身の判断で答えてもらえるような返答をしていくことが重要である。

知っておきたい質問紙検査

(1) MMPI（Minnesota Multiphasic Personality Inventory）：ミネソタ多面的人格目録

人格検査に含まれる質問紙検査で，10種類の尺度の傾向を総合して被検者の性格傾向を測定していく。被検者が意識的に回答を歪めていないかを判定するための妥当性尺度が設けられているのも特徴の1つである。質問数は550問と非常に多く，他の質問紙と比べて被検者の負荷は大きいものの，医療現場でも使用頻度は高い。答え方は，「はい」「いいえ」「どちらでもない」のどれかで答える。

(2) CMI健康調査票（Cornell Medical Index）

呼吸器系や消化器系など12区分の身体的症状と，抑うつや不安など6区分の精神的な症状の有無を測定する質問紙検査である。性別により質問数が異なり，男性用は211問，女性用は213問。答え方は，「はい」か「いいえ」のどちらかで答える。

(3) CES-D (The Center for Epidemiologic Studies Depression Scale)：うつ病(抑うつ状態)自己評価尺度

うつ病と関連する症状の程度について尋ねる検査である。質問数は20問。直近1週間にどの程度生じたかを思い出してもらい,「ない」「1～2日」「3～4日」「5日以上」の4択で答える。

(4) STAI (State Trait Anxiety Inventory)：状態・特性不安検査

現在の不安について訪ねる「状態不安」と,日常生活のなかでどの程度不安になりやすいかを尋ねる「特性不安」の2項目について測定する。質問数は40問(状態不安・特性不安ともに各20問)。答え方は,状態不安の項目では「全くあてはまらない」「いく分あてはまる」「かなりよくあてはまる」「非常によくあてはまる」の4択,特性不安の項目では「ほとんどない」「ときどきある」「たびたびある」「ほとんどいつも」の4択である。

(5) EPDS (Edinburgh Postnatal Depression Scale)：エジンバラ産後うつ病質問票

産後うつ病を早期発見するためのスクリーニングとして主に産科で使用される。質問数は10問。直近1週間の様子を振り返って4択で答える。

(6) POMS2 (Profile of Mood States 2nd edition)：気分プロフィール検査

「怒り・敵意」「混乱・当惑」「抑うつ・落ち込み」「疲労・無気力」「緊張・不安」「活気・活力」「友好」の7種類の状態と,ネガティブな気分の状態を総合的に示す「TMD得点」を測定する。被検者の年齢によって,青少年用(13～17歳)・成人用(18歳以上)がある。また,青少年用・成人用ともに,状態をより詳しく測定するために質問項目が多く設けられている全項目版と,被検者の負担を軽くしたり,繰り返しの実施に適している短縮版の2種類がある。

質問紙検査の利点・欠点

(1) 利点

①回答が数値化できるため,評価が客観的にできる：合計得点の高い・低いというわかりやすい基準で被検者の状態が評価できる。

②実施方法が簡便なため,事前の準備や技術の習得に時間がかからない：記入の仕方は検査用紙に記載されているため,筆記用具を準備するだけで実施できる。

③短時間(10～15分)で実施でき,被検者の負担も軽い。

(2) 欠点

①故意に良い結果にしようとしたり,悪くしようとしたりできる。

②質問の内容を誤解して回答してしまうと,正確な結果が得られなくなる。

③日常生活との照らし合わせが必要である：検査結果から確定診断ができるわけではないため,日常生活の様子やこれまでの生活状況を振り返りながらその人の状態を見立てていく必要がある。

認知症のスクリーニング検査

認知機能の定義は学問によっていくつかあるが,「物事を正しく理解し,考えたり判断しながらその状況での適切な行動を選択・決定していく能力」と捉えるとイメージしやすい。記憶力や計算能力,新しいことを取り入れていく学習能力も関連している。

実施の手順や結果の処理が複雑な心理検査では,これらの能力をいくつもの課題を用いて幅広く調べていくが,今回はより簡易的に実施でき,主に認知症のスクリーニングに使用される代表的な検査を2種類紹介する。ここで述べる利点や欠点についても,この2種類に限った内容である。

なお,実施方法は質問紙とは異なり,検査実施者が被検者に対して決められた質問を順番に実施していき，解答の正誤から得られた得点の高低で認知機能の障害の有無を判定していく形式となっている。

知っておきたい認知症のスクリーニング検査

(1) MMSE (Mini-Mental State Examination)：精神状態短時間検査 改訂日本版

世界的に使用されているスクリーニング検査で，見当識（日付や現在いる場所の名称など，状況の認識力）や計算，単語や文の記憶，描画といった11項目が含まれている。

(2) HDS-R (Hasegawa Dementia Rating Scale-Revised)：長谷川式簡易知能評価スケール改訂版

「知能評価」という名称がついているが，MMSEと同様に，認知症のスクリーニングとして主に使用される。9種類の項目で構成され，MMSEと共通する項目もあるが，HDS-Rでは筆記や描画はなく，すべて口頭で答える内容となっている。そのため，手が抑制されているなどして動かせない状態でも実施できる検査である。

MMSEやHDS-Rの利点・欠点

(1)利点

①短時間（10～15分程度）で実施できる。
②特殊な検査道具を必要としない：筆記用具と，日常的に目にする物品（時計や鍵など）5種類のみで実施できる。
③1回の負担が軽めのため，繰り返し実施しやすい。

(2)欠点

①あくまでスクリーニングが目的である：結果がすぐに確定診断へつながるわけではない。
②被検者の意欲を保ちながら実施していく必要がある。
③質問紙と比べると，実施方法の習得は必要となる：出題の仕方が決められているため，事前に進め方を身につけておくことが望ましい。

どのような環境下で検査を行うか

代表的な心理検査とその概要を説明してきた。前述のように，検査の実施者はそれぞれの施設に所属する心理職であることが多い。しかし，なかには所要時間が短い質問紙検査やMMSE，HDS-Rを医師や看護師が実施することもある。そのときには事前に手順や結果処理の仕方を確認しておくのはもちろんだが，どのような環境で行うかにも気を配る必要がある。例えば，透明のガラス張りの部屋では外からの視線が気になってしまう。やりとりの内容が室外に漏れたり，逆に室外の音が聞こえてくると集中して検査課題に取り組めない。だからといって，窓がない取調室のような部屋でも落ち着かないかもしれない。時計やカレンダーのある部屋で認知症のスクリーニング検査を実施する場合に，見当識の問題の答えがわかってしまって正確な結果が得られなくなってしまう。

以下にも考慮すべきポイントをあげておくが，医療現場の外来であれば診察室か，それに似た環境であればよいだろう。入院病棟であれば面談室か，個室ならベッドサイドでのやり取りでもよいだろう。

1) 日常会話程度の声量なら内容が室外に漏れない程度の防音性がある。
2) 窓は外光が入り，なおかつ内外が互いに見えないすりガラスの部屋がよい。
3) 時計やカレンダーの他，検査に必要のない物品は極力置かないか，目に入らない場所にしまっておく。
4) 図9のように，対面もしくは90度に座って実施することが多いため，足元に幕板がない机がよい。

まとめ

ここでは心理検査に関する概要を述べた。

図9 心理検査室での実施風景イメージ

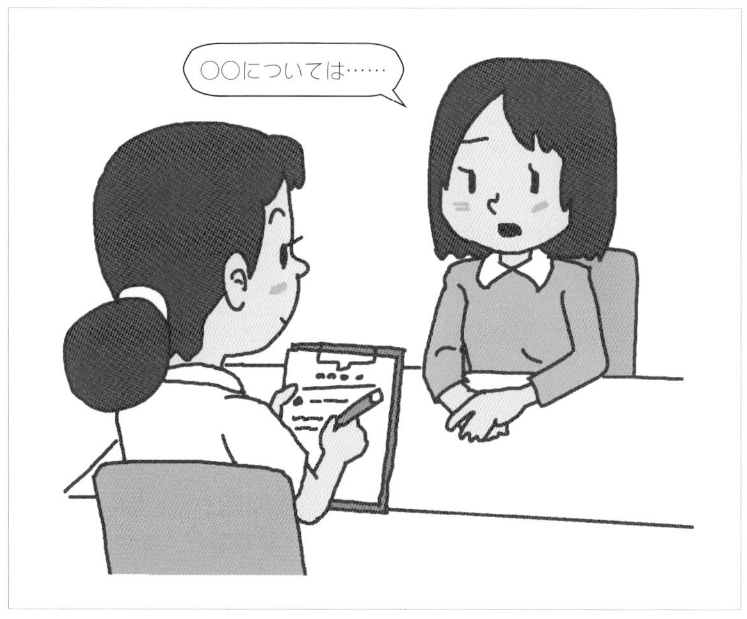

繰り返しとなるが，ここで掲載した検査は現場での使用頻度も高く，名称や結果を見聞きする機会も多いと思われる。そのため，実際に実施をするかしないかにかかわらず知っておいてもらいたい。

もし実施することになった際には，検査のマニュアルを熟読するのはもちろんだが，職場内に心理専門職がいれば，彼・彼女らに声をかけて教えてもらうのも1つの手である。また，自分で質問紙に回答してみる，スタッフ同士で実施者・被検者を交代しながら体験してみることで，マニュアルには書かれていない注意点に気づくかもしれない。いずれにせよ，手順に沿って正確な結果が出せるように準備し，被検者の利益につなげていってもらいたい。

引用文献

1）上山慧，山本賢司：精神障害．新・MINERVA社会福祉士養成テキストブック16 医学概論，黒田研二，鶴岡浩樹編著，p116，ミネルヴァ書房，2021.

参考文献

・ジョン・E・エクスナー著・中村紀子，野田昌道監訳：ロールシャッハ・テスト 包括システムの基礎と解釈の原理，金剛出版，2009.

・大熊輝雄原著・「現代臨床精神医学」第12版改訂委員会編：現代臨床精神医学（第12版），金剛出版，2013.

・マーシャル・F・フォルステイン・他著・杉下守弘：MMSE-J精神状態短時間検査（改訂日本版），日本文化科学社，2012.

・David Wechsler著・日本版WAIS-Ⅳ刊行委員会訳編著：日本版WAIS-Ⅳ理論・解釈マニュアル，日本文化科学社，2018.

・David Wechsler著・日本版WISC-Ⅳ刊行委員会訳編著：日本版WISC-Ⅳ理論・解釈マニュアル，日本文化科学社，2010.

第2部

アセスメント

リカバリー志向の
包括的アセスメントをする技術

精神看護における包括的アセスメントの枠組み

01 リカバリー志向の包括的アセスメント

精神看護におけるケアの目的は，症状や障がいを抱えている人の生活を，治療状況や療養の場にあわせてサポートし，リカバリーの伴走をすることである。本項では，治療的関係の構築を基盤として収集した情報を整理し，包括的なアセスメントを進めていくにあたって必要なことを説明していく。ここで重要なのは，ここからのプロセスはすべてリカバリーの概念(p2)にも整合している必要があるということである。

図1は，リカバリー志向の包括的アセスメントとケア計画の立案までのプロセスを示したものである。本項ではどのように包括的アセスメントをし，そこからケア計画をどのように組み立てていくのかについて概略を示す。

02 すべてのアセスメントの基礎：リカバリーとストレングスモデル

ストレングスモデル(p69)は，対象者のリカバリーを促進するための実践モデルである。これらの理論やモデルは，以降に示す「医療的な包括的アセスメント」にも，「療養生活と自己実現を支援するためのアセスメント」にも，そして，「コプロダクション計画」(p141)においても常に意識され，反映されなければならない。それは，看護師が行うケアの目的が，その疾病の分析や治療に重きを置いているわけではなく，対象者のリカバリーの伴走をすること，すなわち，疾患がありながらも安心・安全・快適なくらしを送り，その先にある夢や希望の実現を支援することを主な目的にしているからである。

03 医療的な包括的アセスメント：バイオ・サイコ・ソーシャルモデル

バイオ・サイコ・ソーシャルモデル(以下BPSモデル，p76)は，生物学的アセスメント，心理学的アセスメント，社会学的アセスメントで構成されている。私たちはこれら3領域を意識してバランスよく情報を整理することで，対象者の「こころ」「からだ」「くらし」に何が起こっているのかを深く理解することができる。

BPSモデルを用いた情報収集で気をつけることは，「問題点」「できないこと」だけに着目してはいけないということである。後述するように，ストレングスの視点も意識して情報整理を行うことが大切である。

図1 リカバリー志向の包括的アセスメントとケア計画の立案までのプロセス

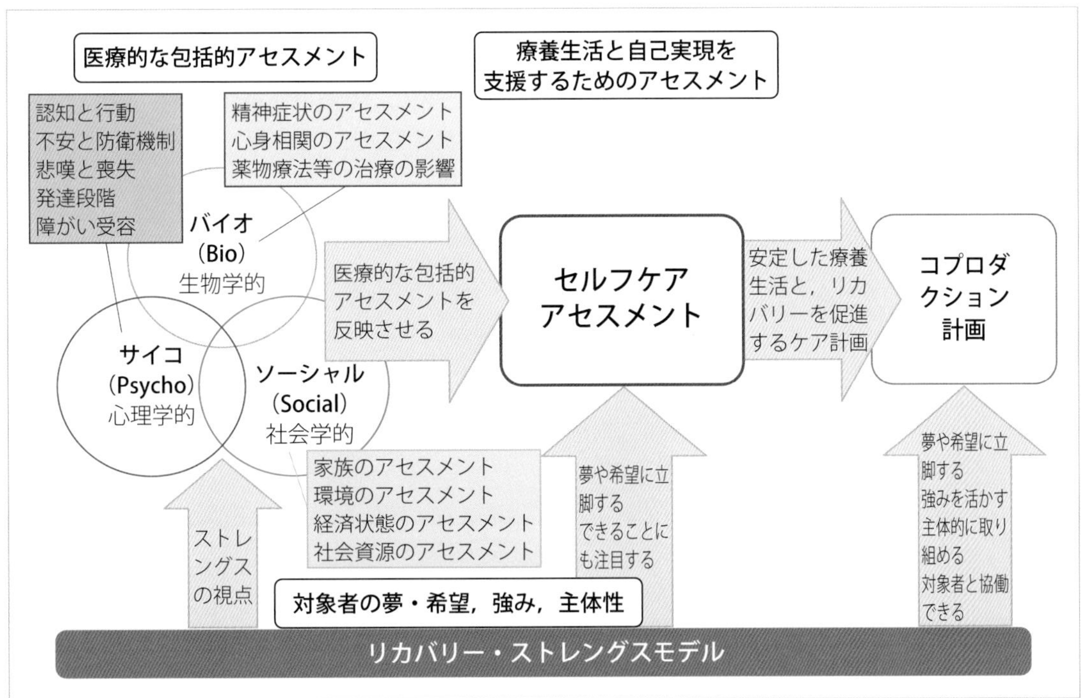

04 療養生活と自己実現を支援するためのアセスメント：セルフケアアセスメント

次の段階として，BPSモデルに基づいて整理された情報をもとに，オレム-アンダーウッドのセルフケア理論に基づくセルフケアアセスメント(p127)を行う。ここでは，対象者の日常生活におけるセルフケアが充足されないことにはどのような要因が関係しているのか，どのくらいのサポートが必要なのか，どのようにサポートする必要があるのかを総合的に検討する。このセルフケアアセスメントから抽出されたものが，私たちが対象者に「提案する」ケア計画の中心になっていく。

このセルフケアアセスメントでも，私たちは「できないこと」ばかりに注目しがちである。「できないこと」「苦手なこと」も捉えつつ，対象者が「できること」「大切にしていること」も同じくらい意識してアセスメントをすることが大切である。

05 アセスメントの統合とリカバリー志向のケア計画：コプロダクション計画

セルフケアアセスメントをもとに，安定した療養生活とリカバリーを促進するケア計画を立案するのが次の段階である。しかし，早急な問題解決を目指そうとするあまり，看護師はセルフケア不足を理由として「〇〇できるようにする必要がある」と結論づけ，ケア計画を自動的に，直線的に導いてしまうことがある。

リカバリーやストレングスモデルに立脚したとき，その計画は対象者の夢や希望に沿っているのか，対象者のストレングスは活かされているのか，対象者が主体的に取り組めるものなのか，は計画の成否を左右するため，看護師はこれらを強く意識することが必要である。どんなに緻密な計画であっても，対象者がそのケアに納得できない，ためらうような計画は良い結果を生みづらいのである。

上記を看護学生や初学者であっても意識的に行えるよう，本書ではケア計画について，対象者と一緒につくるコプロダクション（共同創造）を提案している。この「コプロダクション計画」を作成し，実行していくプロセスによって，私たちは対象者のリカバリーの伴走者になれるのである。

リカバリー・ストレングスのアセスメント ：リカバリー志向のアセスメントに必要な考え方

近年，精神障がいとリカバリーの体験について，それを体験している本人である当事者(対象者)からの報告を聞くことができるようになった。それらによれば，リカバリーとは病気の前の自分に戻るとか，症状がなくなるというようなことではなく，「新しい自分になる」という変化のプロセスである。またリカバリーは，病気や障がいに打ちのめされたりスティグマに直面しながらも，しだいに何かを転機に，病気を人生の試練と捉え，病気の力を乗り越えていくという段階を経るといわれている[1)](図1)。

このプロセスは当事者一人で進めることはできないと考えられており，私たち看護師はリカバリーを支える一人になれる可能性がある。

リカバリーを支えるために重要な考え方として，「ストレングスモデル」がある。これは，「すべての人は目標や才能をもっていて，すべての環境には資源や人材や機会が内在している」という前提のもとに，問題よりも可能性を大事にし，病気よりも健康な部分をみるようにするという認識の変化を提供する理論である[2)]。

本項では，看護師がリカバリーを支える存在になるために，看護師が注目すべき視点と考え方について，ストレングスモデルを中心に述べていく。

01 ストレングスを見つける

ストレングスとは，長所や強みを表わす言葉であり，優しいとか，努力家だ，などの性格がストレングスとしてあげられやすい。もちろんそのような個人の性格もストレングスとなり得るが，それだけではない。ストレングスには，個人がもっているストレングスとその人自身の外にある環境のストレングスがあると考えられている。前者は個人がもつ才能や技能，関心や熱望と性格が含まれ，後者には資源と機会，社会関係などがある。これらのストレングスは，

図1 旅としての人生

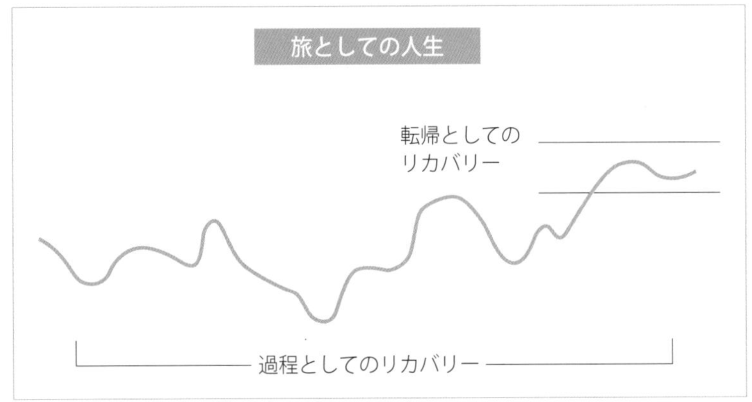

(チャールズ・A・ラップ，リチャード・J・ゴスチャ著・田中英樹監訳：ストレングスモデル リカバリー志向の精神保健福祉サービス(第3版)，p20，金剛出版，2014．より)

リカバリーを起こすきっかけとなったり，リカバリーを促進する要素となり得る。Aさんの例をもとに，ストレングスとは何か，またどのようにリカバリーにつながるのかを説明してみよう。

☑ Aさん：30歳代，男性

Aさんは30歳代の男性で，数年間精神科の慢性期病棟に入院している。検温には協力的で，食事の時間には食堂で食事をし，声をかければ入浴をするが，ほとんど一人で過ごしている。ときどきホールに出てくるが，大きな声で怒ったように独語を言ったりしたかと思うとすぐに自室に戻り，すぐに横になっている。入院前も入院してからも，他の人に暴力をふるってしまうことがあり，保護室と大部屋を行ったり来たりしている。Aさんは身体が大きいので，周囲にとっては少し怖い存在である。何回目かの暴力があり，医療チームはカンファレンスを重ねた。そして医療チームは，Aさんは自分の人生をどうしたいと考えているのかを知ろうという話になった。そこでAさんから出てきた話が，「ギターを弾きたい」という発言であった。

この病院では個別の作業療法プログラムがあり，Aさんはギターを弾けるスタッフBさんとともに，週に1回作業療法の時間にギターを弾く機会を得た。Aさんは入院前に家族に暴力をふるっていた時期があったため，母親やきょうだいはAさんのことを怖がって面会には来ていなかったのだが，父親だけは定期的に面会に来ていた。医療チームが父親にこの話をすると，父親は自宅にあったAさんのギターを持って来てくれた。この機会を得たことで，今まで日中はほとんど臥床していたAさんが，作業療法のある日時には時間を気にかけ，自ら起きてスタッフBさんが来るのを待つという変化が起きた。Aさんは数年間ギターを手にすることがなかったため，最初は思うように弾くことができない様子だったが，根気強く，また楽しみながら練習をした。この様子がスタッフBさんから他のスタッフへ伝えられると，Aさんとスタッフの会話は以前とは変化し，ギターや音楽の話に展開していった。また，ギターを楽しんで過ごしていた入院前の話にも広がっていった。

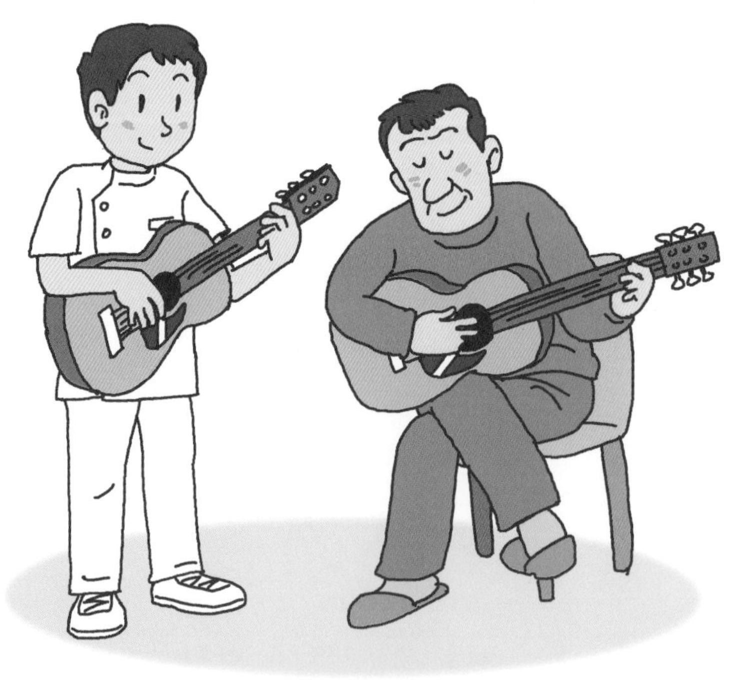

表1 Aさんのストレングス

個人のストレングス			環境のストレングス		
個人の性格	技能・才能	関心・熱望	資源	機会	社会関係
根気強い	ギターを弾くことができる	ギターへの思い	ギターをもっている	個別の作業療法プログラムがある	父親の支援がある

さらにAさんは，自分のギター演奏を他の人にも聴いてほしい，という希望をもつようになった。控えめな性格のAさんであったが，スタッフBさんとともに病棟でギター演奏を披露し，参加者から大きな拍手を浴びる経験をした。

ここで，Aさんの変化をストレングスの観点から整理してみたい（表1）。

まず，最初に見出されたのは，「ギターを弾きたい」という〈関心・熱望〉の個人のストレングスである。続いて個別の作業療法プログラムが提供され，Aさんが実際にギターを弾く時間をもてたことは，〈機会〉という環境のストレングスである。また，ギターをもっていたことは〈資源〉であり，持って来てくれた父親の存在は〈社会関係〉という環境のストレングスと考えてよいだろう。このようないくつかのストレングスが組み合わさって，それまでとは違う生活のパターンができてきた。

また，Aさんにはギターを弾くことができるという〈技能・才能〉があったり，根気強い〈性格〉という個人のストレングスが見出されることにつながった。さらには，この展開が「誰かに聴いてほしい」というさらなる〈関心・熱望〉を生み出し，リカバリーのはじまりを予感させる展開となった。

筆者はこれ以降のAさんに会えていないのだが，Aさんには，自分のやりたいことを表現し力を注ぐこと，他者とのパートナーシップを築いてやりたいことを実現すること，また人に認めてほしいという社会関係における希望をもつことなどのストレングスが見出された。

Aさんのリカバリーはまだはじまったばかりであるが，それまで病棟のなかで，ただ食事を摂って薬を飲み，ほとんど人と関わらずに臥床して一日を過ごしていたAさんが，ギターを弾く時間を楽しみに待ち，自分の行動を誰かに見てほしいという気持ちが起き，自分がやったことに対して拍手をもらう，という変化が起きたのは間違いない。ストレングスに焦点をあてることで，Aさんのリカバリーの扉を開けることができたのではないだろうか。

02 「当事者が決める」を貫く

ストレングスモデルでは，「クライエントこそが支援過程の監督者である」という1つの原則がある。自分が受ける援助の方向性や中身を決めるのはクライエント（当事者）の権利である，という考え方である。

ここではCさんの事例をもとに，医療チームがこの原則を守ることができずに，リカバリーを阻んでしまったと思われる例を紹介しよう。

☑ Cさん：40歳代，女性

Cさんは，40歳代の女性である。慢性期病棟に数年間入院している。病棟のなかではよく英語や歴史の勉強をしており，消灯時間を過ぎても勉強している様子が見受けられた。遅くまで勉強した日の翌朝は，病棟で決められた朝食の時間に起きてくることができず，朝の薬

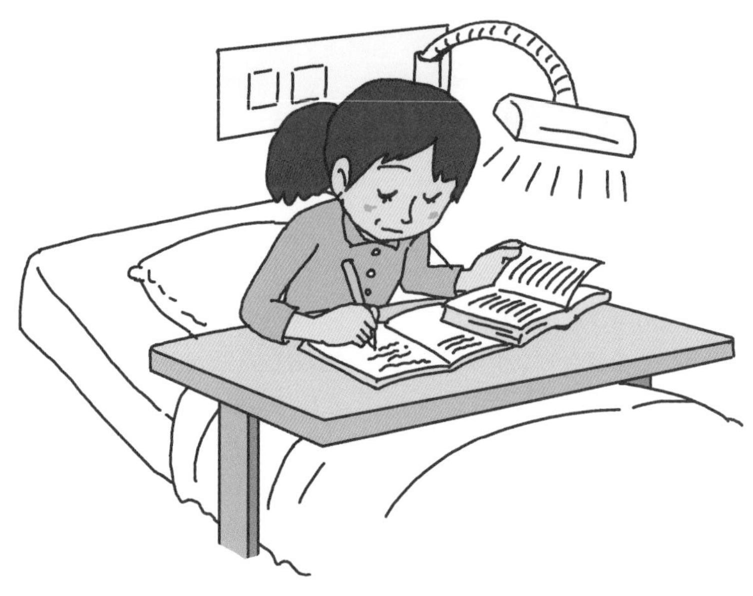

を服用する時間が遅くなった。Cさんはよく「大学に行きたい」と話しており，いくつかの大学のパンフレットを取り寄せたりしていた。そのようなCさんについて，医療チームは，Cさんは昼夜逆転の傾向にあって活動と休息のバランスが崩れていたり，服薬の必要性を認識していないのではないかということが問題であると考えていた。大学に行きたいという発言も，非現実的であり，精神的不調の表われであるように受け取っていた。

今考えてみると，もともと学習成績が良かったCさんは，大学受験の頃に統合失調症を発病したために大学に行くことができず，ずっと悔しい思いを抱いていたと思われる。長い期間入院していたにもかかわらず，やはり大学に入りたいという強い希望をもち続け，そのために勉強を続けていた。また家族とは一緒に住めないと考えており，一人暮らしをするにはお金が必要だから，清掃か何かの仕事ならできるかな，と前向きに語っていた。

医療チームのメンバーは，Cさんが歴史や英語の知識が豊富にあるということも知っていたし，大学に行きたいという気持ちがあったことも知っていた。しかしそれを，〈才能・能力〉〈熱意〉というストレングスとして捉えていなかった。

医療チームの考え方はこうだ。専門家として疾病の特徴から考えると，統合失調症の人にとって活動と休息のバランスをとることは重要である。そのためCさんは，病棟の規則に沿って生活リズムを整える必要があり，自らそのような行動はとれていないので，声かけが必要である。また統合失調症の人は生涯服薬を継続する必要があるので，薬の必要性を認識することを期待し，服薬行動を観察した。さらに，再発すると，再入院になったり機能レベルが低下したりするので，大学進学や就業のことを考えるのではなく，病状をコントロールするために何が必要かを考えるようにすすめた。医療チームは規則正しい生活を心がけ，服薬を継続して再発しないようにするのが良い人生だと考え，Cさんはそのように生きるのが良いのだと決めていたような印象である。これらは，すべて医療チームが考えるCさんの人生であり，ストレングスモデルの原則とは異なる。

03 エンパワメントを意識する

エンパワメントとは，「社会的な差別や抑圧によってさまざまなパワーを奪われた人たちが，自らをコントロールするためのパワーを取り戻すプロセス」という意味をもつ言葉として用いられた[3)]。エネルギーがなく自信がなかったのが，なんとなく自信がついて元気になってやる気が出る，ちょっと勇気がわいて希望をもてるようになる感覚を思い浮かべてほしい。ストレングスモデルでは，当事者と専門家の協力によってエンパワメントが生まれると考えられていて，専門家による「希望を引き出す行動」についてリストアップされている。希望を引き出す行動とは，人生には常に希望があるというメッセージを伝え，当事者のリカバリーを支えるために専門家が関わっていると伝えることである。具体的には，目をあわせて話にうなずく，共通するものを共有する，うまくいかなくてももう一度挑戦することができると知らせる，どんな小さなことでも成果や成功について祝う，などである[4)]。

Aさんの例を思い出してみよう。Aさんは自ら「ギターを弾きたい」という希望を口にし，それをスタッフに受け取ってもらった。父親からギターが届けられ，ギターを練習する機会が得られたことは，Aさんにとって自分の希望を応援してくれる人がいるのだというメッセージになったであろう。また，ギターを弾くという行為をスタッフBさんとともに行ったことは，音楽活動を共有することであり，経験を分かちあうことになったであろう。作業療法プログラムで練習をする過程ではうまくいかないこともあったかもしれないが，失敗しても挑戦の機会が得られ，少しでもうまくできたらそばにいてほめてくれる人がいることで，「自分も弾ける」という感覚を取り戻すことができたのだろう。その積み重ねが自分の演奏を他の人に聴いてほしいという希望を生むことになったと思われる。医療チームの希望を引き出す行動の積み重ねによって，Aさんがエンパワーされた様子を想像することができる。そして実際に病棟のなかで他者に聴いてもらって拍手を浴びたことは，Aさんの自信につながったと想像できる。

一方，Cさんの例では，医療チームの実践が当事者の希望を弱めてしまったとみることができる。ストレングスモデルでは，当事者のやる気を失わせる支援者の行動がリストアップされている。そのリストのなかには，「自分の生活基準を彼らに強要しようとする」「『あなたには常に薬が必要だ』と言う（または考える）」「目標達成のための支援より，今の状態を維持することに焦点をあてたサービス（クライエントが就業や学業を志願しても）」[5)]などがある。Cさんの例において医療チームは，「Cさんのために」と考えて関わっていたが，Cさんに好転の兆しはみられなかった。専門家たちは，なんとか当事者の力になろうと考えているが，やる気を失わせる行動をとってしまうことがあるということも覚えておきたい。

04 当事者には地域に生活の場があると考える

リカバリーは，生活の場に大きく影響される。ストレングスモデルにおいて，生活の場は可能性の閉ざされた生活の場と可能性が開かれた生活の場に分けられる。可能性の閉ざされた場とは，強いスティグマが存在していて目標に向かうための刺激がなく，そのような環境から脱出するための学習の機会も存在しないところである。一方，可能性が開かれた場は，スティグマが存在せず，自分で目標を設定し，目標に向かうための刺激がある。他の生活の場に移動するための学ぶ機会もある。実際の生活の場は両方の要素を含んでいるが，いったん可能性の閉ざされた場で孤立してしまうと，そこから脱出するのが難しいともいわれている。

また，リカバリーの重要な要素の1つに地域参加がある。これは社会とのつながりであり，何か仕事に就いて収入があるとか，自分が安心できて豊かになるようなつながりがあるというようなことである。

そのように考えると，当事者のリカバリーには地域の生活の場が必要である。地域であれば必ず可能性が開かれているというわけではないが，施設のなかにはない資源がたくさん存在していて，地域では予想しない展開が生まれる可能性を秘めている。

☑ Dさん：50歳代，男性

Dさんは50歳代の男性である。15年の入院経験を経て自宅へ退院し，母親と二人の生活を再開した。Dさんは入院中，怒りっぽく他の患者とのトラブルが多く，安定して他者との交流をもつことが難しかった。夏でも黒いコートを着込み，なかなか入浴もせず，医療チームのメンバーを信用することが難しい時期が長く続いたが，なんとか退院に辿り着いた人である。

医療チームはDさんがどのくらい地域で生活できるのか，心配でならなかった。しかし，Dさんは入院中から焼き鳥屋に行くことを楽しみにしていて，医療チームの予想に反して，退院後は通院のかたわら焼き鳥屋通いを楽しんだ。お店でトラブルになることもなく，常連客になっていった。

退院後1年くらい経ち，同居している母親が体調を崩してしまった。Dさんは，病院で母親に付き添ったり，家事を担うようにもなっていき，母親の闘病を支えて看取りをした。その過程は，Dさんにとってはじめて経験することの連続であったが，母親の病院のスタッフや，今まで交流のなかった親類とも協力しあい，息子としての役割を果たしていった。その後短期間の入院は経験したが，今も通院し焼き鳥屋通いを楽しみながら地域での生活を続けている。

Dさんが通う焼き鳥屋のある地域は，さまざまな店が並ぶ人気の街で，Dさんは帽子のおしゃれを楽しむようにもなっていった。

Dさんは症状や無力感やいくつものつまづきを体験しながらも，新しい試練に挑み，自らの人生を楽しんでいるようである。

05 おわりに

当事者のリカバリーは長旅である。訪問看護の場であれば，看護師は比較的長くこの長旅をともにすることもあるが，多くの場合，看護師は病棟で入院中の当事者に出会う。この期間は長旅の中のごく一部である。

かつて，退院して地域の生活に戻るためには，まず病院という守られたなかである程度の規則正しい生活ができるようになることが目標であると考えられていた。ゆえに，入院中に練習をしていこう，と力が注がれた時代があった。それが社会的入院を生んだ側面もあっただろう。

今は，病院でできたからといって地域でできるとは限らず，病院でできないからといって地域でもできないということもない，ということがわかってきた。当事者は，私たち看護師の予想をはるかに超えて，さまざまな資源を活用し，その人それぞれの生活を送っている。当事者にとって地域生活は，可能性にあふれている。そのため，病院という特殊な場所で，何かができるようになるということが目標ではない。

私たち看護師が当事者のリカバリーを支えるためにできることは，当事者のストレングスを見出すこと，当事者が決めるという原則に基づき，地域生活を基盤にエンパワメントを目指した関わりをすることであろう（表2）。

表2 リカバリー志向のアセスメントに必要な考え方

1. ストレングスを見つける
2.「当事者が決める」を貫く
3. エンパワメントを意識する
4. 当事者には地域に生活の場があると考える

引用文献

1） チャールズ・A・ラップ，リチャード・J・ゴスチャ著・田中英樹監訳：ストレングスモデル リカバリー志向の精神保健福祉サービス（第3版），p20，金剛出版，2014.
2） 前掲書1）p45
3） 稲沢公一：エンパワメント．精神科臨床サービス，3（4）：423-427, 2003.
4） 前掲書1）p101
5） 前掲書1）p100

医療的な包括的アセスメント

01 バイオ・サイコ・ソーシャルモデル

バイオ・サイコ・ソーシャルモデル(Biopsychosocial model:BPSモデル)は,「健康な状態は,生物学的,心理学的,社会文化的な要因による複雑な相互作用によってもたらされる」ということを前提にした,多くの学問分野にまたがるモデルであり,精神科医であるエンゲル(George L. Engel)によって1977年に提唱された,人間の行動や疾患に対する総合的,包括的なアプローチである。

支援対象者の「病気」のみに着目するのではなく,疾患を抱えている「人」を総合的にバランス良くアセスメントし,真に必要とされる全人的な医療やケアを提供する基盤となるモデルである。

BPSモデルと精神看護

臨床で用いられている精神看護の知識や実践技術は,生物学的・心理学的・社会学的なアプローチによって得られた多くの研究成果を基盤にしている。BPSモデルは精神疾患や感情の問題を抱えている人に関する情報を,これら3つの領域の理論や知識に基づいて整理し,偏りなく全人的に理解することができる。また,精神症状が活発な急性期からリハビリテーション期,地域における生活支援まで一貫して用いることができる。

BPSモデルは,生物学的(バイオ)・心理学的(サイコ)・社会学的(ソーシャル)の3つの領域で構成されており,それぞれの領域は独立した理論や知識に基づいている。その一方で,他の領域とも相互に作用しあい,相互に依存しあっている(図1)。以下に,各領域の構成要素について説明していく。

図1 BPSモデル

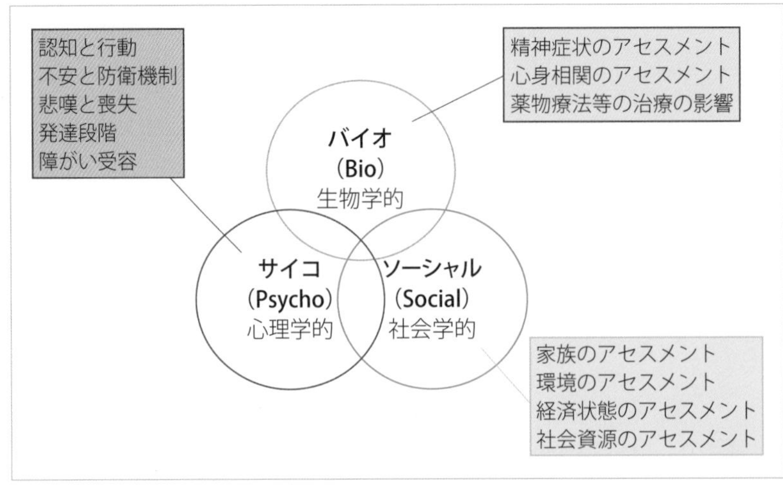

(1) 生物学的領域

生物学的領域は，精神疾患や障がいに関する内容だけではなく，他の身体疾患を含むすべての疾患や健康問題に関する生物学的な情報で構成される。多くの精神疾患において生理学的な変性が認められることはすでに明らかになっており，生物学的領域にはそれらに基づくと考えられる精神疾患の陽性症状や陰性症状，生理学的な各種検査の指標，薬物療法の内容および副作用を含む精神および身体への影響，が含まれている。

例えば，統合失調症などの思考障害を抱えている人は，急性期を中心として特徴的な行動や言動をすることがあるが，BPSモデルにおいては，基本的に心理学的ではなく生物学的に解釈する。また，栄養状況(食事や水分の摂取状況，栄養状態など)，睡眠状況(睡眠時間，入眠困難や睡眠維持困難などの状況)，活動状況，およびこれらに影響を与えていると考えられる生理学的な要因も，この生物学的領域に含まれる。

(2) 心理学的領域

心理学的領域は，対象者の認知や思考の特徴，対人関係コミュニケーション上の特徴，心理的ストレスやトラウマの存在，およびその対処方法や反応の特徴，などの心理学的な特性やプロセスで構成されており，生理学的領域で述べたような精神症状発現のきっかけとなることや，精神症状の表われ方，程度や頻度にも影響を与えている。また，ストレスに対する反応として頭痛や腹痛などの身体症状として表われていることや，逆に，悪性腫瘍などの身体疾患の状態が心理学的な問題を引き起こしていることも多い。そのような場合は生物学的領域との相互関係がわかりやすいように，矢印をつけておく，境界領域に配置する，などで整理しておくと理解がしやすい。

現代の精神看護技術として多く用いられている認知行動療法に基づいた介入方法や，対象者本人や家族に対する心理教育などは，心理学的な理論や技法を基盤とし，看護実践でも用いやすいように応用した構成となっていることが多い。看護師は地域生活や入院中における日常生活を支援し，あらゆる日常生活行動の場面に心理学的な理論や技法を応用することができる職種であり，公認心理師や医師などと協働し，その活用が期待される。

(3) 社会学的領域

社会学的領域には，社会経済的背景(学歴，職歴，収入，婚姻，居住など)，文化的背景(生活習慣，食習慣，宗教・信仰など)，家族背景(家族構成，同居の有無，経済関係など)，友人や近隣住民との関係などの情報で構成され，これら社会学的領域の情報も，前述した他の2領域と同様に相互に作用しあい，相互に依存しあっている。例えば，対象者をサポートできる家族員の年齢や職業，居住地，サポートが得られる頻度，経済的関係などは代表的な社会学的な情報であるが，家庭内暴力などの複雑な家族関係を背景としたトラウマの存在や回避行動などが認められれば，心理学的領域との関連がわかるように整理しておくとよい。

BPSモデルにリカバリーとストレングスモデルの視点を加える

BPSモデルを用いて対象者の情報を整理していると，「〇〇できない」など，専門家など他者の視点からみた問題点や課題点ばかりがあげられてしまうことがある。リカバリー(p2)やストレングスモデル(p69)は，情報収集の段階から意識することが重要であり，「〇〇をすることができる」「〇〇をしてきた経験がある」「〇〇を目指している」「〇〇を大切にしている」等の情報も，意識的に整理に加えておくことが大切である。

これらの情報は，包括的なアセスメントからコプロダクション計画(p141)の立案に至る過程で非常に重要な情報になる。

02 生物学的アセスメント

精神症状のアセスメント：メンタル・ステータス・イグザミネーション(MSE)

MSEとは

対象者の精神症状をアセスメントするには，何を，どのように観察すればよいのだろうか？例えば，統合失調症を抱える対象者では，幻覚や妄想のように診断に特徴的な症状の有無を観察しただけでは，「対象者にいったい何が起こっているのか」「対象者がどのような体験をしているのか」「何に生きにくさを抱えているのか」について十分にアセスメントしたとはいえない。私たち看護師は対象者の一番身近な存在として，対象者の主観的体験から症状によるつらさや苦しみ，セルフケアに及ぼす影響，薬物療法による影響など，対象者にとってなんともいえない症状，本人すら自覚していない症状を含めて精神機能を系統的にくみとる必要がある。

精神症状は精神機能の異常がもたらす現象であり，その精神機能ごとに細やかにアセスメントする技術として，メンタル・ステータス・イグザミネーション(Mental status examination：MSE；精神症状の査定)がある[1]（図1・2）。MSEは「観察や日常生活への介入によって得られた精神症状に関する主観的・客観的な情報を，セルフケアや薬物療法，精神医学的病歴，心理的反応との関連から専門的知識を用いてアセスメントを深めていく技術」である。

MSEでは，①外観，②意識，③記憶，④認知，⑤感情，⑥意欲，⑦思考，⑧知覚，⑨自我という9つの精神機能の領域に分けて観察，アセスメントしていく（表1）。

MSEを用いて対象者の言動を観察し，アセスメントしていくことで，精神症状の成り立ちと日常生活への影響，生きにくさなど，“なぜそうなっているのか”を理解することができるため，その人にどのように援助したらよいのかが明確に見えてくるようになる。

ただし，MSEはあくまでもその時点でのアセスメントであり，精神症状は日々変化するため，常にケアを行いながら気になる場面があれば集中的に行う必要がある。その際，精神機能ごとに重症度を見極めることが，症状の変化や治療効果を見極めるうえで重要になってくる（表2）。どの程度精神症状によって日常生活（セルフケア）や社会生活が阻害されているのかをみることで，微妙な変化にも気づきやすくなる。重症度としては，たとえ症状があったとしても，症状とともに日常生活が送れているのであれば，軽症もしくは健常と判断する。

またMSEは精神機能の異常を見つけることにのみ用いられるものではない。精神機能を細やかにみていくことで，その人らしさや健康的な部分（ストレングスの視点），病気とのつきあい方（リカバリー）をも見出すことができるのである。

各領域のアセスメントの視点

(1)外観

精神症状は対象者の表情や態度，服装や話し方，行動，周囲の環境などの外観として観察することが可能である。外観の観察は精神状態を把握する第一歩であり，観察された情報から正常と異常を見極め，それはどの精神機能（前述の②意識～⑨自我）の障害であるのかについて，おおよその見当をつけるスクリーニング項目となる。ここで重要なのは，「なんだかいつもと様子が違う」「なぜあんな行動をしているのか」といった全体的な印象から対象者の精神状態を推測することである。特に違和感を覚えた言動については勝手に解釈を加えるのではなく，その言動の背景にある対象者の思いや体験を理解するために，率直に尋ねてみることも

図2 MSEを用いて対象者をアセスメントする視点

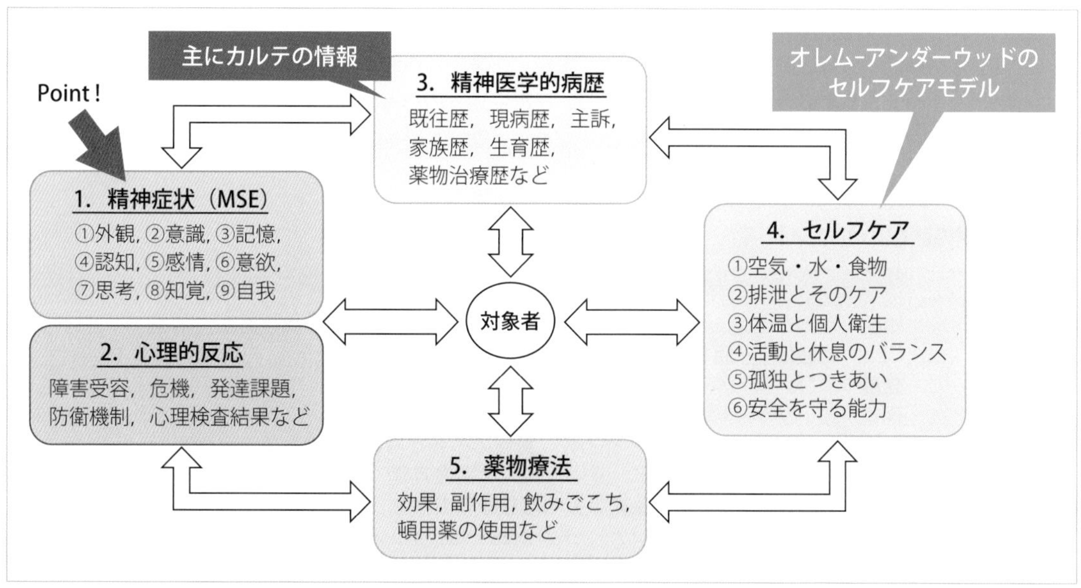

（武藤教志編著：他科に誇れる精神科看護の専門技術メンタルステータスイグザミネーション Vol.1，精神看護出版，2017.を参考に作成）

表1 MSE領域の主なアセスメント項目

	MSE領域	理由
①	外観	**見かけ**：服装，表情，体型，行動，セルフケア，自傷痕，しぐさ，など **話しぶり**：声の大きさやトーン，言葉づかい，発語の量，ペース，反応，アイコンタクト，など **環境**：居室，ベッド周囲・床頭台の状態，など
②	意識	**意識**：意識混濁（意識レベル），意識変容の有無 **睡眠-覚醒周期**：睡眠時間，不眠症のタイプ，眠りごこち，熟眠感，など **注意力**：持続性（集中力），選択性，転導性，分割性
③	記憶	**記憶**：記銘，保持，想起，短期記憶，長期記憶，など **見当識**：時間，場所，人物
④	認知	**認知機能**：言語性記憶と学習，ワーキングメモリ（作業記憶），実行機能，など **知能**：心理検査結果など **病識**：病感，病気であるという気づき，精神科疾患であるという気づき，治療の必要性の認識
⑤	感情	**気分と情動**：躁，抑うつ，感情鈍麻，刺激性，など **不安**：身体的症状（発汗，動悸，など），変動，強度（軽度～パニック），日常生活への影響 **恐怖**：対象とその程度
⑥	意欲	**意欲**：欲動（欲求の内容と程度）と，意志（欲動の調整機能）
⑦	思考	**思考形式**：思考の流れや言葉と言葉のまとまり，思考の速度や量 **思考体験**：自分が考えているという感覚，させられ思考 **思考内容**：被害妄想，微少妄想，誇大妄想，被影響妄想
⑧	知覚	**感覚変容**：感覚過敏，感覚鈍麻 **感覚錯誤**：錯覚，幻覚（幻視，幻聴，幻嗅，幻味，幻触）
⑨	自我	**自我機能**：現実検討，判断，自他の区別，対象関係，欲動のコントロール，思考過程，など

表2 MSEにおける重症度の判断

重症度	精神症状の変動と日常生活行動への影響の度合い
軽度	精神症状はほぼ数日にわたり安定しており，日常生活への影響がほとんどみられない状態。
中等度	1～2日程度で精神症状に変動があり，日常生活への影響がある程度みられる状態。
重度	日内，対応ごとでの精神症状の変動が大きく，日常生活への影響が非常に大きい状態。

表3 外観の観察のポイント

	項目	観察ポイント
①	見かけ	**服装**：季節や温度，状況に合っているか，整っているか，汚れなど衛生状況，ピアスなどの装飾品，耳栓をする，サングラスをかける，など **態度**：おびえた，ふてぶてしい **表情**：暗いか明るいか，感情を表出するか **体型**：痩せているか，太っているか，身体の不自然な傾き(ジストニア) **行動**：同じ行動を繰り返す，確認行為，活動性亢進，活動性の低下(無為)，手の震え(振戦)，足踏みを繰り返すなどの落ち着きのなさ(アカシジア)，口をモゴモゴさせる不随意運動(ジスキネジア)，長時間動かない(カタレプシー) **セルフケア**：洗顔しているか，髭は剃ってあるか，歯磨きはできているか，入浴・更衣できているか **自傷痕**：自傷行為の部位，頻度，深さ
②	話しぶり	**声の大きさやトーン**：状況や内容に合っているか **言葉づかい**：丁寧さ，対象に応じた用語の選択，敬語の使用 **発語の量**：多弁，まったく喋らない(緘黙)，途絶，制止 **ペース**：早いか，遅いか **反応**：反応潜時：問いかけから答えはじめるまでの時間はどうか **アイコンタクト**：会話中視線が合うかどうか，独語はあるか
③	環境	**居室**：ベッド周囲の状況，衣類や荷物は散乱しているか整えられているか **ベッド周囲・床頭台の状態**：カーテンは開けられているか閉められているか，着替えや寝具，新聞，雑誌等が散乱していないか，電気は点けられているか，間食の食べ残しがそのままになっていないか

大切である。

外観は，①見かけ，②話しぶり，③環境，の3点が観察ポイントとなる(表3)。

a. 見かけ

服装では季節や温度，状況に合わせた衣類を選択できているかどうかが重要なポイントになる。耳栓をしたりする行為などは幻聴への対処行動であったり，サングラスをかけたり，重ね着をする行為は自我機能への脅威に対する対象者なりの自分を守る防衛手段として機能していることもある。また見かけからは，精神症状だけでなく，アカシジアやジスキネジア，ジストニアなどの副作用にも注意して観察することが重要である。

b. 話しぶり

話しぶりからは，意識や感情，認知，思考，知覚，自我などの状態や対人関係，生育歴なども推察することができる。

c. 環境

寝具の状態やベッド周囲の床頭台などの対象者の生活空間は，対象者の人となりや精神状態の回復度合いを現わしていることがある。何げなく見ていると見逃してしまうかもしれないが，これら外観には対象者の精神状態を推測することのできる情報が多く含まれる。ちょっとした変化をも見逃さずに記録しておくことが重要である。

図3 意識混濁と意識変容

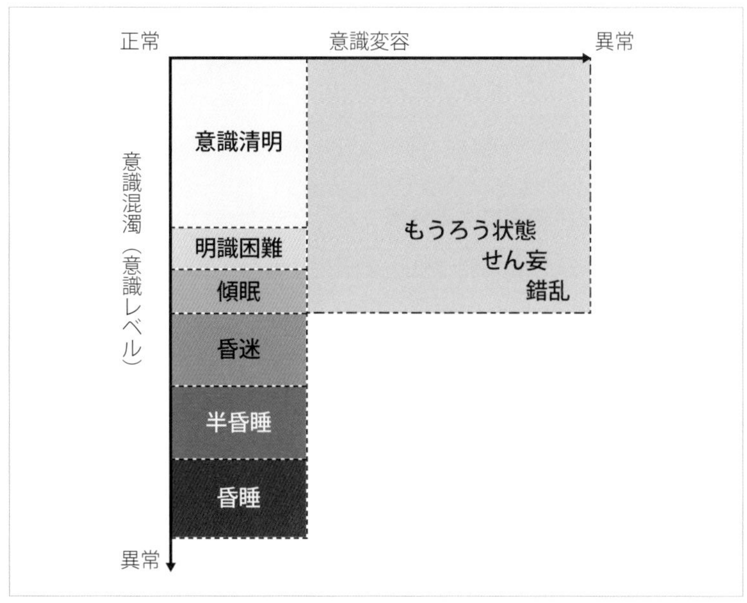

表4 不眠症のタイプ

タイプ	状態
入眠困難	なかなか寝つけず，就床後入眠するまでの時間（入眠潜時）が長くなり，本人が苦痛を感じている状態。
中途覚醒	いったん入眠した後に何度か覚醒してしまう状態で睡眠の質・量ともに低下した状態。
早朝覚醒	いつもの起床時間の2時間以上前に覚醒してしまい，その後再び入眠することができない状態。
熟眠困難	時間的には十分睡眠時間が確保できているが，熟睡した感覚が得られない，目覚めの悪い状態。
睡眠欲求の減少	通常より睡眠量は減少しているにもかかわらず，本人は寝なくても何でもできると思える状態。躁状態で多くみられる。

（2）意識

意識は生命に関わるすべての精神機能の基盤となる重要な機能である。意識障害が起こると他の精神機能も正常に機能しなくなる。MSEにおいて意識は，①意識，②睡眠-覚醒周期，③注意力，の3つの側面でアセスメントしていく。

a. 意識（意識混濁，意識変容）

意識レベルの清明度や覚醒度が低下した意識混濁，比較的軽い意識混濁に加えて精神運動興奮，幻覚などの精神症状が加わった意識変容に着目してアセスメントする（図3）。意識混濁は意識清明〜昏睡に分けられ，ジャパンコーマスケール（Japan Coma Scale：JCS）を用いて数値で表わされる。意識障害がある場合には身体疾患の可能性を考慮する必要がある。

b. 睡眠-覚醒周期

睡眠状況は精神症状の回復のバロメーターとなる。単純に睡眠時間だけの評価や「不眠」とするのでなく，どのタイプの不眠症なのか（表4），どの程度の日常生活への影響があるのか，本人はどのように自覚しているのか（眠りごこち）を主観的情報と客観的情報からアセスメントすることが重要である。

c. 注意力

注意は特定の物事に対する集中力のことで，

図4 記憶のプロセス

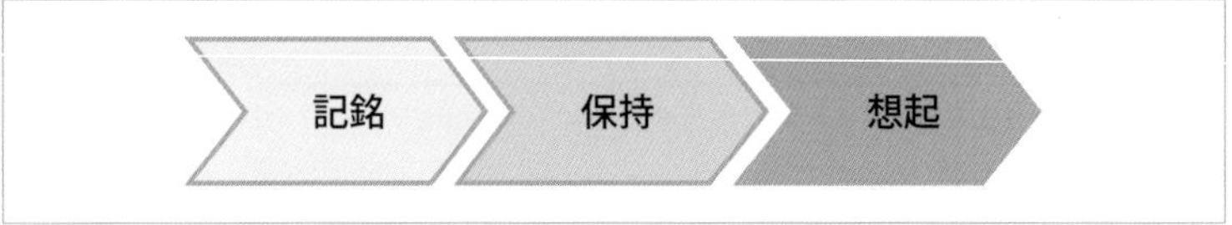

表5 記憶の保持時間による分類

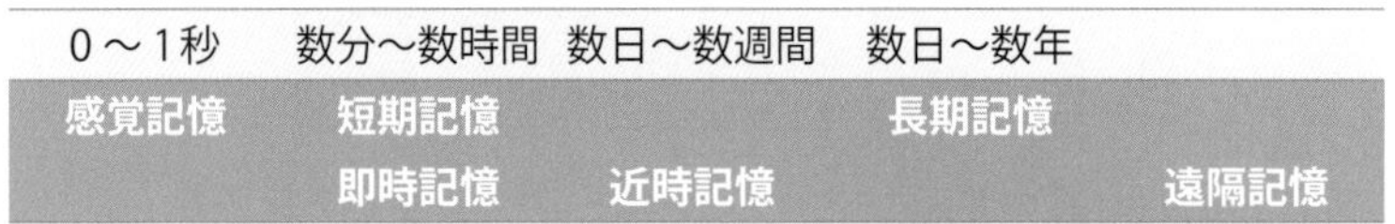

0～1秒	数分～数時間	数日～数週間	数日～数年
感覚記憶	短期記憶	長期記憶	
	即時記憶	近時記憶	遠隔記憶

（上段は心理学的分類，下段は神経心理学的分類）

図5 記憶の内容による分類

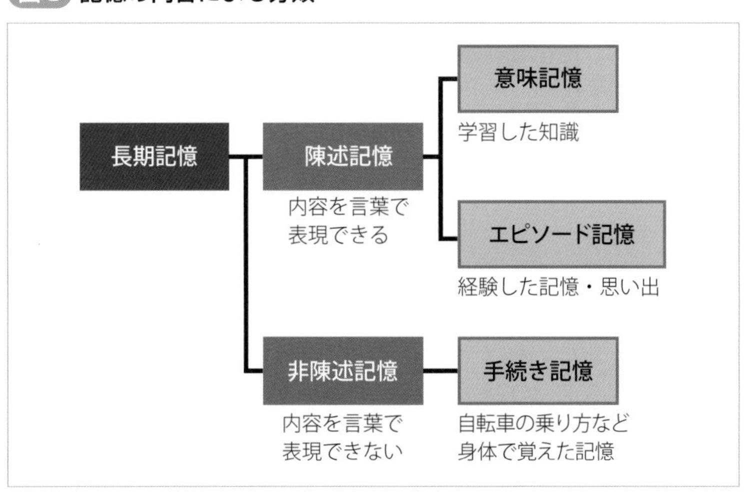

対象者の意識状態を把握する手がかりとなる情報である。①持続性機能（物事に集中できるか），②選択性機能（多くの刺激のなかから焦点を絞れるか），③転導性機能（刺激に応じて注意を切り替えられるか），④分割性機能（必要に応じて複数のものに注意を向けられるか），の4つの視点で日常生活を観察し，アセスメントしていく。

(3) 記憶

記憶は人として存在するために必要な機能で，記憶のプロセスは記銘，保持，想起に分けられる。記銘とは情報を取り込み，覚える過程で，保持は記銘した情報を貯蔵しておく機能である。想起は保持している情報を適切なタイミングで思い出す過程をいう（図4）。記憶があるからこそ過去と現在，未来を統合することができ，記憶障害は大きな不安と混乱をもたらす。記憶障害においては記銘の障害なのか，それとも保持や想起に障害があるのかを考えることも重要である。

a. 記憶の分類

記憶は保持時間と記憶の内容により分類される（表5，図5）。新しいことを覚えられない記銘障害では，昔のことは想起できることがあるため，単に“記憶障害あり”とするのではなく，会話などからどの記憶のプロセスがどの程度障害されているのか，その心理面に及ぼす影響と日常生活への障害をアセスメントすることが対象者の精神症状を正しく理解することにつなが

表6 見当識障害の考えられるMSE領域

MSE	要因（一部）
意識機能の障害	せん妄，低血糖，脳卒中など
記憶機能の障害	認知症，解離性健忘など
認知機能の障害	視空間認知の障害，相貌失認など
思考機能の障害	妄想（替え玉妄想など）
知覚機能の障害	人物誤認，カプグラ症候群など

表7 見当識障害とその日常生活行動への影響

種類		解説（日常生活行動への影響）
①	時間	今が何時で，今日が何月何日で何曜日なのか，朝なのか夜なのかがわからなくなってしまう状態。昼夜逆転してしまったり，季節に合わせた衣類の選択ができなくなるなどの影響がみられる。
②	場所	今自分がどこにいるのか，ここはどこなのか，周囲の環境と自分の居場所がわからない不安から，安心できる場所を探して徘徊したりすることがある。特に病院は不慣れな環境で同じような部屋も多いため，トイレや部屋を間違えてしまい，さまざまなトラブルにつながることもある。
③	人物	自分の周りにいる人が誰なのかがわからなくなってしまう状態。人は他者との関係のなかで存在するため，人物の見当識が障害されることは他者との関係を失うこととなり，自分の存在の意味が揺らぐ大きな不安を生じさせることがある。

障害されていく順

る。

一般に，記憶は新しいこと（短期記憶）から古い出来事（エピソード記憶），複雑な事柄から簡単な事柄，慣れないことから習熟したことの順に忘却していくとされている。

b. 見当識

見当識とは，今がいつで，ここがどこで，自分や周りの人は誰なのかについての認識のことで，①時間，②場所，③人物に関するものがある。一般的に見当識障害は，時間→場所→人物の順に障害されていくとされる。見当識障害が観察された場合にはその原因を考えつつ，どの見当識がどの程度障害されているのかを観察し，日常生活のみならず心理面への影響についてもアセスメントすることが重要である（表6・7）。

記憶や見当識については，「長谷川式簡易知能評価スケール改訂版（Hasegawa dementia scale-revised：HDS-R）」や「ミニメンタルステート検査（Mini-mental state examination：MMSE）」などの検査結果からも推測することができる。

（4）認知

認知機能とは知覚された情報を過去の記憶や知識と照合し，判断・処理した結果をもとに計画を立てていく情報処理過程で，必要な能力のことである。認知機能には意識や知覚，思考機能なども深く関与し，人としてより良く生きていくために必要な機能である。認知機能は対人関係や社会生活に大きく関連するため，対象者の地域生活移行やリカバリーを考える際に特に重要なアセスメント項目となる。

a. 統合失調症における認知機能

統合失調症では社会および周囲の人々の情報をうまくキャッチし理解することに関連する認知機能に障害が起こることがある（表8・9）。このような他者の意図を理解する対人関係の基礎となる能力を社会認知機能といい，生きにくさや再発率と関連が深く，どの程度日常生活に影響を及ぼしているのか，その行動や言動から詳細にアセスメントする必要がある。

表8 統合失調症における主な社会認知機能

	種類	行動や思考の特性
①	**心の理論**	他者の視点に立って考えることや，他者の気持ちや心の状態を推測したり，他者が自分とは違う考えをもっているということを推測したり，理解する能力。 この心の理論が障害されると，周囲の状況の把握，相手の立場を考えることが苦手となり，融通がきかず，場にふさわしい態度や言動をとりにくくなる。 また，曖昧で非言語的な手がかりをメッセージの理解につなげることが難しく，深刻（被害的）に受け止めてしまうことがある。
②	**表情・情動認知**	相手の表情や言動から相手に生じた情動（感情）や思いを理解したり，自分の情動をコントロールする機能で，統合失調症では悲しみ，恐怖，嫌悪などの不快情動の知覚が低下し，感情の統制や処理が苦手になる。他者の感情や集団の雰囲気を読むなどが苦手になるため，話や行動が唐突になりやすく，暗黙のルールに従ったり，他者への心遣いをすることが難しくなる。
③	**原因帰属バイアス**	ネガティブな出来事に対しては自分以外の外的な要因に原因を帰属しやすいなど，能力などの自分の内的な要因と，状況や場面などの外的要因のどちらかに原因を求める考え方のバイアス（偏り）のこと。妄想のある対象者の場合は外的要因に原因を帰属しやすくなる。
④	**結論への飛躍**	ある事柄について少ない情報から，高い確信度で早急に結論づけてしまうこと。妄想がある場合，自分の信念に関連する情報ばかりを集めてしまうため，この傾向が強くなる。

表9 統合失調症における認知機能

	種類	内容
①	**言語性記憶と学習**	口頭言語による記憶と学習の程度。 障害されると，教えられたことを覚えられない，忘れっぽくなるなどの状態になる。 メモをとる，図や表など視覚情報を利用することが役に立つことがある。
②	**ワーキングメモリ（作業記憶）**	ワーキングメモリは課題を遂行するための一時的な記憶で，注意や思考がそれないよう情報を保持し，課題が終了すれば素早く消去されるものである。この機能が低下すると集中困難，課題遂行困難となることがある。
③	**実行機能（遂行機能）**	遂行機能は目的をもった一連の行動を計画的に成し遂げる機能で，実行機能障害があると段取りがうまくいかず，入浴の準備ができない，予定の変更に対応できないなどの状態となる。必要なものをリストアップする，段取りを視覚化するなどの工夫が役に立つことがある。
④	**運動機能**	道具を使用したり，作業をする機能で，この機能が障害されると，手先を使って道具を扱う速度が遅くなったり，不正確になるなどの傾向がみられる。
⑤	**言語流暢性**	考えを言葉にして思った通りに話す機能で，この機能が障害されると，言葉による表現が少なくなったり，自分の気持ちや考えを表現することが難しくなる。シンプルな言葉での問いかけや，ゆっくりと時間をかけながら相手の気持ちを聞いていくことが必要になる。
⑥	**注意機能**	MSEの意識のなかの注意機能と同じ機能で，障害されると集中力が途切れる，的確な反応ができない，注意散漫になることがある。
⑦	**情報処理機能**	知覚した情報を正確に処理する機能で，障害されると物事を処理することが困難になったり，視覚による短期記憶が難しい，事務作業や支払いなどが苦手になったりすることがある。
⑧	**社会認知機能**	社会認知機能は，①**心の理論**（他者の視点に立って考えること），②**社会知覚**（曖昧な表現から社会的状況や相互の関係性などを理解すること），③**社会知識**（社会的状況におけるルールの理解），④**原因帰属バイアス**（原因を外的要因に帰属しやすい），⑤**情動処理**（情動を理解し統制すること），⑥**結論への飛躍**（少ない根拠から高い確信で結論に至る）の6つの視点からアセスメントする。

表10 代表的な感情の障害

	症状	解説
①	躁	気分が高揚した状態で活動性の亢進，焦燥感，誇大妄想，易刺激性，注意転導性の亢進，睡眠欲求の減少などがみられ，対人関係におけるさまざまなトラブルに発展することがある。
②	抑うつ	気分の落ち込みと無力感，無価値観，焦燥感，罪責感，絶望感，興味の喪失などの感情を伴う。罪責感や自殺念慮を伴うことがある。
③	感情鈍麻	感情に対する感受性が非常に低下（欠損）した状態。統合失調症の陰性症状としてよく観察され，感情の平板化と同じ意味で用いられる。
④	刺激性	感情を誘起する出来事に対する反応性や攻撃性が通常よりも亢進した状態。些細な刺激に対して強く反応することがあり，易怒性と表現されることもある。
⑤	焦燥	心配や不安のために気分が焦り，じっとしていられない，そわそわするなどの状態。
⑥	感情失禁	感情がほとんど動いていないのに，場にそぐわず，感情を調整できない状態。つらいことがあって号泣するのは，やや過剰であっても感情表出としては適切であり，感情失禁ではない。おかしくもないのに笑ってしまう強制笑いも感情失禁の1つである。
⑦	両価性	同一の対象に，相反する感情（快-不快や，好き-嫌いなど）を同時に抱く状態。アンビバレンツともいう。
⑧	気分易変性	気分が沈んでいたかと思うと急に怒りだすなど，短時間に感情が変化しやすい状態。

b. 知能

認知機能に影響を及ぼす因子に「知能」がある。WAIS-Ⅳ（Wechsler adult intelligence scale：成人用ウェクスラー式知能検査）などの心理検査の結果や，精神医学的病歴やコミュニケーションにおける語彙力などからアセスメントを行う。

c. 病識

病識とは自分の病気に対する洞察のことである。病識については単に「あり・なし」と評価するのではなく，①自分はなんらかの病気であるという感覚（病感）はあるか，②精神科疾患であるという気づきはあるか，③治療が必要であるという認識はあるか，の3つの観点から評価する。防衛機制として病気を否認することもあるため，「服薬拒否＝病識欠如」としてしまうのではなく，対象者の体験や思いから総合的に判断する。

(5)感情

MSEで感情は，①感情，②不安，③恐怖の3点でアセスメントを行う。また，用語としては，一過性の激しい感情を「情動」，比較的弱い持続的な感情状態を「気分」，情動によって生じる主観的な印象（喜び，楽しみなど）を「感情」と区別して用いる。

a. 感情

感情は，刺激を受け，その刺激に対する理解や判断に，その人の知能やこれまでの経験から生じるもので，その感情に対する判断を通して表出される。そのため，感情は，①感情を誘起した出来事（感情を誘起した出来事とその反応は適切か），②感情の量（どの程度の強さか）と質（どのような感情か），③感情の反応とその程度（過剰，亢進），④感情の安定性と変動性，⑤日常生活への影響，の5つの観点からアセスメントする（表10）。

b. 不安

漠然とした脅威に対して抱く不快な感情を「不安」という。不安については発汗や動悸などの身体的症状とともに，①どのような状況で不安を感じるのか，②どのようなときに強くなるのか，③不安の強度（表11）や持続時間からアセスメントする。

c. 恐怖

特定の対象に対する恐れの感情，恐れる理由がないとわかっていながらも不つりあいに抱く恐れの感情を「恐怖」という。恐怖症には，広

表11 不安の程度とその行動

程度	観察される行動
軽度	不安を自分でも認識しており，言語的に表現することができ，普段の対処行動でコントロールできる状態。
中等度	不安の対象にのみ注意が集中してしまい，周囲の状況を把握する能力が低下してしまう。他者から注意を促されれば，注意を切り替えられる状態。
強度	注意は不安対象に集中してしまい，周囲の状況を把握することが困難になる。不安を軽減する対処行動を用いているが，その効果が十分に得られない状態。
パニック	強い恐怖を感じ，混乱した状態。周囲からの働きかけにも応じられず，不安を軽減する行動すらとれない状態。

場恐怖（混雑した場所，買い物など一人になる状況），対人恐怖（人混みや特定の個人など，他人と関わること）など多数の状況が含まれる。恐怖症においてはその対象，恐怖の程度についてアセスメントする。

（6）意欲

意欲はあらゆる精神的活動のもととなる行動・行為を起こす力のことで，"欲動"と"意志"に分けて考える。欲動とは「人が行為をはじめたり，行動したりする際に意識されない心的エネルギー」で"欲求"ともいう。意志は「欲動に方向づけを行うもの」とされる（図6）。意欲を車で例えるなら，欲動はエンジンで，欲動をコントロールする意志はアクセルやブレーキの役割となる。

意志によるコントロールがされなかったり，意志による欲動のブレーキが効かなくなったりすると，欲動があらゆる行動や行為をはじめてしまい，衝動性や衝動行為という制御が効かない状態におちいる。意欲障害は，意欲の低下から亢進という連続的な変化がある「量的障害」（図7，表12）と，意志の制御不能状態である「質的障害」（表13）に分けられる。

図6 意欲の捉え方

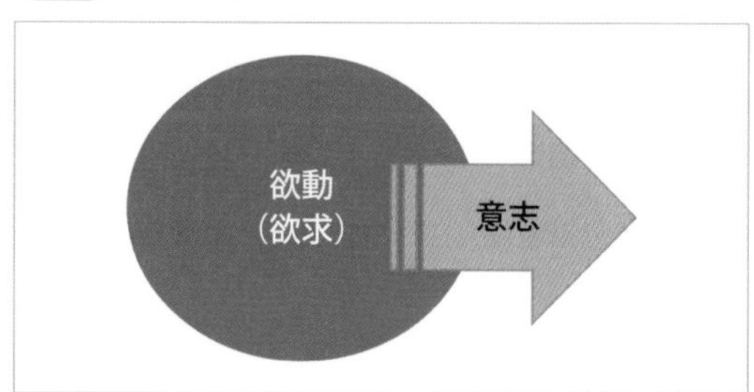

a. 意欲の量的障害

意欲の量的障害には，意識の領域でも触れたが，昏迷や亜昏迷といった精神科急性期において比較的よく観察される症状がある。対象者は返答をすることや言語を発するなどのアウトプットがうまくできないが，看護師の声かけなどのインプットはされているため，反応は得られないこともあるかもしれないが，ケアや処置を行う際には，その苦しさに共感しつつ，都度説明を行う姿勢が欠かせない。

また，日中入床傾向で作業療法やレクリエーション活動等に参加しない対象者の状態は，意

精神科における昏迷とは

精神科で用いられる「昏迷」「亜昏迷」という対象者の反応が鈍い状態を指す言葉は，意識レベルの低下を示すのではなく，意欲機能の障害として用いられることがあるので注意が必要である。意識レベルの低下がなく，覚醒し外界を認識しているのにもかかわらず意思疎通ができない状態をいう。

図7 意欲の量的障害

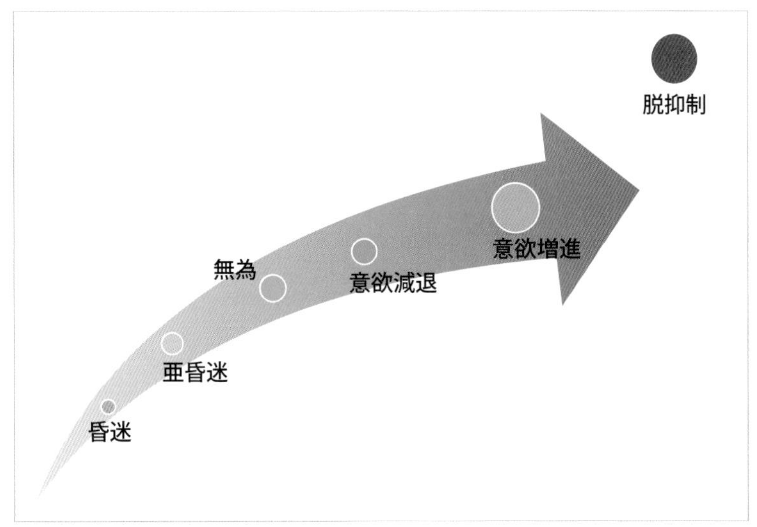

表12 意欲の量的障害

	症状	解説
①	昏迷	意識混濁はなく覚醒して外界を認識しているにもかかわらず，呼びかけに対して応じる意志が発動されない状態のことで，まったく喋らない（緘黙）や，まったく動かない（無動）状態。その程度が軽いものが亜昏迷である。
②	無為	意欲の減退によりセルフケアや周囲の出来事に無関心で，他者との交流もなく，閉じこもった状態。統合失調症の慢性期の陰性症状としてよく観察される。
③	意欲減退（意欲低下）	欲動が低下して，意志発動性も低下し，決断や行動することができなくなっている状態。本人としては怠けているわけではなく，なんとかしたいができないでいる状態。
④	意欲増進	欲動が亢進し，意志発動性も増加し，気分高揚や易刺激性を伴って行動が過多となっている状態。
⑤	脱抑制	意志のコントロールを失った状態で，衝動や感情を抑えることが不能になった状態。周囲の状況に関係なく，思いつくまま行動してしまう。

表13 意欲の質的障害

	症状	解説
①	衝動行為	暴言，暴力，自傷など欲動が意志の統制を受けないで突発的に行動する状態。
②	精神運動興奮	欲動や意志が亢進した状態で急速に出現し，統御できない激しい運動や興奮状態。
③	常同症	意志のコントロール力が低下し，同じ動作を繰り返し，続ける状態。
④	カタレプシー	意志が働かず，手や足を他動的に動かすとその状態をいつまでも続けてしまう状態。
⑤	反響症状	意志に関係なく，相手の言葉をオウム返しに繰り返す。反響言語ともいう。

欲減退や無為と捉えてしまいがちであるが，実は幻聴や妄想の影響によって行動することができなくなっていることもある。観察される客観的情報のみならず，その状態を対象者がどのように認識しているのかという主観的情報とあわせてアセスメントしていくことが大切である。

b. 意欲の質的障害

意欲の質的障害には衝動行為などがある（表13）。

図8 衝動行為

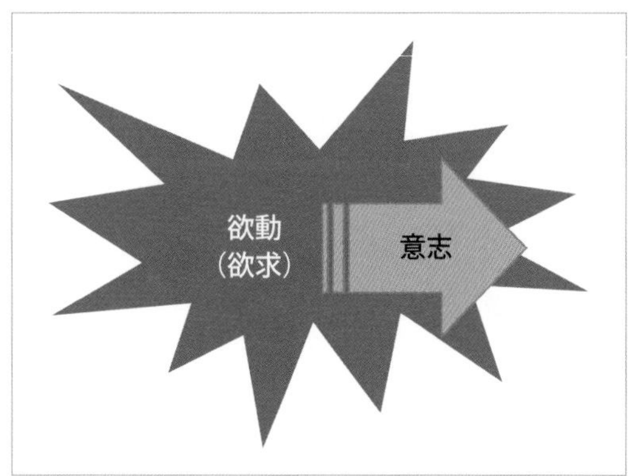

図9 脱抑制

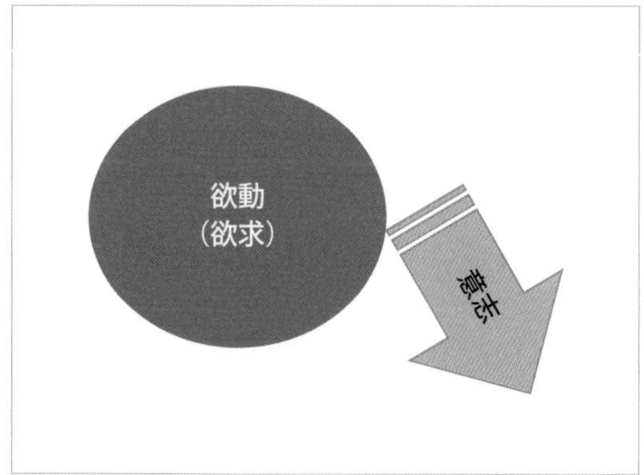

暴言や暴力などの衝動行為は，看護師にとっては非常に突発的で衝撃的な行為として観察されることがあるが，その多くには対象者なりの理由があるとされる。対象者自身でも精神症状によってコントロールすることができず，行動化をしてしまったことに後悔し，苦しんでいることもある。

落ち着いた頃に対象者とともに行動化に至った経緯を丁寧に振り返り，意欲障害の背景にある対象者の体験や思いを把握することが重要である。そうした介入が正しい理解へと結びつき，対象者の困りごとに寄り添ったケアへとつなげることができるようになっていく。

なお，意欲を欲動と意志に分けて図式化すると，対象者の精神症状を視覚的にも理解することができるようになる。衝動行為や脱抑制は図8や図9のようにも考えることができる。

(7) 思考

思考は，知覚した対象や物事から与えられた情報を統合し，知識や記憶との関連性を判断，洞察し，意味あいを見出す精神機能のことである。正常な思考には，①思考形式(一定の目標に向かうほどよい速度と流れ)，②思考体験(自分が考えているという感覚)，③思考内容(頭のなかに浮かぶ内容)，の3つの側面がある。

a. 思考形式の障害

思考の流れにまとまりがなく，何が伝えたいのかわかりにくくなったり，速度が急に速くなったり，遅くなったりすることがある。代表的な思考形式の障害を表14に示す。迂遠程度であれば健常者でもみられるが，脱線・接線以降は精神疾患特有の症状となる。

b. 思考体験の障害

思考体験の障害は自我障害とも関連し，自分と自分以外の境界が曖昧になってしまうことで，誰かの考えが勝手に自分のなかに入り込んでしまったり，誰かに思考を抜き取られるというような体験が生じる(表15)。これは本人にとって理解できない恐怖や不安の感情を伴う。

c. 思考内容の障害

思考内容の障害は主に妄想であり，妄想とは「主に自分に関連した誤った確信であり，確信の内容が現実にはあり得ない訂正不可能な状態で，所属する集団の文化的背景からも理解できないもの」とされる。妄想はその主題から，①被害妄想群，②微少妄想群，③誇大妄想群，④被影響妄想群，に分けられる(表16)。

妄想は，単に「あり・なし」と観察していては十分なアセスメントとはいえない。妄想については，①確信度(妄想をどの程度信じているか)，②心的占有度(1日のうちでどの程度妄想に浸っているか)，③行動阻害度〔妄想による日常生活行動(セルフケア)への影響〕，④妄想に対する反論への態度(妄想に対する反論をどれくらい受け入れられるか)，⑤妄想に対する反証への態度(妄想を否定する体験をどの程度受け入れられるか)，という妄想の形式次元で

表14 思考形式の障害

思考のまとまりの障害	
迂遠	最終的には結論に至るのであるが，しばしば余談などの横道にそれるために，なかなか結論に辿りつかない回りくどい喋り方。何を伝えようとしているのかがわかりにくい。
脱線・接線	話の話題同士はなんとなくつながっているものの，話がどんどんそれてしまい，最終的に目標に達しにくい状態。迂遠とは異なり，いくら待っても結論に至ることがない。
連合弛緩	連合弛緩は脱線・接線よりも重症で，話の大筋はなんとなく理解することができるものの，話している内容のつながりが非常に弱く，まとまりがない。
支離滅裂	連合弛緩がさらに重症化した状態で，話している言葉の結びつきがなく，何を伝えようとしているのか話の大筋でさえ理解することが困難な状態。
言葉のサラダ	支離滅裂がさらに重症化した状態で，話している内容が無意味な言葉の羅列にしか感じられない状態でほとんど理解することができない。
思考の速度の障害	
観念奔逸	一般的に多弁と表現される状態で，思考の流れが非常に速く，言葉同士の結びつきは弱く，脇道にそれやすく目標に達しない状態。
思考促拍	思考の速度が速く，次々と考えがわいてくる状態で，よく話し，自分でも抑えられない状態。
思考制止	思考の速度が遅く，会話の途中で急に止まったようになってしまい，会話が先に進まない状態。考えようとしても何も浮かんでこない状態。
思考途絶	思考がいきなり途中で途絶えてしまう状態で，頭が真っ白になって急に黙り込んでしまう。

表15 思考体験の障害

症状		解説
①	強迫観念	特定の物事へのこだわりの思考が絶えず頭に浮かび，取り除こうとしても一向に取り除けない状態。自己の意思でコントロールできない状態で，逆らうことすらできない苦痛を伴う。
②	強迫行為	強迫観念や不安を和らげる目的で，本人も意味がなく不適切だと感じる行為を一定の様式で何度も繰り返してしまう。確認強迫や洗浄強迫が代表的。
③	させられ思考（思考干渉）	**思考吹入**：他人の考えが自分の意思に関係なく頭のなかに入ってくる。
		思考奪取：自分の考えていることを勝手に誰かに抜き取られてしまう。
		思考察知：自分の考えが知らない他人に知られてしまう。
		思考干渉：自分の頭のなかの考えが自分ではなく，他人に操られている。
		思考伝播：自分の考えている内容が知らない間に他人に伝わってしまう。

評価する。これにより介入の効果や症状の微妙な変化を捉えることが可能となる。

(8)知覚

知覚とは，外的刺激を目や耳などの感覚器を通して認識し，過去の経験や記憶などから推論し，意味づけする精神機能である。精神科領域における知覚障害とは，感覚器官が正常に機能しているにもかかわらず，生じる知覚の障害をいう。知覚障害は「感覚変容」と「感覚錯誤」の2つに分類される。

a. 感覚変容（表17）

感覚変容とは知覚対象が存在し，その知覚の仕方（見え方，感じ方）が変化するものである。部屋の光がまぶしい，周囲の歩く音がやかましいなど，知覚刺激がいつもに増して強く感じられる「感覚過敏」と，弱く感じられる「感覚鈍麻」がある。

b. 感覚錯誤

感覚錯誤は錯覚と幻覚など実際の対象物を捉える感覚の異常から，新たな知覚が生じるものをいう。

表16 思考内容の障害

①被害妄想群	
被害妄想	周囲の人や知らない人から嫌がらせをされる，いじめられるなど被害を受けていると思い込む。
被毒妄想	食べ物や飲み物，薬や水道などに誰かによって毒を入れられていると思い込む。
注察妄想	家のなかでも外にいても，周囲や他人から自分の行動が監視されていると思い込む。
追跡妄想	やくざなどの組織などから自分が追われている，行動を追跡されていると思い込む。
嫉妬妄想	配偶者やパートナーが浮気をしていると思い込む。
関係妄想	自分の周辺で起きた出来事や周囲の人の態度を自分に関連することとして結びつけて確信する。
盗害妄想（物盗られ妄想）	誰かが自分の家に忍び込んで，財布や預金通帳など自分の物を盗まれたと思い込む。
②微小妄想群	
貧困妄想	自分はお金がなく貧しい状態にある，お金が払えないから入院を続けられないなどと思い込む。
罪業妄想	自分は重大な罪を犯した犯罪者であると思い込み，罪悪感や自責の念を抱く。
心気妄想	自分は何かしらの病気であると思い込み，些細な異常も重大な疾患であるに違いないと思い込む。
否定妄想	自分の脳や内臓が溶ける，腐るなど身体感覚の異常からはじまり，自分の存在を否定する。
③誇大妄想群	
誇大妄想	自分は偉大な人物であると能力や価値を過剰に評価し，気が大きくなる。
血統妄想	自分は天皇家など高貴な家柄の出身であると思い込む。
恋愛妄想	自分はある芸能人とつきあっている，結婚する予定であるなど，恋愛関係についての思い込み。
発明妄想	自分は世界的にも歴史的にも偉大な発明をした，特許をもっているなどと思い込む。
宗教妄想	自分は宗教的に特殊な使命をもっている偉大な人物であると確信する。
加害妄想	自分が周囲の人に害を与えた，迷惑をかけたと確信する。
④被影響妄想群	
被影響妄想	自分の考えや行動が誰かによって操られている・コントロールされているという体験。
物理的侵害妄想	自分は電波やテレパシーによって侵されていると体感幻覚や作為体験，幻聴を伴う体験。
憑依妄想	キツネや犬，他人の魂が乗り移って自分を支配していると思い込む。

表17 感覚変容

種類	内容
強さの変化	部屋の光がまぶしい，周囲の歩く音がやかましいなど，知覚刺激がいつもに増して強く感じられる「感覚過敏」と，弱く感じられる「感覚鈍麻」がある。
空間形態の変化	対象物が実際よりも小さく見える（小視症），大きく見える（大視症）など知覚された対象の形の変化がある。
時間感覚の変化	時間の経過が瞬時に過ぎ去る感覚（時間迅速現象）と，時間が止まったように長く感じる感覚（時間緩慢現象）がある。

1）錯覚：錯覚とは，現実に存在する対象物を誤って知覚することをいう。人の顔のように見える壁の模様など曖昧な視覚刺激が別のものに見える現象で，意識変容や意識混濁がみられるときに生じやすくなる。

2）幻覚：幻覚とは，実際には存在しない対象

表18 幻覚の種類

	症状	解説
①	幻視	人や動物，物などが生々しく現実のものとして見える。対象者にとってはリアルなため，眼球運動を伴うことがある。
②	幻聴	統合失調症で最も多く，単純な音や話しかけられるという幻聴がある。一人の声と複数の場合がある。幻聴は他人の声として認識され，そのルーツは本人の気持ちや考えであるとされる。
		対話性幻聴：声の主が2人以上いて話し合うもので，会話形式の幻聴でシュナイダーの一級症状に含まれている。
		2人称幻聴：患者と会話できる幻聴。＊注：対話性幻聴と混同しないように！
		思考化声：考えていることが声になって聞こえてくる。
		注釈幻聴：対象者の行動の1つひとつに対して解釈する声が聴こえる幻聴のことで，トイレに行こうとすると「今からトイレか，お前の行動はお見通しだ」などとと聞こえ，盗撮，盗聴されているという妄想を抱くこともある。
		命令幻聴：「〇〇しろ！」など，対象者に命令する声が聞こえる。「死ね！」などの苦痛を伴うものものもある。
③	幻嗅（幻臭）	においが以前のものとは違うと感じ，炊きたてのご飯が便のにおい，腐ったにおいに感じるなど不快な体験が多い。
		自己臭恐怖：思春期に多く，自分のにおい（口臭，腋臭，体臭など）が他者を不快にさせるのではないかと強迫的になり，引きこもることがある。
④	幻味	口腔内に何もないのに味（甘味，塩味，酸味，苦味）を感じる現象。異様な味，不快な味などを体験することもある。統合失調症では被毒妄想と結びつくことがある
⑤	幻触（体感幻覚）	皮膚のなかを虫が這っている，身体中に電気が走るなど身体表面に関する誤った知覚。皮膚寄生虫妄想で体験される。

物を知覚，体験し，確信することである。主な幻覚には，幻視，幻聴，幻嗅，幻味，幻触などがある（表18）。

3）幻聴のアセスメント：幻聴については，①声のアイデンティティ（声の主は誰なのか），②声の目的（声はどんな目的で話しかけてきているのか），③声の活発さ（声は1日のうちでどのくらい聞こえているのか），④服従性（聞き流すことはできるか），⑤コントロール可能性（自分で声をコントロールすることができるか），について観察する。

(9) 自我

自我（ego：エゴ）機能とは，“自分は自分である”という心の調節者ともいわれ，意識，記憶，認知，感情，意欲，思考，知覚など他の精神機能を実行させ，取りまとめる機能のことをいう。自我は境界をもっており，内的自我境界は無意識（エス）からの欲求に対応し，外的自我境界は自分と外界の境界として機能する。健康な状態であれば明確な境界によって欲求をコントロールし，内界と外界を正しく区別することができる（図10）。

統合失調症の場合，内的・外的自我境界の両方が弱く，自分と他者の混同が生じる。思考吹入や思考奪取，思考伝播などは思考体験の障害であるが，自我機能の障害でもある（図11）。

自我状態は他者からはなかなか観察しづらく，理解することが最も難しいMSEの領域になる。しかし，自我機能は他の精神機能の障害にも関連し，精神症状を把握するために重要なアセスメント領域である。そこで，対象者の自我状態をアセスメントする際に，図10や図11のような“自我構造図”を描いてみることが，対象者に何が起こっているのかを理解しアセスメントを深め，多職種間で共有する際に有効となる[2)]。

さらに，自我機能をさらに細やかにアセスメ

図10 健康な自我機能

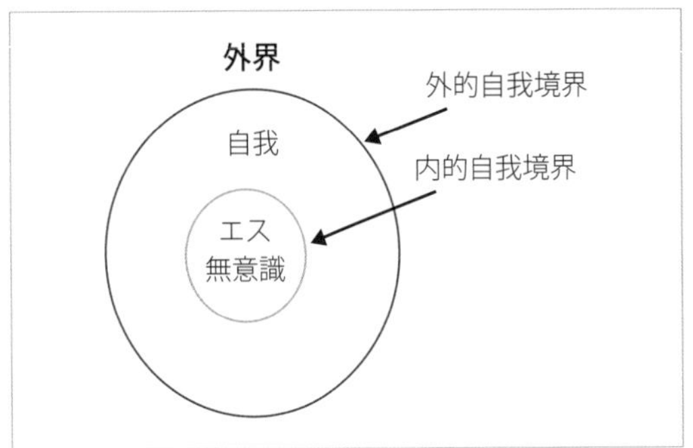

（杉田峰康監：自我の機能と病理を学ぶ～杉田峰康先生と考えるあなたの心の健康～，チーム医療，2013．を参考に作成）

図11 統合失調症の自我機能

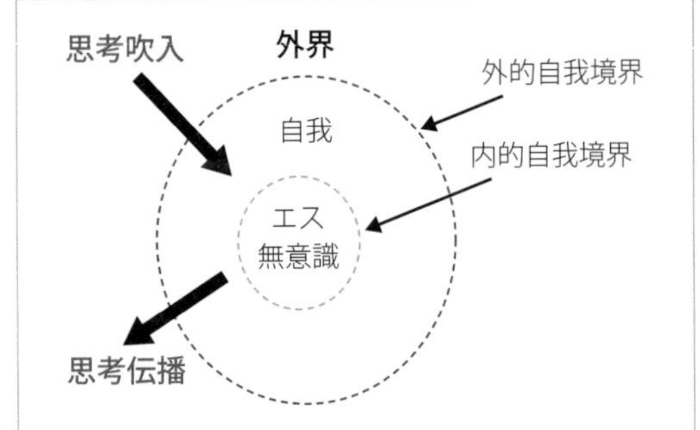

（杉田峰康監：自我の機能と病理を学ぶ～杉田峰康先生と考えるあなたの心の健康～，チーム医療，2013．を参考に作成）

表19 自我機能の観察ポイント

	項目	解説
①	現実検討機能	どれだけ現実的に物事を考えられるか。
②	判断機能	自分の行動の影響を予測した行動ができるか。
③	外界と自己についての現実感覚機能	自分と他人を区別することができるか。
④	欲動，感情，衝動の規制と統制機能	感情・欲求・衝動をコントロールすることができるか。
⑤	対象関係機能	他者と適切なコミュニケーションができるか，適切な距離を保つことができるか。
⑥	思考過程機能	思考のプロセスは幻聴や，妄想に左右されていないか。
⑦	自我のための適応的退行機能	思考に柔軟性があり，気分転換活動を適切に行うことができるか。
⑧	防衛機能	ストレスに対して対処行動をとることができるか。
⑨	刺激防壁機能	外的刺激に対して適切に反応できるか。
⑩	自律性機能	集中力，学習など適度な関心，気力はあるか。
⑪	総合-統合機能	アンビバレンツ（相反する価値観）を受け入れることができるか。
⑫	克服力-有能感機能	自分の状況や能力を客観的に認識することができるか。

（神谷栄治，西原美貴：心理アセスメントにおける自我機能．椙山女学園大学研究論集 人文科学篇，37：45-54, 2006．を参考に作成）

ントするには，ベラック（Leopold Bellak）の自我機能の12分類を用いる[3)]（表19）。

これらの項目により，対象者の自我機能の状態を観察することができるようになる。実際の臨床では，隔離などの行動制限からの開放観察の開始や終了時，行動制限を開始，終了する際に，対象者の精神状態を総合的に判断するために用いられている項目になる。

主な自我機能の障害には，解離症状（つらい出来事から自分の心を守るために，感情から意識と記憶を切り離す），統合失調症の回復過程における臨界期にみられる離人症（いつも見ている景色が生き生きと感じられない，景色に膜がかかっている感じなどの違和感）などがある（表20）。

MSEを用いたアセスメントのポイント

このように，MSEの9領域を用いることで，精神症状を観察するポイントが明確となり，対象者の主観的情報を引き出しやすくなる。そのため，対象者の精神機能の障害されている部分を細やかにアセスメントすることが可能とな

表20 自我機能障害

種類	特徴
解離症状	受け止めづらい状況や出来事から自分の心を守るために，感情や感覚を切り離し，麻痺させて何も感じないようにしたり，意識と記憶を切り離す防衛機制。
自我異和性	自分の行動や思考が，自我や自分の感覚と矛盾していて一貫性がないと感じること。葛藤状況に苛まれる。
離人感（離人症）	「景色がいつも感じている感覚と違う，いつも見ている景色が生き生きと感じられない，景色に膜がかかっている感じ」などの違和感。 統合失調症の回復過程における臨界期にみられることがある。

る。これは，対象者の生きにくさや症状に伴うつらさをより正確に把握することとなり，「なぜそうなっているのか」という対象者の体験や思いを理解することができ，「どうすればいいのか」を具体的に考えられるようになるため，個別性のあるケアを導き出すことにもつながる。

MSEでは精神症状やできないこと，問題点だけでなく，精神機能の正常な部分，対象者のリカバリーに欠かせないストレングスをも見出すことができる。慣れないうちは難しく感じられるかもしれないが，MSEを用いたアセスメントをカンファレンスの場で共有し，お互いの情報を持ち寄ってディスカッションすることの繰り返しが，精神症状のアセスメント能力の向上につながるのである。

心身相関

心身相関とは，心理ストレスや情動が身体の調節に影響を与え，さまざまな身体反応が生じることをいう。

例えば，皆さんが風邪をひいたときの心の状態について考えてみよう。38℃の高熱が出て，咳が止まらず食欲もなく，なかなか食事が摂れない。横になってみるが倦怠感がひどく十分に眠れない，入浴できず，学校や仕事も休まなければならないし，大切な約束が果たせず申し訳ない，といったように気持ちが沈んでしまい，大変心細い気持ちになったことはないだろうか。また，大きなストレスを抱えているときに，明らかにどこか悪いわけでもないのに，急に発熱や頭痛，全身のこわばり，嘔気といったような身体症状が出現したことはないだろうか。

このように，身体疾患や身体症状は，心理的な影響を及ぼすことがあり，その逆の現象も起こる。脳の状態や機能が身体組織や器官に及ぼす影響について，また身体組織や器官の機能が脳に及ぼす影響については研究が続けられ，最近では，脳のなかで心理や情動を処理する「心」の領域と「身体」を調整する領域とをつなぐ「心身相関」の神経伝達路を発見した研究が発表されている[4)]。

医療の高度化によって，専門性が究められるがゆえに，精神疾患で入院・治療している場合は，精神疾患が一番の問題となってしまい，身体の病気を見逃してしまう危険性がある。身体科と精神科が分けて考えられてしまいがちな現在の日本の医療体制の歴史も影響しており，医師だけでなく看護師もそれぞれの専門分野に偏った知識・技術となってしまう傾向がある。

一方，精神的な症状は自律神経系への影響があり，多くの身体症状となって現われる。また，精神疾患の人が身体の病気は見逃されやすく，セルフケア不足や症状コントロールの難しさから，むしろ生活習慣病のような慢性疾患を合併しやすいともいわれている。

精神看護領域では，精神症状だけでなく，身体症状との相互関係の有無をアセスメントし，その人自身が気づいていないニーズも把握し，ケアにつなげることが重要である。身体症状

表21 ストレスによって身体に現われる症状：汎適応症候群

頭部	頭痛，自律神経失調症，円形脱毛症，眼精疲労，口内炎，耳鳴り，メニエール病など
肺，呼吸器系	気管支喘息など
心臓，循環器系	狭心症発作，不整脈，高血圧，低血圧など
肝臓	慢性肝炎など
消化器系	胃潰瘍，十二指腸潰瘍，過敏性腸症候群，機能性ディスペプシアなど
内分泌系	糖尿病など
膀胱	頻尿，夜尿症
生殖器	女性：生理不順，無月経など，男性：勃起不能など
筋，皮膚系	関節リウマチ，腰痛，肩こり，失神，蕁麻疹，アトピーなど

を訴えているのに明らかな要因がない場合，「検査でもどこも悪いところは見つからなかった」と片づけてしまったら，対象者にとっては理解してもらえない気持ちになるかもしれない。一方，実は身体症状がつらいがうまく表現できずに，精神症状が悪化したようにみえることもある。精神疾患の人にとって，身体的な問題は見逃されやすいことは，フィジカルアセスメントの項でも述べた(p38参照)が，今ある精神症状の背景に身体的な問題がないのかを必ず確認することは重要である。

心身相関は精神看護だけでなく，精神医学的診断をも含めたアセスメントにおいて，身体-精神相互の関連を紐解くためには必要不可欠な概念である。

心身相関のしくみ

心身相関に関するストレス理論，ストレス・コーピング理論について紹介する。

(1)生物学的に捉えた「ストレス理論」

ストレスというと「精神的なもの」と捉えがちだが，ストレスについて最初に研究した，カナダの病理学者セリエ(Hans Selye)は，「ストレスは，生体，いわゆる心ではなく身体の反応である」と1936年にNature誌にて発表し，医学や生理学の領域に導入した。その後，1950年代の米国で第二次世界大戦終戦後の帰還兵のメンタルケアで再注目され，その後は心理学の分野でストレス関連の研究が発展してきたといわれている。

セリエのストレス理論では，外界からのどんな刺激にもかかわらず，それに伴って身体反応が出現した結果，「汎適応症候群」となると考えられた(表21)。外界からの刺激とは，単に温度や音だけでなく，不眠や疼痛など種々のストレッサー（ストレスの元になるもの）を含み，これらに長時間さらされると，身体の内部環境に変化が生じ，生物的な平衡状態(バランスがとれている状態)が崩れる。この崩れを回復して，正常な平衡状態(バランスが良い状態)に戻すために，副腎が活性化し，副腎皮質ホルモンの分泌が促進される，これを警告反応期という。副腎皮質ホルモンによって一時的には身体のなかでのバランスがとれている状態に回復する(抵抗期)が，一方で，自律神経系・内分泌系・免疫系の働きに変化が生じ(疲弊期)，それらの変化に原因したさまざまな疾病＝汎適応症候群を発症するという考え方である(図12)。

こういった反応が急性に起こった場合はそのときのみの反応となるが，繰り返し同じようなストレッサーに刺激され続けたり，さまざまなストレッサーが生じている場合は，身体は疲弊し，身体的な症状を主訴とする病気になるといわれている。

精神症状が強く出ている場合，ストレッサーを事前に予測したり，学習して備えたりすることが難しいときがある。今日は寒くなりそうだから厚手の上着を持って出ようというような

図12 自律神経系の働き

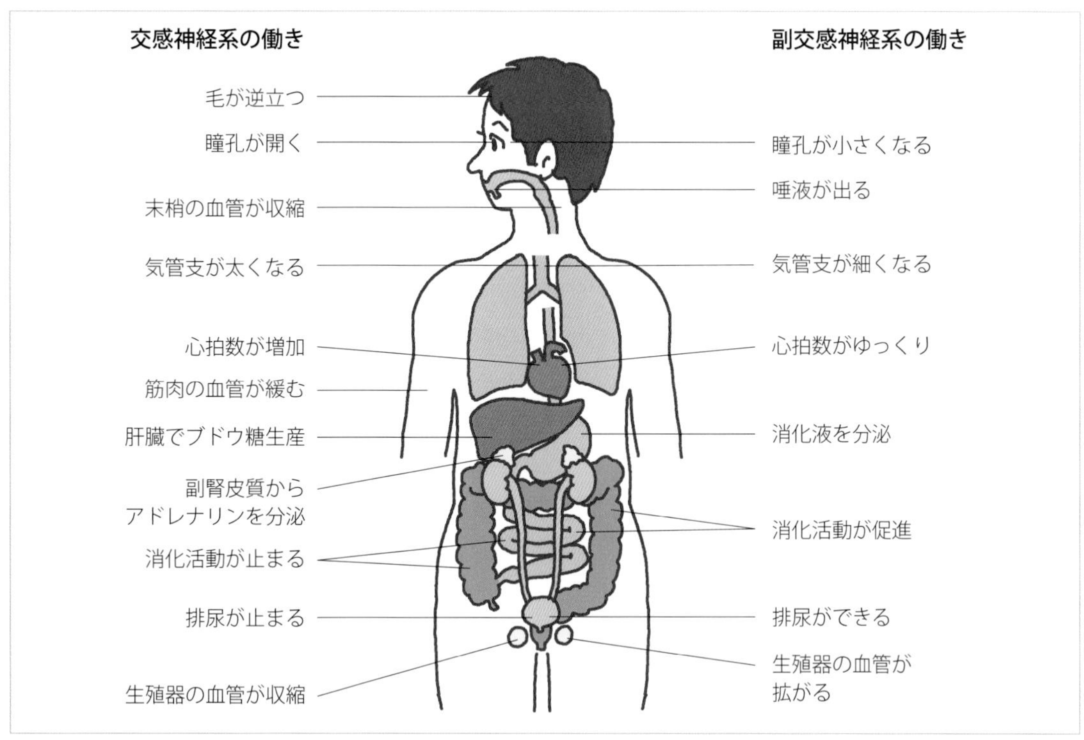

工夫ができない場合は，容易に温度の変化というストレッサーにさらされる。また，セルフケアが難しかったり部屋に閉じこもったりしている場合，部屋の換気をしてリフレッシュしようというようなアイデアが浮かびにくい。さらに，過度にストレッサーに敏感になり，過緊張になる，あるいはうまく反応できないなど，自律神経系も乱れやすいことを考慮しても，やはり身体的なケアや生活環境の調整は非常に重要であると考えられる。

(2)心理学的に捉えた「ストレス・コーピング理論」

セリエの理論は動物実験により明らかにされてきた一方で，ラザルス（Richard S. Lazarus）らは，セリエの研究をもとに，人間がストレスをどのように認識するかによって，その後の適応が異なることを明らかにした。ラザルスは，ストレッサーを単なる外的刺激ではなく，人間が不快とか恐怖と感じるような刺激になることがストレッサーであるとしている。ストレスをどのように評価して対応するか（認知的評定）は，刺激を受ける際の人それぞれの個性によるため，同じストレスでもそれぞれの感じ方となり，個人差が生じることになる。

認知的評定には，一次・二次的評定があり，「一次的評定」では，「無関係」「肯定的」「ストレスフル」と識別する。自分には関係ないと感じることができれば緊張しないし，「前にもできたから今回も同じようにやってみよう」など肯定的な感情が生じる場合はうまく対処できていることになる。何とかしようと意識的に努力するのが「コーピング」であり，心理的ストレスや情動を処理するための過程である。

一般的にはコーピングが成功し，刺激や情動が適切に処理されれば健康上の問題とはならない。一方，コーピングがうまくいかないと，急性のストレス反応として心理的反応が生じてくる。さらに繰り返しコーピングがうまくいかない，さまざまなエネルギーを投入しても解決しない場合，慢性のストレス反応に発展し，心理面・身体面・行動面に反応が現れる（図13）。

図13 ストレス反応が起こる仕組み

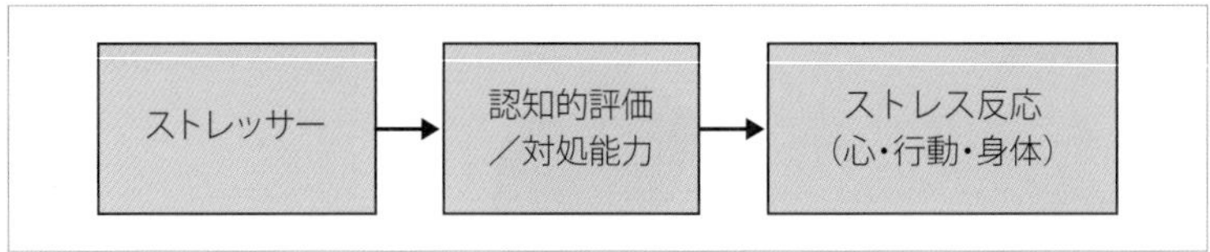

表22 心身相関のパターン

身体→精神	主因が身体的なものにあると考えられる場合	例）せん妄，身体疾患からの不安，抑うつなど
精神→身体	精神疾患・症状が主因となって精神的なものが生じていると考えられる場合	例）対人関係上のストレス→嘔気・体重減少，パーソナリティ障害の大量服薬→昏睡・誤嚥性肺炎
→精神/身体	同一の原因から精神／身体疾患・症状が生じていると考えられる場合	例）遺伝性からの精神遅滞，アルコール依存のけいれんなど
精神↔身体	相互的に起こるであろうと考えられる場合	例）不安⇔動悸 パニック発作⇔狭心痛
精神≠身体	互いに無関係に存在	例）統合失調症の人の悪性腫瘍（訴えがはっきりせず見逃されやすい）
精神〈身体〉	身体疾患の仮面をかぶった精神疾患 一見身体疾患だが実は精神疾患	例）仮面うつ病（倦怠感，食思不振，腹痛など），転換性障害（歩行障害・失声など）
身体〈精神〉	精神疾患の仮面をかぶった身体疾患 （最も鑑別に留意すべき一群）	例）胃がんの再発（拒食症とのふれ込み），脳転移（うつ病と考えられる）

（樋山光教：一般科患者の精神科的問題の診断と治療．リエゾン精神看護　患者ケアとナース支援のために，野末聖香編，pp28-30，医歯薬出版，2004．より）

これらは蓄積疲労となって，ストレスフル（ストレスでいっぱい，解決されないストレッサーが複数ある）な状況に，長期間・積極的になんとか対処しようと，生理的・心理的エネルギーをたくさん消費してしまうことによって，なんらかの身体・精神疾患を発症することもあると考えられている。さらに，ストレスに対応するための心理社会的側面での支援が必要な場合にすぐに他者に助けを求められるとよいが，うまく言語化できなかったり，タイミングを逸したり，周囲に助けてくれる人を見つけられないときもある。自分に関心をもてないことも時にはあり，ストレス反応に気づかずに精神症状が悪化することもある。

急性のストレス反応の場合は，うまくコーピングできていない結果でもあり，慢性的な精神疾患の場合，コーピングにも支援が必要なのである。

心身相関のパターン

このように，身体や精神が相互に関係しあうことは，ストレス理論やストレス・コーピング理論で説明できる。精神疾患をもつ人も同様であるが，うつ病や統合失調症では脳内物質のバランスの変化の影響で，必然的に自律神経系が正常に作動しにくい可能性もある。また，向精神薬の使用が，身体に良くも悪くも影響し，ストレスに立ち向かう心身の準備が整いにくい状況にあることを踏まえておく。

心理的負担が増加すれば，身体面にもさらに反応が現われ，それが結果的に身体的疾患に移行することもある。心身相関のパターンはさまざまであり，大まかな分類をしておくと理解しやすく，アセスメントに役立てられる[5]（表22）。

(1) 身体疾患・身体症状が精神症状として現れる場合

精神疾患・症状の要因が身体的なものにあると考えられる場合で，脳卒中などの脳器質性疾患，電解質異常や臓器障害に伴うせん妄などがこれにあたる。また，身体疾患にて抗コリン作動薬やステロイド，麻薬なども不安や抑うつ，せん妄などを生じさせる要因になることがある。

(2) 精神症状・心理的反応による身体症状への影響

精神疾患・症状が主な原因となって身体的な症状が生じていると考えられる場合がある。強いストレスで，嘔気や食思不振で体重減少，胃酸過多にて消化性潰瘍となるなど，自律神経系を介した症状が続くことにより身体症状や疾患に発展してしまう。

(3) 精神疾患と身体面双方の影響で生じる症状

遺伝性疾患や感染，薬物の影響の結果，精神発達遅滞やてんかんなどはこれにあたる。アルコール依存症の人が急にアルコールを中断することにより，不安・焦燥感だけでなく，手指振戦やけいれんなど離脱せん妄を発症することもある。

(4) 精神・身体相互的な影響

例えば，不安な気持ちで動悸が生じることが重なると，動悸が生じた際に不安が自然に想起されてしまうことがある。これらは，パニック発作などで特徴的な心身相関である。他にも，呼吸苦や慢性疼痛，頭痛などさまざまな身体症状が不安な感情と相互に影響しあう場合がある。

(5) 精神症状と身体症状が直接的に影響しあっていない場合

悪性腫瘍を発症することは，誰にでも可能性があり，精神疾患をもつ人も例外ではない。ただし，合併した場合でも自覚症状が乏しかったり，訴えが曖昧な場合，発見されにくいことがある。また，セルフケア不足により生活習慣病になりやすく，それ自体ががんのリスク因子になることもある。これらは，フィジカルアセスメントの項(p42)で具体例を示しているので，参照されたい。

(6) 一見身体疾患にみえるが，実は精神疾患である場合

倦怠感や食思不振，著しい体重減少など身体的な症状を訴えていたが，うつ病から起因するものであったり，意識障害や身体が動かなくなる転換性障害など，身体疾患と同様の症状を呈する場合，判断が難しい。必ず，まず器質的な要因の除外を行ってから，精神的問題の検討をすべきである。

(7) 一見精神疾患と判断していたが，実は身体疾患である場合

精神科初診の場合や，身体疾患を主とした治療環境で遭遇する可能性が高く，最も見逃してはならないパターンである。心理的要因で食欲低下していたと考えられていたが，実は胃がんの再発・進行の症状であったり，動作が緩慢で背景からうつ病と考えられていたが実は脳腫瘍の影響であった，さらに転換性障害と思われていたが，実際には運動障害が起こる神経難病であった，などがこれにあたる。

おわりに

以上のように，心身相関を理解しておくことで，精神症状や疾患を抱える人をアセスメントする際に，身体症状が見逃しやすいものであり，精神症状と身体症状が重複しやすいことを知って関わるようになり，その人を理解するのに役立つ。わかりにくい症状に関しては，フィジカルアセスメントでさらに情報収集して，情報を統合することが必要であり，その人の本当のニーズを把握することにつながる。

薬物療法等に伴う精神・身体への影響

精神疾患の治療において，多くの場合薬物療法が行われ，用いられるすべての向精神薬は期待される主作用だけでなく副作用があり，対象者の身体的・心理的・社会的側面にさまざまな影響を及ぼす。そして，向精神薬の主作用や副作用の評価については，客観的な指標が十分に確立しておらず，医療面接や日々の観察により，症状の種類や程度，経過を把握することで判断されているのが現状である。

副作用には，軽微なものから生命に直結する重篤なものまでさまざまであり，対象者の予後やQOL（Quality of life：生活の質）を大きく左右し，薬物療法によって引き起こされる不快な体験から対象者の自己判断による断薬の原因になることもある。そして，看護師は適切な薬物療法を実施するうえで，向精神薬の薬理学的特性とその精神的および身体的影響を理解し，バイタルサインをはじめとした客観的医療データや，フィジカルアセスメントによる全身状態の把握，対象者からの情報収集など，多くの役割が求められる（表23）。さらに，対象者が薬物療法を行うにあたり問題に感じていることをコミュニケーションによって明らかにし，医療従事者との双方向の対話を促進し，アドヒアランスを高めることが重要である。

さまざまな向精神薬の副作用とそのアセスメント

(1)抗精神病薬と主な副作用

統合失調症などの精神病性障害に用いられる抗精神病薬は，大きく第1世代抗精神病薬と第2世代抗精神病薬に分類され，さらに新しいタイプのものも用いられるようになっている。抗精神病薬はドパミン受容体拮抗作用をもち，ターゲットとなる中脳皮質系だけでなく，黒質線条体のドパミン作動性神経系も同時に抑制する。特に第1世代抗精神病薬では，パーキンソン症候群をはじめとした錐体外路症状や高プロラクチン血症などを生じる。他にも抗コリン作用，抗ヒスタミン作用，抗アドレナリン（α_1）作用に関連する多くの副作用などが出現するため，多岐にわたる観察が必要である。また，一般的に第2世代抗精神病薬は，第1世代抗精神病薬と比較して，副作用が少ないが，体重増加や高血糖など代謝性の副作用や循環器系への副作用が出現する。

a. 錐体外路症状（Extrapyramidal symptom：EPS）

パーキンソン様症状（無動，安静時の振戦や筋強剛，姿勢反射障害），アカシジア（静座不能：足がムズムズする，絶えず歩き回る，足を落ち着きなく揺らすなど），急性ジストニア（筋緊張，眼球上転，呂律がまわらない，頸部が反り返る，体幹が傾くなど），遅発性ジスキネジア（不随意運動：無意識に口が動く，手足が勝手に動くなど）に分類される。第1世代抗精神病薬と比較し，現在主流である第2世代抗精神病薬ではEPSの発生率は低いが，すべての抗精神病薬はEPSを引き起こす可能性があり，服用している対象者に対しては，定期的にEPSを評価する必要がある。

特にアカシジアは対象者にとって大きな身体的苦痛を伴い，軽度の不随意運動であっても周囲からは偏見の目で見られることにもつながる。さらに，アカシジアが続くことで，精神的な疲弊から，運動機能や自発性，感情表現が低下し，服薬の自己中断の原因となりやすく，社会生活や職業的適応が困難となる場合もある。

また，服薬初期に出現する錐体外路症状は，不可逆的な遅発性ジスキネジアにつながる可能性もあり，早期発見と対応が求められる。

b. 悪性症候群

抗精神病薬の投与開始や増量時などに出現しやすい生命を脅かす重篤な有害反応であり，原因は完全に解明されていない。悪性症候群の発症率は，抗精神病薬を使用している対象者の1％未満とまれであるが，その症状は精神状態の変化（混乱を伴う興奮性せん妄），筋強剛，38

表23 主な向精神薬と副作用，看護のポイント

向精神薬の種類	注意すべき副作用	症状	看護のポイント
抗精神病薬	錐体外路症状	パーキンソン様症状，アカシジア，急性ジストニア，遅発性ジスキネジアなど	身体的精神的な疲弊，運動機能の変化を観察し，自発性や感情表現の変化を観察し多職種で共有する。
	悪性症候群	興奮性せん妄，筋強剛，急な発熱など	抗精神病薬の投与開始や増量時に生じやすい。バイタルサインや精神状態，栄養状態の定期的な観察とアセスメントを行う。
	抗コリン性の副作用	口喝，排泄障害，麻痺性イレウスなど	自覚症状による苦痛が強くQOL低下を招きやすい。食生活や運動をはじめとした生活習慣の改善に努める。
	抗アドレナリン性の副作用	起立性低血圧，ふらつき，めまいなど QT延長，不整脈	致死性の不整脈を生じる場合もある。日常的ケアだけでなく，心血管疾患の既往や家族歴などの情報収集を行い，個々のリスクアセスメントを行う。
	内分泌系の副作用	高プロラクチン血症（性機能の障害），骨粗鬆症など	性機能については対象者からは表出されにくい場合も多く，定期的な聴き取りも重要になる。
	代謝系副作用	食欲亢進，体重増加，高血糖（耐糖能異常），高脂血症，2型糖尿病など	特に第2世代抗精神病薬の服用時に高頻度で出現する。定期的な体重測定や血液検査だけでなく，食生活や運動などの生活習慣への関わりを行う。
	心血管系副作用や心筋症など	原因不明の疲労，呼吸困難，頻呼吸，発熱，胸痛，動悸など	突然死など生命に直結する場合もある。定期的な観察はもちろん，対象者が症状を表現できるよう支援する。
抗うつ薬	消化器症状	嘔気，胃腸の不快感など	服薬開始時や増量時に一過性に出現することがあることを事前に説明する。
	賦活症候群	焦燥感や不安，衝動性の亢進	投与初期に特に注意が必要。自傷や他害のリスクが高まるため，これらについての事前の情報収集とリスクアセスメントを行い，多職種で共有する。
	セロトニン症候群	不安，興奮性せん妄，発汗，頻脈，高体温，振戦，ミオクローヌスなど	抗うつ薬の重篤な副作用。過量服薬時などで出現しやすく，呼吸管理を必要とするほど重症化する場合もある。安全にも注意しながら身体的ケアを行う。
気分安定薬	リチウム中毒	中枢神経系症状（昏迷，興奮，けいれんなど），不整脈，消化器症状など	リチウム内服時に起きる副作用であり，予防のため定期的な血中濃度のモニタリングが実施される。重度の場合は血液浄化療法が行われる場合もある。
抗不安薬／睡眠薬	持ち越し効果	眠気，ふらつき，頭痛，脱力，倦怠感など	長時間作用型のベンゾジアゼピン系薬の効果が日中に持ち越すことで症状が出現する。特に高齢者に起きやすく，転倒などの事故に注意が必要である。
	認知機能障害	前向性健忘，遂行能力の低下など	服用後の健忘や，遂行能力と実行速度の低下が起きやすいため，安全に生活するための注意点などについて多職種で協力して心理教育を行う。
	奇異反応	不安，緊張，興奮，攻撃性の亢進など	ベンゾジアゼピン系薬の内服によって逆に不安や緊張が亢進することがある。服用開始後の変化について，聴き取りや観察を行いアセスメントする。
	依存形成	不安，焦燥感，不眠，心悸亢進，悪心，けいれん，知覚異常など	左記の離脱症状や，退薬後に内服で抑えられていた症状がより強く現れる反跳現象がみられることがある。内服状況を多職種で情報共有し，退薬時には心理社会的な支援も必要である。

℃を超える急な発熱，自律神経失調（頻脈，高血圧，頻呼吸など）など重篤である。また，クレアチンホスホキナーゼ（CPK）や血中・尿中ミオグロビンの上昇などがみられ，腎不全を合併すると死に至ることもある。悪性症候群は，脱水や低栄養などが危険因子であり，看護ケアとしてはまず身体面を整えることで予防に努めながら，早期発見することが重要である。

c. 抗コリン性の副作用

抗コリン作用による症状は，口渇，便秘，麻痺性イレウス，排尿困難（尿閉），鼻閉，頻脈，血圧上昇，眼圧上昇などがあり，いずれも対象者にとっては不快な体験となり，服薬のアドヒアランス低下につながりやすい。口喝は水中毒といった過剰な水分摂取の一因となり，低ナトリウム血症によるむくみや疲労感，頭痛，嘔吐などの症状が出現したり，重篤な場合には，けいれんや昏睡，呼吸困難を引き起こし，生命を脅かすこともある。

また，便秘も頻度の高い副作用であるが，慢性的な便秘は，麻痺性イレウスにつながることがあり，下剤の服用以外にも，食習慣の改善や運動などの生活の見直しも有効なケアである。

d. 抗アドレナリン（α_1）性の副作用

抗アドレナリン性の副作用には，起立性低血圧やふらつき，めまい，立ちくらみ，倦怠感などがある。また循環器系副作用として，QT延長と心室細動や突然死に進行する可能性のある致死性不整脈（トルサード・ド・ポワント：torsade de pointes）が生じる可能性があるため，対象者の心血管疾患の既往や若年での突然死の家族歴などからリスクアセスメントを行う必要がある。

e. 内分泌系副作用

抗精神病薬のなかには，高プロラクチン血症の副作用が出現しやすいものがあり，その症状としては乳汁分泌，月経不順，女性化乳房，性欲減退，勃起障害や射精障害などの性機能障害がある。さらに，性ホルモンの産生低下を伴う場合，骨粗鬆症を引き起こす可能性もある。観察のポイントとしては，血液データだけでなく，対象者に対する性機能についての定期的な聴き取りも必要となる。

f. 代謝内分泌系症状

代謝系副作用では，食欲亢進，体重増加，高血糖（耐糖能異常），高脂血症，2型糖尿病があり，第2世代抗精神病薬のクロザピン（クロザリル）やオランザピン（ジプレキサ）で出現頻度が高い。体重増加（特にメタボリックシンドロームのケース）は，高血圧，冠状動脈疾患，変形性関節症，2型糖尿病，脳卒中などの多くの身体疾患の危険因子となる。さらに，統合失調症の対象者は喫煙率が高く，心血管疾患の罹患率と死亡率がさらに高まる。

以上の理由から，統合失調症の治療を提供する医療機関では，受診のたびに対象者の体重を測定し経時的にモニタリングすることが推奨される。看護師は処方されている抗精神病薬の種類にかかわらず，すべての統合失調症の対象者に対して体重やBMI（Body mass index：肥満指数），血液データだけでなく生活状況についても定期的にモニタリングし，生活習慣や食生活，運動，社会参加の機会などについて情報収集とアセスメントが必要である。

g. 抗精神病薬によるその他の副作用

クロザピン（クロザリル）を内服している対象者に対しては，心筋炎の徴候と症状に注意する必要がある。原因不明の疲労，呼吸困難，頻呼吸，発熱，胸痛，動悸，その他の心不全の徴候や症状，またはST異常やT波反転などの心電図所見に注意が必要である。また，クロザピンは無顆粒球症を引き起こすことが知られており，わが国においてはクロザリル患者モニタリングサービス（Clozaril Patient Monitoring Service：CPMS）に沿った運用が必要である。

(2) 抗うつ薬と主な副作用

現在使用されている抗うつ薬は，三環系抗うつ薬，四環系抗うつ薬，選択的セロトニン再取り込み薬（Selective serotonin reuptake inhibitor：SSRI），セロトニン・ノルアドレナリン再取り込み阻害薬（Serotonin noradrenaline reuptake inhibitor：SNRI），その他の抗うつ薬，に分類される。近年では副作用の少ないSSRIやSNRIが第一選択で用いられ，気分障害だけでなく不安症や強迫症，パーソナリティ障害など幅広く用いられているため，内服している対象者も多い。抗うつ薬も血中濃度が安定するまでに数週間を要するため，看護師には対象者の気分の変化だけでなく，薬物療法が続けられるよう副作用に対するモニタリングやケアが求められる。

a．消化器系の副作用

SSRIやSNRIは，服薬開始時や増量時に一過性の嘔気や胃腸の不快感など消化器系の副作用を引き起こす可能性があるため，事前の説明によって対象者が冷静に対処できるよう支援する。

b．賦活症候群（アクティベーション・シンドローム）

SSRIでは，投与初期に一時的に焦燥感や不安が増すことがある。通常は徐々に軽減するが，焦燥感が強まり衝動性が増し，行動化につながることもある。特に以前に自傷や他害があった人や自殺念慮のある人について注意深いアセスメントが必要となる。

c．セロトニン症候群

セロトニン症候群は，SSRIのようなセロトニン作動薬の血中濃度が上昇することに起因する重篤な有害反応で，服薬の開始時や，脱水過量服薬などにみられることがある。セロトニン症候群の症状には，主に精神状態の変化（不安，興奮性せん妄，軽躁，見当識障害），自律神経活動亢進（発汗，頻脈，高体温，高血圧，嘔吐，下痢），神経筋異常（振戦，ミオクローヌス，協調運動障害など）があり，重度の場合は呼吸管理が必要となることもある。

(3)気分安定薬と主な副作用

気分安定薬は双極性障害などに用いられ，抗躁作用と抗うつ作用をあわせもつものである。炭酸リチウムはその代表であるが，有効血中濃度の範囲が狭く，逸脱すると副作用が出現するため，定期的な血中濃度のモニタリングが必要である。副作用としては，粗大振戦や消化器症状，甲状腺機能低下のほか，重篤な悪性症候群，セロトニン症候群が出現することもある。

(4)ベンゾジアゼピン系の抗不安薬や睡眠薬

ベンゾジアゼピン系の抗不安薬や睡眠薬は，高い抗不安効果や催眠作用があるが，持ち越し効果や依存形成，認知機能障害などが問題となっており，諸外国ではその使用が控えられている。わが国においても使用に関して是正が進められているものの，精神科をはじめとした幅広い診療科で高頻度に使用されているのが現状である。ベンゾジアゼピン系の薬剤では本来期待される作用の逆の反応（奇異反応）として，不安の増加，脱抑制，攻撃性，動揺，精神錯乱，多弁，攻撃性などが比較的まれながら出現することがある。

看護実践への示唆

向精神薬を使用することによる副作用は，列挙したもの以外にも多岐にわたる。そして当事者それぞれで自覚する作用や副作用は異なり，薬物療法への反応は個別性が高い。副作用については医師や薬剤師もモニタリングを行っているが，加えて看護師は生活の状況をアセスメントし，生活行動の変化を薬物療法と関連づけ，ケアにつなげることが重要である。

03 心理学的アセスメント

認知と行動

認知とは，使われる場面によって少しずつ異なる意味をもって使われることもある，少しわかりにくい言葉である。例えば「認知度」といえば，どのくらい多くの人に知られているかということを表わすし，理解や判断，記憶などの機能をまとめて「認知機能」と呼ぶこともある。

今回ここで取り扱う「認知」とは，「出来事の捉え方・考え方」を指す。同じ出来事に遭遇したとしても，その解釈は人それぞれに異なる。例えば，友人とすれ違ったときに手を振ったところ相手から反応がなかったという場面を経験したときに「私は嫌われているから無視されたんだ」と捉える人もいれば，「きっと気がつかなかったのね」と考える人もいるだろう。

このように出来事の捉え方・考え方は人によって，また時と場合によって異なるので，「正しい」とか「誤っている」ということはない。ただし，この捉え方はその人の「気分」や「行動」に影響を及ぼす。前述の例でいうと，「嫌われているから無視されたんだ」と思えば，ひどく悲しい気分になるかもしれないが，「きっと気づかなかったのね」と考えれば，少し残念な感じもするけれど前者ほど悲しい気持ちにはならないかもしれない。悲しい気分が強く起これば，その日の仕事や暮らしにも影響が及ぶ可能性がある。図14は，このような認知（考え方）と気分と行動，そして身体の反応の関係性を示したものである。

さて，私たちはこのモデルをアセスメントにどう活かすことができるだろうか。

ここで「1日中気分がひどく落ち込み何もする気にならない」という対象者のケースを例にとって考えてみよう。その人は1日中部屋にこもり横になったまま「このままでは何もかもダメになってしまう」と繰り返し考えているそうである。しかし外出のために支度をし，自宅を出てしまえば，必要な用事を済ませることができ，その日は喜びや達成感を感じることができると話していた。表24は，その対象者が記入した「週間活動記録表」の一部である。このようなツールを使って1日の行動や気分を記録してみることは，対象者が自分自身で気分と行動の関連性を導き出すことを助ける。

もう1例，うつ病で休職中の会社員Aさんの状況を認知行動モデルで紐解いてみよう。ある日Aさんが外出をした際に，たまたま上司を見かけた。その瞬間Aさんは「上司に『昼間から出歩くことができるなら仕事しろよ』と思われたんじゃないか」と考えたそうである（認知）。すると冷汗が出て動悸がし（身体反応），かつてない強い不安に襲われ（気分），即座にUターンして逃げるように自宅に帰ってしまった（行動）そうである（図15）。

看護師はこの場面についてAさんと話し合うことにした。他人からどう見られているか心配するのはよくあることだが，Aさんはそのこ

図14 認知行動モデル

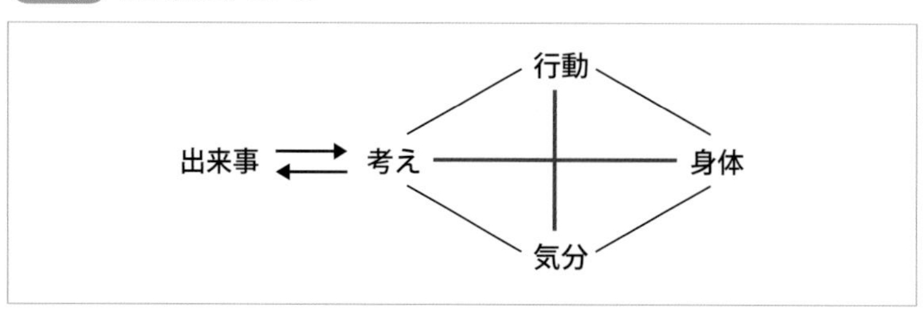

表24 週間活動記録表

各欄に，以下の内容を書き込みましょう。
①その時間帯の活動　②そのときの「楽しみ/喜び」や「達成感」（0～100の数字で評価）

	月曜日		火曜日		水曜日	
	①	②	①	②	①	②
8～9時	横になっている	0	横になっている	0	横になっている	0
9～10時	横になっている	0	横になっている	0	横になっている	0
10～11時	横になっている	0	横になっている	0	横になっている	0
11～12時	昼食	10	昼食	10	昼食	10
12～13時	テレビ	10	役場へ行く準備	0	病院へ行く準備	0
13～14時	テレビ	10	役場へ行く	0	診察を受ける	20
14～15時	横になっている	0	役場へ行く	20	薬局へ行く	30
15～16時	横になっている	0	帰宅・横になる	50	買い物をする	50
16～17時	コンビニ	10	横になっている	30	帰宅・片付け	50
17～18時	夕食	10	横になっている	20	横になっている	30
18～19時	スマホ	0	横になっている	20	横になっている	30
19～20時	スマホ	0	夕食	20	横になっている	20
20～21時	横になっている	0	横になっている	20	夕食	20
21～22時	薬を飲む・寝る	30	薬を飲む・寝る	30	薬を飲む・寝る	30

図15 認知行動モデルに基づいたアセスメント（Aさんの場合）

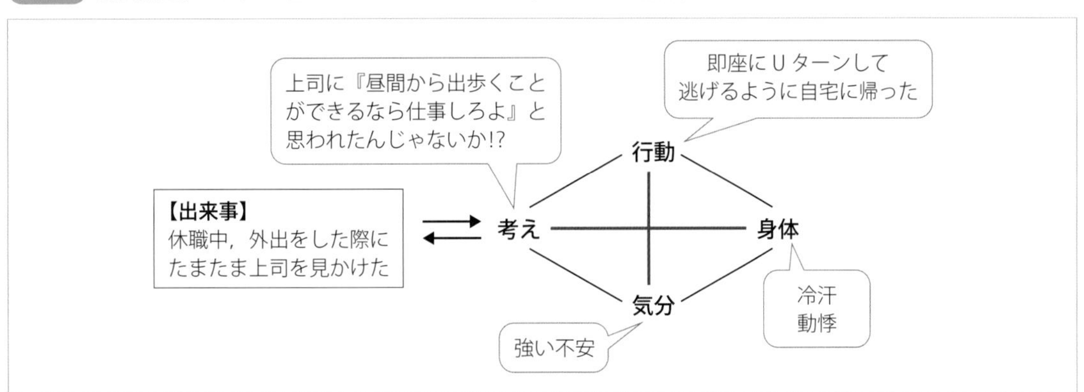

とによって「かつてない強い不安」に晒され，自宅へ帰ってしまうという結果に至った。この話し合いでAさんは，頭に浮かんでいた「『昼間から出歩くことができるなら仕事しろよ』と思われたんじゃないか」という考えが正しいのか確かめてみることにした。その過程で，上司から「復職に向けて身体を動かしてみたらどうか」と提案されていたことを思い出し，出歩く姿を見ても批判的にみられない可能性があることに気がついた。

このように，認知行動モデルに基づいた情報収集やアセスメントは，対象者とともに行うことで，対象者自身が問題の背景に気づき，それに対処するプロセスを助けることにもなるのである。

防衛機制[6]（表25）

人は自然環境や社会的環境など，いろいろな影響を受けながら生活している。そのような影

表25 防衛機制

否認	定義	現実の事実を承認できず，認めようとしないこと
	例	がんの告知を受けても本当はがんではないと思う。 子どもが亡くなった事実を認めない。
投影	定義	自分自身の感情，衝動，考えを自分のものとして受け入れにくいので抑圧して，他人が自分に対してそういう感情などをもっているとみなすこと
	例	本当は自分が相手を嫌っているのに，相手が自分を嫌っているからと避ける。
取り入れ	定義	外にあるものを，自分のなかに取り込むこと。他人と自己を同一視すること
	例	好きな芸能人と同じような髪型や格好をする。
退行	定義	人生の初期に逆戻りして，そこで得られた満足感や平穏さを得ようとすること
	例	幼児退行，赤ちゃん返り。 物を投げたり，泣いたり，怒鳴ったりすることで欲求を満たそうとする。
自己への敵対	定義	自分には関係ないことなのに，罪の意識 のため，自分を痛めること
	例	本当は自分ではない誰かに対して腹を立てていたり，攻撃してやりたいと思っているのに，それを直接相手にぶつけることができず，自分に対して攻撃性を向ける。 いじめられている子が，自傷を繰り返す。
置き換え	定義	抑圧した感情や葛藤などを本来とは異なる対象に対してぶつけること
	例	親との葛藤を担任教師へ向け，攻撃的な態度をとる。 職場での不満を家族に八つ当たりする。 子どもが独立後，ペットを子どものようにかわいがる。
反動形成	定義	受け入れにくい感情や態度を抑圧して，それとはまったく反対の感情や態度を表すこと
	例	自信がないがあえて強気な態度をとる。 相手を憎んでいるが，優しくする。
分離	定義	出来事に対して，当然生じると思われる感情や情動を示さず，それらを別のところに追いやること
	例	嫌な体験・記憶を自分の意識から切り離し，身の回りで起こっていることへの現実感が薄れる。 子どもを亡くした親が淡々としている。
打ち消し	定義	いったん示した感情や考えを打ち消すために，別の感情を示したりすること
	例	手洗いや儀式的な行動をすることによって，嫌な気持ちやイメージを打ち消す。 性的な被害を受けた人がその記憶の上書きをするように，複数の人と性的な関係をもつ。
合理化	定義	自分の行為を正当化するために，社会的に許され，自分の良心に反しないような理由づけをすること
	例	試験に失敗したが，自分の実力不足ではなく，あの日は体調が悪かったから仕方がないと理由づけする。
昇華	定義	本能的な衝動エネルギーを超自我の要請に応じて方向を変えること
	例	満たされない思いを歌にする。 性的な欲求をスポーツで発散する。

（南裕子編著：アクティブ・ナーシング 実践オレム-アンダーウッド理論 こころを癒す，講談社，2005. を一部改変）

響を受け，時に，欲求不満になったり不安や罪悪感を覚えたりする。そのような状態では心が不安定になってしまうため，安定を図るために防衛機制は比較的日常的に使われている。この防衛機制は心の健康を保つために必要なもので，無意識に心のバランスをとるための対処として行われている。しかし，それが極端に働きすぎると不適応につながってしまう。

では，病気とつきあいながら生活する場合はどうだろうか。病気がわかったとき，受傷したとき，治療の選択など人はさまざまな場面で程度の差はあっても衝撃を受けることとなる。こ

表26 死の受容に至る5段階の心理プロセス

第一段階	否認と孤立
第二段階	怒り
第三段階	取引
第四段階	抑うつ
第五段階	受容

実際のプロセスでは明確な段階ごとに一方方向に進むのではなく，行ったり来たりを繰り返しながら進んでいく。

のような自我に影響を及ぼすさまざまな衝撃を緩和し，自我の弱い部分を守りつつ，現状に折りあいをつけながら生きていくために防衛機制が使われる。看護をするうえで，対象者はもちろん，自分自身がどのような心の働きをしているのかを知って対応することは大切である。

悲嘆と喪失

(1)キューブラー・ロスの死の受容過程

キューブラー・ロス(Elisabeth Kübler-Ross)は著書『死ぬ瞬間』のなかで死の受容に至る5段階の心理プロセス(表26)を紹介した。

☑末期がんで子どもを残していくのがつらいシングルマザー：40歳代Eさん

会社の健診で再検査となり精密検査を行ったところ，乳がんがわかった。治療のために病院受診をすると，骨転移が判明した。化学療法が開始されたが，効果は乏しく，今後の積極的な治療は望めない状況となった。主治医より，積極的な治療法がないこと，痛みやつらさを緩和しつつ社会生活を行っていけるようにサポートしていく旨が説明された。

Eさんには小学生の子どもが2人おり，完治を目指して治療していた。そのため，治療法がないという現実を受け入れることは到底できなかった。主治医は治らないと言ったが，実は間違いではないのかと思った。セカンドオピニオンを受けたり，他の方法がないか別の病院を受診したりしたが，治療方法は見つからなかった。

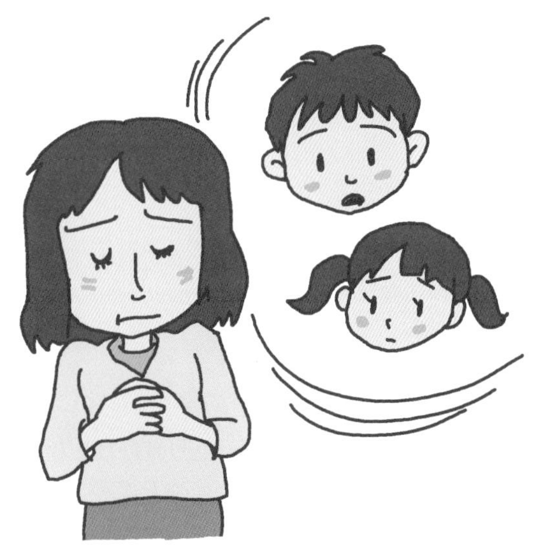

次第に，なぜ自分が幼い子どもを残して死なねばならないのかと悲しみや怒りがわいてきた。せめて子どもが成人するまではなんとか生きていたい。そのためならばなんでもすると，身体に良いといわれる生活を心がけた。しかし，病気の進行は変わらず次第に死を意識するようになった。もう何をしても助からない，どうすることもできないと気持ちも落ち込んだ。2人の子どもたちは，Eさんの状態が悪くなっていることへの不安から，学校に行くことなどそばを離れることを嫌がるようになった。

Eさんは，このまま子どもを不安にさせていてはいけないと思うようになった。また，子どもたちに良い思い出をつくっておきたいと，死を意識しつつも残された時間をどう過ごすのかを考えるようになった。

【アセスメント】

Eさんは，積極的な治療法がないという今の自分の病状について信じたくないという思い(否認)がある。否認しつつも，何か助かる方法や治療法があるかもしれないとセカンドピニオンを受けながらも，次第にこれが現実であることを認識していく。しかし，まだ幼い子どもたちを残してなぜ自分が死ななければならないのかと怒りもわいてくる。そのため，非現実的なことでも取り入れてなんとか助からないかと相談(取引)をするが，どうにもならないことで抑

表27 適応への4つのプロセス

衝撃の段階	自分で抱えきれないほどの衝撃，心理的ショックを受ける。茫然自失。
防衛的退行の段階	危機に対して自分を守る段階。否認・抑圧・現実逃避など防衛機制を用いて安定を図る。
承認の段階	目をそらしていた現実に直面し，対応していく段階。避けられない現実へ対応していく。
適応の段階	現実的，建設的な対処で問題に取り組み新たな価値観をつくる。

（小島操子，佐藤禮子編：危機状況にある患者・家族の危機分析と看護介入 事例集，p3，金芳堂，2011．を参考に作成）

うつが出てきてしまう。

このようなプロセスを行ったり来たりしながら，避けられない死を現実のものと認識し，残された時間をどのように過ごすのかという段階に来ている。

(2)フィンクの危機モデル

フィンク（Fink SL）は，「危機とは個々人が出来事に対してもっている通常の対処する能力が，その状況を処理するのには不十分であるとみなした混乱した状態」としている。そのような出来事に続く適応へのプロセスをモデル化して，衝撃，防衛的退行，承認，適応の連続する4つの段階（表27）で表している[7)]。

☑ 右下肢切断となった30歳代男性Fさん

バイクの事故によって右下肢切断となったFさん。手術が終わり麻酔から目が覚めると病院であった。足を動かそうとすると違和感がある。医師から説明を受け，下肢を失ったことを知った。話の途中から頭が真っ白になった。その後の説明は頭に入らなかった。数日は，食欲もなく何もする気が起きずぼんやりして過ごした。恋人がお見舞いに来ても反応が鈍かった。職場復帰ができるとも思えず，彼女には唐突に「別れよう」と言っていた。

そんななかで，実は足は元通りにあり，事故はなく，これは夢なんじゃないかと思ったり，悪い夢から覚めたら足が元に戻るのではないかと思ったりした。

リハビリの提案をされたが，そんなことできるわけないと立腹し拒否が続いた。職場への復帰や，退院したらやりたいことを語る一方で，「このような身体では何もできない」と看護師に怒鳴ったり，日常生活場面で過度な介助を要求したりするなどの依存がみられた。

そんななかでも，彼女は日々の面会，医療者も焦らず対応することを続けた。

リハビリ室で自分より若い患者が義肢をつけてリハビリする姿を見て気持ちが少しずつ変化してきた。右下肢を失った苦しみを感じながらも自分で義肢をつけ，リハビリを意欲的に行うようになった。

【アセスメント】

Fさんは，事故により突然右下肢を失った。今まで当たり前にあったものを失い想像もつかない衝撃を受けている。医師からの説明を受けても，右下肢が失われたことを現実とは受け止められず否認や現実逃避をしたりして，なんとか心の安定を保とうとした。またキーパーソンである彼女，医療者ともに，Fさんの心の状態を理解し，防衛的退行にふりまわされず，焦らず対応することでFさんは追いつめられることなく過ごせた。時間が経つにつれて次第に心が落ち着いてくると，右下肢が失われたことを避けられない現実として受け入れ始めた。そのため，失った苦しみをもちながらも，現実的な行動，リハビリに取り組み今後の生活を考えられるようになってきている。

表28 問題解決決定要因

①出来事についての現実的な認知
②適切な対処機制
③適切な社会的支持

(3)アギュララの問題解決危機モデル

アギュララ(Donna C. Aguilera)は，ストレスの多い問題に遭遇したときに，問題を解決するためには3つの要因(表28)が必要であるとしている。

人間は有機体であり，ストレスによる負荷がかかると不均衡状態になるが，均衡状態を回復しようとする。そのため危機を回避できるか，不均衡が持続して危機に陥るかは，問題解決に対する決定要因が適切になされているかや，その充足により決定づけられる。

☑ 脳梗塞後の60歳代男性Gさん

会社員のGさん。通勤途中に脳梗塞で倒れ救急搬送された。幸い一命をとりとめたが，右不全麻痺が残った。

Gさんは命が助かったことを喜ぶ一方で，自分で身の回りのこともできない状態に愕然とした。医師はリハビリをしていくことで状態は変化していくと説明していたが，Gさんは「もうこのまま寝たきりになってしまう」「仕事もクビになる」「人の手を借りないと自分では何もできない」と言ったりして今後のことを嘆いていた。

また，排泄などの世話を受けざるを得ないことに対して羞恥心や自分へのいら立ちが募り，家族へ強い口調で身の回りの世話を指示したり，現状でも少しずつ身の回りのやれることを促した看護師に，「できるわけないだろう」と口調も荒く立腹したりする状態が続いた。反面，一人になると先のことをはかなんで流涙している姿も見られた。

毎日リハビリを行っていたが，以前は考えることもなかった簡単な動作さえ時間をかけながら行わないといけないことや，時間をかけても結局満足にできないことでリハビリを続ける意欲がなくなっていった。次第にリハビリを拒否する日が続くようになった。医療者はなんとかリハビリを続けるように働きかけたが，Gさんは気持ちを訴えることなく，自分の殻に閉じこもり寝たきりとなってしまった。

【アセスメント】

Gさんは脳梗塞の後遺症により，現状では人の世話を受けないと生活できないことに自信喪失し，今後仕事もクビになるのではと不安が強く出来事について現実的な認知ができない状態にある。そのため，リハビリをすれば回復していくという医療者の声は届かず，周りに当たることで欲求不満を解消しようとしたり，現実逃避して自分の殻に閉じこもることで受け入れがたい現実から逃げようとしている。そうやって防衛機制で対処することでストレスの負荷を軽減し均衡を保とうとし，一時的には心の安定をもたらすように思えるが，医療者や家族のサポートを拒絶し，このまま適切な対処をせず閉じこもることでさらに不均衡な状態が続き，危機に陥ってしまう可能性がある。

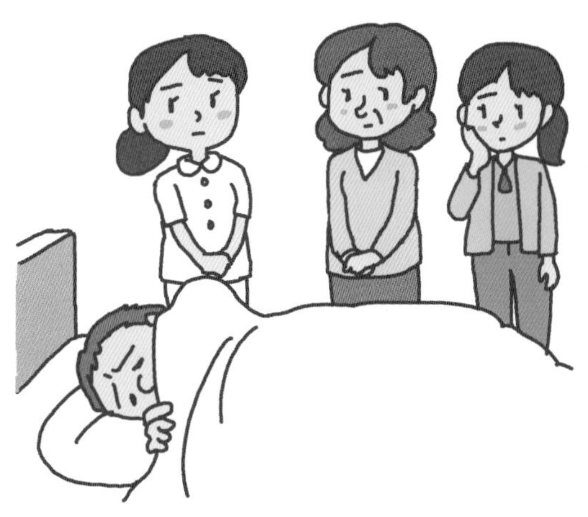

発達段階

心の健康についてアセスメントするためには，人の心の成熟度を考察する必要がある。心は一生をかけて発達する。そして人のライフス

表29 心理-社会的個体発生文化の諸領域

段階		発達課題	発達的危機	人格的活力	問題が生じたときの影響	重要な対人関係の範囲
Ⅰ	**乳児期**	基本的信頼	不信	希望	心の底に破滅不安や分離不安などの強い不安を抱える。	母親および母性的人間
Ⅱ	**幼児期前期**	自律性	恥・疑惑	意志	迫害妄想的恐怖や過度な完璧主義傾向，固執傾向を抱える。	両親的人間
Ⅲ	**幼児期後期**	自発性・積極性	罪悪感	目的	正常な欲求を抑圧する傾向や強い不安傾向を抱える。	核家族的人間
Ⅳ	**児童期**	勤勉性（完成）	劣等感	適格	強い不全感をもつ傾向を抱える。	近隣，学校内の人間
Ⅴ	**思春期・青年期**	アイデンティティ	アイデンティティの拡散	忠誠	摂食障害や境界性パーソナリティ障害，うつ病などはアイデンティティの拡散とつながりが強い。	同年代の仲間，リーダーシップのモデル
Ⅵ	**成人初期**	親密性	孤立	愛	人間関係や社会からの引きこもり，孤立，さまざまな形の精神病理。	友情の相手，異性，競争協力の相手
Ⅶ	**中年期**	生殖性	停滞	世話	アルコールや薬物の乱用，不貞などの社会的な逸脱行動。	労働のメンバー，家族
Ⅷ	**老年期**	自己統合	絶望	英知	外的な世界に対して嫌悪感を抱き，他者を受け入れることができない。落胆や失望が続き，抑うつ状態。	人類，私のようなもの（自分らしさ）

テージに応じた特徴がある。

心は発達課題を積み上げ成熟していくという漸成原理をもっている。このモデルでは，発達は連続して生じ，各段階には意味があり，次に進むためにはその課題が十分に解決されなければならない。なんらかの要因で積み残した発達課題の停滞が生じた場合には将来にわたり身体心理社会的な機能に影響を及ぼすことになる。一方で未完成の発達課題を発見し，その発達課題に取り組むことで，心理社会的な機能を回復することができる。

発達のアセスメントは自我発達，知的能力の発達，人間関係の発達，社会生活の発達などで総合的に判断されるものである。

(1) 発達段階のアセスメント：基礎理論

a. 発達課題と精神病理

人のライフサイクルにおける発達課題を整理したモデルとしてエリクソン（Eric H. Erikson）の個体発達分化の図式がある。エリクソンは生涯を8つの区分に分け，発達課題と発達的危機を整理している。各発達段階の心理的危機を乗り越えることで，人間的活力を得るものの，各段階がうまく克服されない場合，精神病理的結果が生じる（表29）。ここでいう発達的危機とは，破局的な意味あいではなく，発達課題に積み残しが生じ次の発達課題に進めない滞った状態像を示している。

b. 発達のプロセスで現われるその他の特徴的現象

1）愛着形成の失敗

愛着は乳幼児と養育者（母親など）と情緒的に深く結びつけ，安心感を与えるものである。安定した愛着は，他者との関係を積極的に求める傾向をもたらし，特に人間の相互作用に重要な影響を及ぼすと考えられている。

しかし，安定した愛着が形成されない場合もある。そっけなく暴力的な養育を継続的に受けるなどして愛着が不安定になった場合，将来的に人間関係を回避する傾向をもったり，不安定

表30 各ライフステージで注目されるエピソード

時期	注目するエピソード
乳幼児期	家庭環境，家族関係，愛着形成や知的発達の特徴，虐待の有無など
児童期	学業の到達度，学校での問題行動，いじめの有無，人間関係のつまづきなど
思春期 青年期	情緒の傾向，人間関係，性的問題の有無など
成人期 老年期	職歴や継続期間，職場での人間関係，不適応のエピソードなど

な親にしがみつこうとしてますます混乱する傾向をもったり，情緒的な反応が乏しい傾向をもつ。実際に，虐待されている子どもは安心感や安全感がもてず精神的にダメージを受けるにもかかわらず，虐待している親に対して愛着が増すことが知られている。

2）中年期危機

中年期である40歳代以降，人は体力の衰えや人生の時間が限られていることを意識する。そして老いや死に意識が向くようになる。このような成長から衰退へのネガティブ変化は人の心理に大きな影響を与える。対象者の問題は家族や介護，職業の問題から生じるものもあれば，幼児期思春期青年期にやり残した心理的課題から生じるものもある。

中年期は価値観の見直しや将来像の修正に取り組む時期であり，新たなアイデンティティの再統合の時期である。そしてこれは主体的に人生に向き合い，納得して老いを迎えるためのプロセスであると考えられる。

（2）発達段階のアセスメント：情報収集と判断

a. 成育歴や社会的生活史の検討

精神看護において，成育歴や社会的生活史を詳細に検討することは重要である。対象者がどのような家庭で育ち，学生生活を過ごし，社会活動を行ってきたかが対象者の発達をアセスメントする情報となる。対象者が経験した発達的もしくは社会活動のつまづきを示すエピソードは精神疾患の発症につながる重要なエピソードとみることができ，疾患や症状，対象者本人の体験の文脈を知る手がかりになる。表30に各ライフステージで注目されるエピソードを示す。

【アセスメントの視点】

・各発達段階において，心理社会的な問題の有無とそのエピソード
　例）児童期に学校を不登校になったことがある。
・発達課題・発達的危機の問題とその内容とそのエピソード
　例）幼児期にトイレットトレーニングが進まず，母親に過度に叱責された。
・各発達段階における，重要な人間関係を中心とした社会性についてのエピソード
　例）思春期の頃，同年代の友達はいたか？など。

b. 心理検査

対象者や家族の語る過去のエピソードだけでなく，心理検査も重要なデータである。対象者個々の心理的な特性から，心の発達への影響をアセスメントすることができる。成人期の対象者の心の発達で参照される主な心理検査は表31の通りである〔第1部5「03　心理検査」（p57）も参照〕。

対象者の自己概念・障がい受容

対象者の自己概念を理解することは，その人の自分自身への期待や評価，思考パターンを理解するために不可欠であり，あらゆる看護援助に求められる視点である。自己概念は，人が生まれ育つプロセスや，社会活動から得た経験によって発達する。そして自己概念には，人生に

表31 成人期の対象者の心の発達で参照される主な心理検査

種類	名称	特徴
知的検査	WAIS-IV(ウェクスラー式成人知能検査)	言語IQ，動作性IQ，全般性IQが得られる。標準化されている。
	田中／鈴木ビネー式知能検査	何問解けたかによって知能の発達段階が精神年齢としてわかる。
人格検査	ロールシャッハ	インクブロットへの反応から，人格像を捉えようとするもの。
	SCT(文章完成法テスト)	単語や未完成の文章から連想するものを記述させるもの。自己や他者へのイメージや価値観も知ることができる。

表32 対象者の自己理解を知るための視点

自己理解の視点	解説	問題の具体例
ボディイメージ	自分自身の身体について，知覚，評価，期待などを含む。自己概念の基礎となる	老化や機能低下があっても，ボディイメージを変更できない
自己同一性	自分自身が個別に人間として，一貫して，連続して，統一感をもって存在しているという感覚	疾病の影響で，自分自身の自己像が混乱している状態など
自己尊重(自尊心)	自分自身の価値を捉える視点	自己評価が低い状態など
病状理解	自分のもつ精神疾患や身体疾患の理解	病気の症状や治療などが説明できないなど
障がい理解	自分のもつ持続的な機能の変化についての理解	障がいを無視したり軽視する姿勢を示すなど
感情への対処	感情のパターンと対処への自己理解	イライラしやすい場面や原因を説明できるかなど
社会活動への対処	社会活動に対する他者評価を受け止め自己評価をもてる	高すぎる目標をもってアルバイトを探すなど

沿った過去-現在-未来という時間軸がある。病気に伴う病識や障がい受容は，現在の自己概念だけでなく人生の展望が揺らぐ非常に困難な体験である。

精神看護において対象者自身についての認識や，対象者の疾病や障がいについての認識をもつことは，看護援助をするための大切な情報である。そして，アセスメントの手がかりとして大切なのは，対象者の自分自身についての語りである。ただし，誰にとっても自己の内面な事柄を言葉にするのは容易ではなく，非常に内省的な対話が求められる。そしてその対話には何を語っても否定されないといった安全感や，この人となら大丈夫と思える信頼関係を対象者自身がもてることが前提となる。

(1)自己概念の理解とアセスメント

自己概念は自分が自分自身について考えるすべての側面を指す。人間は多面的であり，自己概念も複雑な内容をもつ。アセスメントのためには，対象者自身の自己理解について聴取し，総合的なアセスメントの必要がある(表32)。

(2)障がい受容，病識についての理解とアセスメント

障がい受容については多方面から議論されているものの明確な定義はない。ただし，疾病や障がいの受容の促進を援助することは，対象者にとって「気持ちの整理」「社会生活のメリット」の2つの面で良い影響があると考えられる。障がい受容についてアセスメントするためのいくつかの視点を整理する。

a. 自己受容：心の立ち直り

心身に障がいを得て生きることは，病を得る前とは大きく異なるものである。障がいを得た対象者の自己像が揺らぎ，心の中で「喪失」を体験する。そして障がい者が新たな自己像に「適応」することが大きな課題となる。さまざまな心の体験を経て新たな自己像に適応した障がい者は，障がいを自らがもつ性質の一部分とみなし，自分の存在価値が変わらないことに気づくのである。自己受容は結果として障がい者

表33 コーンの危機・障害受容モデル

時期	内容
ショック	これは自分ではないとショックを受ける
回復への期待	病気だがよくなると考え，変化に一喜一憂する
喪(強い悲しみ)	無力感，悲しみ，抑うつ
防衛	防衛機制としての逃避や退行，または回復適応への努力
適応	前とは違うが悪くないと，自信，安息，新たな価値大系を得る

(Cohn N：Understanding the process of adjustment to disability. J Rehabil, 27：16-18, 1961. をもとに作成)

自身のもつ価値観の転換を重視している。

自己受容の段階をコーン(Nancy Cohn)[8]は，障害による喪失に対しモーニング・ワーク(喪の作業)を経て適応という心理的回復状態に至ると説明した(表33)。

障害受容モデルは一定の段階を追って進むという段階論が多くみられるが，実際には障がい者の心は各段階を行ったり来たりしながら，徐々にその人なりの安定が獲得されるものであり，また必ずしも受容という段階に至るわけではないと理解しておく必要がある。

b. 社会受容：障がいをめぐる問題を社会が捉え直していく視点

社会のなかの障がい者は，社会によってつくられている。そして社会が積極的に障がい者を受け入れ，活躍の場をつくることで，障がい者自身の障がい受容が容易になると考えられている。具体的には，対象者自身のもつ障がい者イメージだけでなく，身近な家族，援助者などがそれぞれのもつ障がい者イメージや社会問題への意識を問い直すことが重要である。

c. 精神疾患の特性からみた病識の困難

統合失調症の対象者は自分自身の精神症状を理解することが難しい特徴をもっている。認知機能面での精神症状の影響と考えられる。例えば妄想を事実と体験している場合，現実でないという説明をしたとしても，対象者自らがすべての情報を統合してその体験を判断することは難しい。病識の欠如は非常に頻度の高い症状であり，対象者の治療参加に大きな影響があるため問題視されやすい。しかし，精神科医の中井は豊富な臨床経験から対象者の病識について，「余裕が出てきてから」「早すぎる病識は危険」と述べており，問題解決のために病識の獲得を求めるのではなく，対象者のペースを尊重する姿勢の重要性を指摘している[9]。

d. 家族内病識

家族メンバーが精神疾患に罹患することで，家族を混乱や苦悩を経験する。家族の心理的反応を知り，援助することが求められる。家族が特定の病気に対して原因，病状，経過，治療法などについて固有に考えをもっていることを家族内病識という。家族の病気への見方や態度は対象者に大きな影響を与える。家族固有の価値観を知り，家族のニーズに応え，家族に寄り添う看護が必要である。

e. 疾病・障がいへの心理的反応

疾病や障がい，治療は対象者の不安を増大させるため，防衛機制などの心理的反応が働いている場合がある。例えば病気による自己概念に変更が求められている場合，対象者の心は，受容-否認の間で揺れ動くものである。また，対象者が変化を望まないのに変化への圧力を感じた場合，医療者を避けたり表面的な受け答えを行ったりする場合があり，治療への抵抗があると判断される場合もある。疾病利得の存在も治療への抵抗が生じる原因となる。

対象者の言動には心理的な反応が多く含まれるため，揺れたり非生産的だったり，一貫性に欠けたりするようにみえるかもしれないが，対話を重ね，アセスメントしながら，対象者とともに問題に取り組むことが求められる。

04 社会学的アセスメント

家族

統合失調症は10歳代の後半から20歳代前半にかけて発病することが多い病気である。経過が長いことから，対象者本人だけでなく家族にも多大な影響を及ぼし，それがまた本人にもフィードバックされ，相互に影響しあう。そこで，ここでは家族の発達段階に応じて，主に統合失調症をもつ人とその家族のタイプ別に述べていく。

(1)家族のタイプ

a. 思春期から成人前期の子どもと成人中期から成熟期の両親

統合失調症を発症しやすい思春期・青年期の時期は，両親はおおよそ成人中期の後半(40歳代)にあたる。成人中期は，社会においても家族においても中心的な役割を担っている時期である。両親は自分の子どもが10歳代という若さで病気になるとは想像もしていないため，なかなか病気を受け入れることができず，混乱してしまうこともある。特に母親は自分の育て方が悪かったのではないかと，自責観を抱く傾向がある。また，なんとか元の生活ができるようにしたいという思いが強く，過干渉になることもある。このように「対象者を強く心配しすぎたり，批判的な接し方をする(高EE：Expressed emotion)ことで，統合失調症の再発のリスクが高くなる」といわれている[10]。

統合失調症は「完治」することは難しい病気であるが，服薬などの治療を継続し，ストレスをコントロールすることで，病気とつきあいながら自分らしい生活を送ることが可能となってきた。しかし，統合失調症は病識をもちにくいという特徴があるため，長期にわたり通院し薬物療法を継続することは簡単なことではない。病状が安定すると，時には家族も「病気が治った」と思い込み，もう治療は必要ないとすすめる場合もある。

同じ家族でも，家族メンバーにより家族の病気の受け止め方，病気に対する知識，子どもへの関わり方などが異なるため，個々のメンバーの話を聞き，アセスメントすることが必要である。

b. 成熟期の子どもと成人後期の両親

子どもは進学や就職などを機に親元を離れ一人暮らしを始める機会が増える。しかし，精神障がいをもつ人はその機会が少なく，成人後も家族と同居している人は8割程度と報告されている[11]。日中，病院のデイケアや作業所に通所して自分らしく過ごす人もいるが，自宅に引きこもって，経済的にも日常生活面でも親に頼っている人も多いのが現状である。80歳代の親が50歳代の子どもの生活を支えるという「8050問題」は，多くの問題を抱えているとして注目されている。「長期高齢化した引きこもり者の診断名は統合失調症が8割であり，問題行動や受療不安定，経済困窮や親の精神疾患等の問題がみられた」との報告もある[12]。このような理由から，親亡き後の子どもの生活を心配して準備を進めている高齢の両親もいる[13]。

精神疾患を発病後，引きこもりを続け社会との関係を断っていた人が，親亡き後に孤立することなく，地域で生活を継続できるように，親が生存しているうちから地域のネットワークをつくり，家族だけに偏らない支援をすることが重要である。そのためには，成熟期の子どもがどのような生活をしているのか，家族はどのような援助をしているのか，経済状況，家族以外の人との関係や社会資源の利用状況なども把握することが必要となる。

c. 精神障がいをもつ親と未成年の子ども

池淵ら[14]の調査によると，精神障がい者の既婚率はわずか8％である。そのうち子どもがいる人は7割と高いのに対し，自分で子育てをしている人は4割弱と，一般と比較しかなり低いのが現状である。

精神障がいをもつ人の子どもたちにはあまり目が向けられていなかったが，2000年頃から注目されるようになり，少しずつ実態が明らかになってきた。特に母親が精神障がいをもつ場合，子どもたちはさまざまな影響を受けている。具体的には，十分なしつけをされず日常生活の習慣が身についていない，あるいは，子どもが家事を代行する，金銭管理を行う，親に薬を飲ませる，心のケアをするなど，幼いときから「ヤングケアラー」としての役割を担わざるを得ない子どももいる。しかも，自分自身も親と同じ病気になるのではないかという不安を抱いている。しかし，家庭内の「秘密」を誰にも相談できない／しないため，周りの人に気づかれず，一人で孤軍奮闘する傾向にある。

そこで，対象者に未成年の子どもがいる場合，子どもの年齢，生活状況，登園・登校の状況，対象者のパートナーの有無，パートナーと子どもの関係，家族以外の支援者の有無などを把握する必要がある。そして，子どもに負担がかかっている場合には，学校や保健師，児童相談所などが連携し，サポートしながら成長を見守ることが重要である。

(2) 家族アセスメントの視点とアセスメントの方法

a. カルガリー家族アセスメント／介入モデル

同じ疾患ではあってもそれぞれの家族には生きてきたプロセスがあり，大事にしている価値観がある。そのため，私たち支援者は，「その家族にとって良かれ」と考えるのではなく，それぞれの家族を理解し，その人たちが望む支援をすることが必要である。そのためのツールとして「カルガリー家族アセスメント／介入モデル（Calgary family assessment model/intervention model：CFAM ／ CFIM）」が活用されている[15)]。これは，カナダのカルガリー大学で開発されたモデルである。「このモデルにおいて，ジェノグラム・エコマップは，家族の構造，サポート資源をアセスメントするうえで重視されている」[15)]。図16を参照していただきたい。

b. ジェノグラム

ジェノグラムとは家族の構造図である[15)]。私たちははじめて対象者に出会ったときに家族についても情報収集を行う。家族に同じ病気の人がいるかを知るためだけではなく，対象者がどのような環境で育ってきたかを把握するためでもある。ジェノグラムの書き方については他の本で紹介されているため，そちらを参照のこと。

ここでは，ジェノグラムの基本的な作成ルール（表34）を示し[15)]，ジェノグラムをどう活用していくかについて述べていく。Hさんの事例（図17）を見てみよう。

☑ 統合失調症のHさんの事例

Hさんは高校3年生のときに統合失調症を発症した。養護教諭のすすめもあり，調子が悪くなってすぐに精神科を受診したため，外来通院をしながら服薬を継続し，高校を卒業後は家事手伝いをしていた。

24歳で5歳年上の幼なじみと結婚し，25歳で長男，27歳で長女を出産した。2人目の出産後，夜間眠れなくなったことで幻聴や妄想が活

ヤングケアラー

年齢や成長の度合いに見合わない重い責任や負担を負って，本来，大人が担うような家族の介護（障がい・病気・精神疾患のある保護者や祖父母への介護など）や世話（年下のきょうだいの世話など）をすることで，自らの育ちや教育に影響を及ぼしている18歳未満の子どものことをいう（厚生労働省，2019）。

図16 CFAMのアセスメント構造樹形図

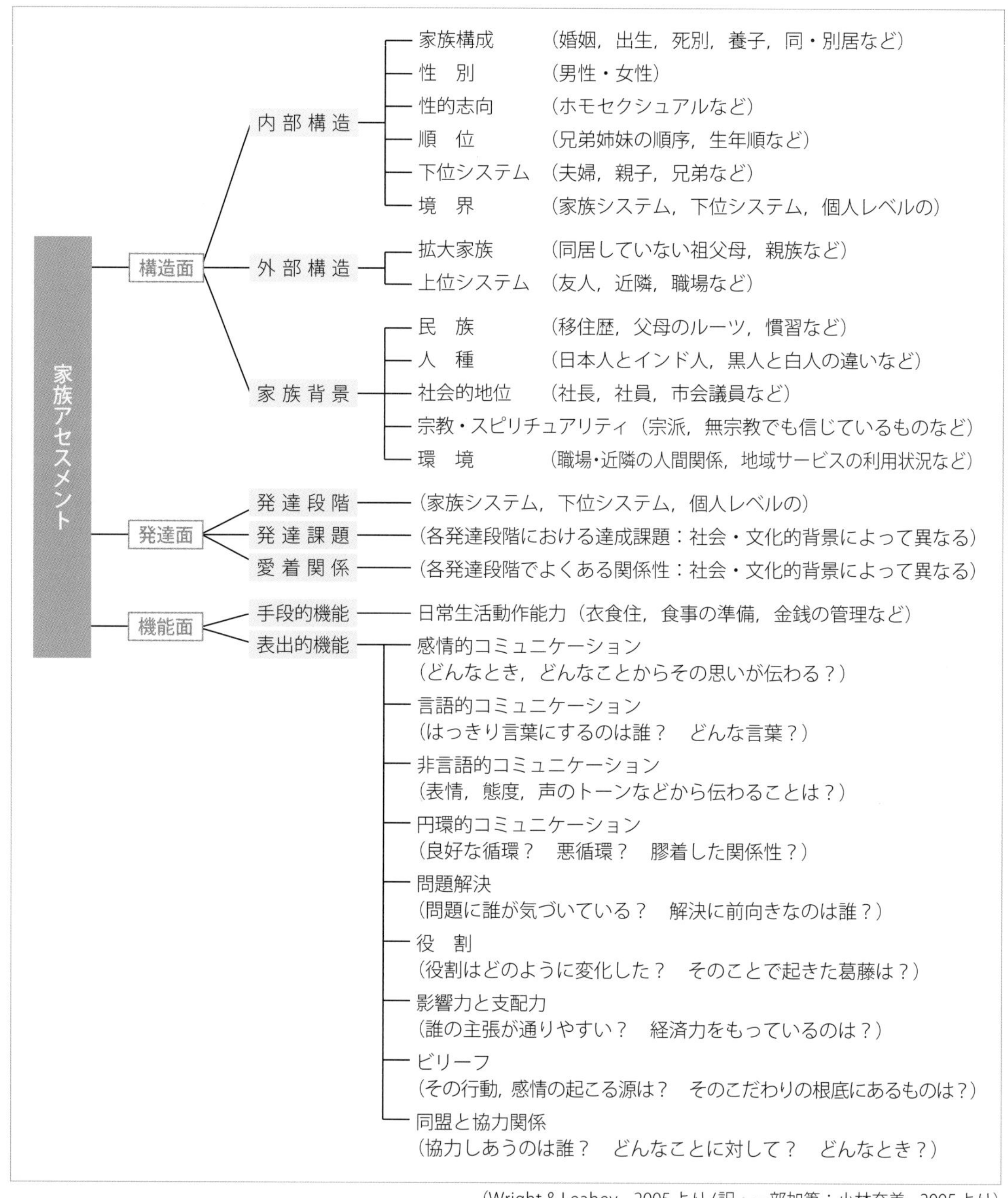

（Wright & Leahey，2005より／訳・一部加筆：小林奈美，2005より）

発となり，1年近く入院となった。その間，長女は乳児院に預けていた。

Hさんの母親も18歳のときに統合失調症を発症している。知人の医師の勧めで精神科を受診し，服薬もきちんとできていたため，入院せずに家事手伝いをして暮らしていた。

母親は23歳のときにお見合いで26歳の男性と結婚し，翌年Hさんを出産した。母親は出産後，精神症状が不安定となり，入退院を繰り返し，Hさんが6歳のときに母親は自殺により亡くなった。入退院を繰り返しているときから，近くに住む父親の姉（伯母）が母親代わりとなり，Hさんの世話や家事を手伝っていた。

Hさんは母親の病気のことは知らされておら

表34 ジェノグラムの基本的な描き方

項目	基本的なルール
1. 性別，年齢，名前	男性は「□」，女性は「○」。年齢は記号のなか，名前は記号のそばに描く。
2. 夫婦	原則，男性は左，女性は右に描く。配置で描きにくい場合は逆でもよい。結婚した年，あるいは婚姻期間がわかる場合が直線上に描く。
3. 夫婦の子ども	夫婦の一段下に並列に描き，生年順に左から描く。
4. 関係	夫婦・親子，きょうだいなどを1本の線でつなぐ。
5. 同居者	同居者を丸で囲み，居住場所を描く。
6. 各人の状況	学年・職業，疾患や病歴，健康状態がわかる場合は，記号のそばに描きこむ。
7. 死亡した人	わかる場合は死亡年齢を描き込み，死因や長く患っていたや病気や状況がわかる場合は，それを描き込む。詳しい情報が不明な場合は，記号に「×」を描き込むのみでよい。
8. 世代	基本的には，関係の近い3世代を描く。

（小林奈美：実践力を高める 家族アセスメント PartIジェノグラム・エコマップの描き方と使い方 カルガリー式家族看護モデル実践へのセカンドステップ，pp56-57, 医歯薬出版，2009.より作成）

図17 Hさんの事例

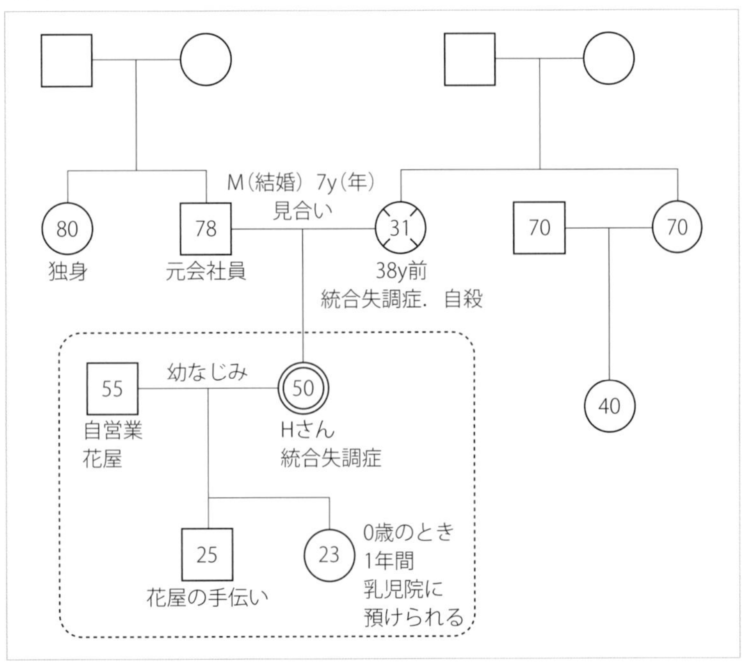

ず，父親も伯母も母親の話題を避けていたことからHさんは母親のことを口に出さないように気を遣っていたという。しかし，母親が亡くなった日の「いつもと違う大人の様子」が記憶に残っていて，夢を見ることが多く，現実か夢なのかわからないまま大人になった。

このように，家族について話を聞くことで，単なる家系図とは異なる，重要な情報を得ることができる。

初回の情報収集のときに対象者がこのように経時的にスムーズに話すことはまれである。最初は医療者に拒否的であったり，覚えていないなどの理由で話してくれない場合もある。しかし，何回か関わるうちに過去のことを話してくれるようになることもある。

図18 エコマップにおける関係性の記号ルール

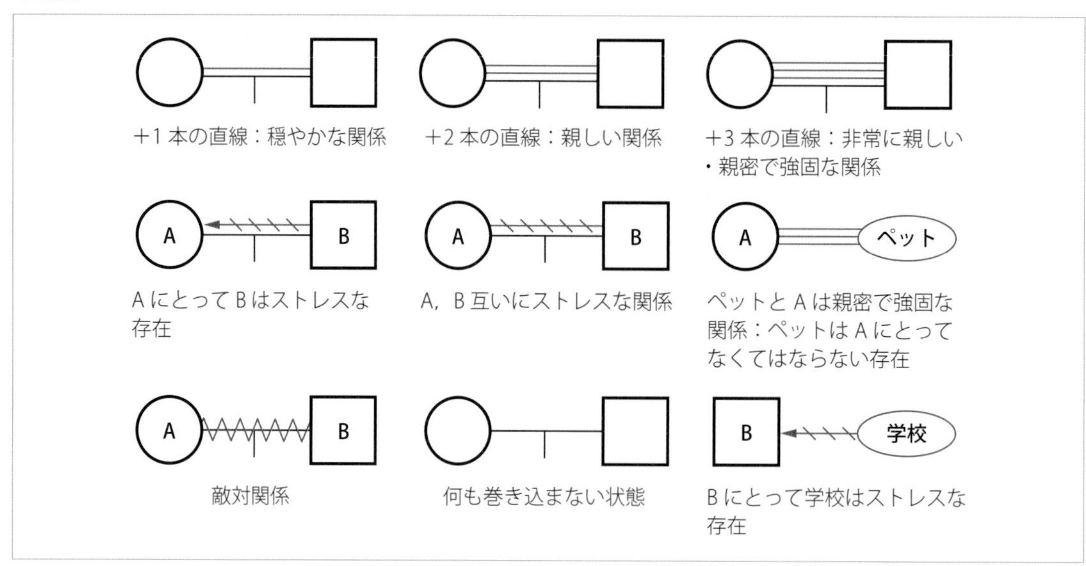

（小林奈美：実践力を高める 家族アセスメント PartⅠジェノグラム・エコマップの描き方と使い方 カルガリー式家族看護モデル実践へのセカンドステップ，p62, 医歯薬出版，2009. より）

図19 Hさんのエコマップ

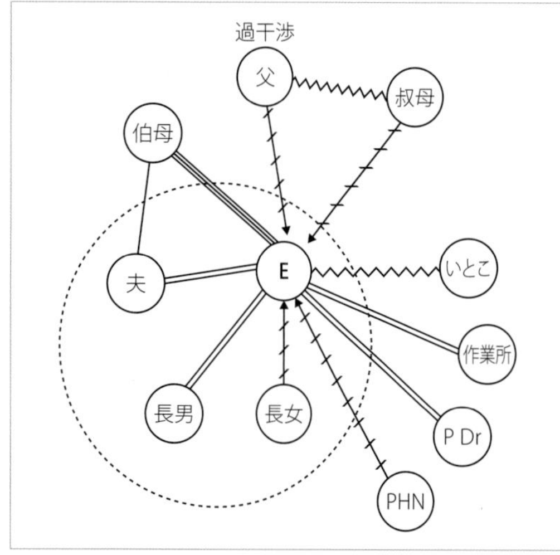

c. エコマップ

エコマップとは，家族とその周辺にあるサポート資源とその関係性を描くものである[15)]。エコマップでは，関係性が一目でわかるように，関係性の記号ルール（図18）がある。先ほどのHさん（図19）について説明する。

☑ 統合失調症のHさんの事例（続き）

Hさんは母親を亡くしてから父方の伯母が母親代わりとなり，親密な関係にある。しかし，母方の叔母は，姉の死に対する不満からHさんの父親に対して敵意を抱いており，母方の叔母家族との折りあいは良くない。Hさんの夫は幼なじみであることから幼少からHさんへの理解があり，家事などのサポートも行ってくれる。長男も，子どもの頃からHさんの調子が悪い姿を見てきたので，体調を気づかったり，家事をサポートしてくれている。しかし，長女は自分だけが施設に預けられたこと，子どもの頃に母親に遊んでもらった記憶があまりないことから，母親に対して反抗的である。

Hさんは現在通院を続け，作業所に通っている。最初は，主治医や作業所のスタッフに依存的であったが，徐々に自分ができることは自分で決断し，実行できるようになり，信頼関係が築けている。しかし，地域の保健師に対しては，子どもを乳児院に預けるようになったのは保健師のせいだと思っていて，反感を抱いている。

図19のように，エコマップを描くことで，Hさんが誰とどんな関係にあるのかがわかる。もしHさんの精神状態が悪化したときに，誰に連絡をとり一緒に対応を考えていけばよいのかなどを一目で把握できる。

環境

(1)退院前のアセスメント

前述したように，統合失調症は若年で発症し，病気とつきあう期間が長いことから，途中で薬を飲まなくなる（怠薬），外来を受診しなくなる，などの「受療中断」が問題となっている。その一方で，副作用が少ない新薬の開発などにより，精神障がいがあっても，自分らしく地域生活を続けることが可能となってきた。訪問看護には再入院の防止や入院期間短縮の効果があることも明らかとなり，精神科の訪問看護の需要が増加している。退院がゴールではなく，再入院に至らずその人らしく地域で暮らし続けることを目指すものである。そのため，入院前の生活状況，入院中の状況，家族との関係などを含め，退院後地域で生活を継続するには，どこで生活することがその人にとって最善かを本人や家族・支援者で話し合うことが必要である。そこで，退院が近づいたら，退院後に関係するであろう人々が集まり，カンファレンスを行う。訪問看護を利用する場合は退院後途切れないように初回の訪問日を決めておく。

このように，退院前に関係機関の人々と顔合わせを行うことで，退院後に誰に相談すればよいのかが明確になり，不安の軽減につながる。また，支援者同士も誰と連携すればよいのかが明らかになる。

以前は，対象者本人を抜きにし支援者だけで，本人に良かれという方法を決めることが多く，家族がいる場合は自宅に戻るのが当然と考えられがちであった。しかし，前述したエコマップなどを参考にして，主役である本人の希望を聞き，一緒に考えるようにしたい。

(2)居住タイプ

割合としては少ないが，サービスが充実すれば，今後家族と同居しない対象者も増えると予測されることから，ここでは家族と同居しないタイプについて述べる。

a. 一人暮らし

退院後一人暮らしをする場合，離れて暮らす家族との関係，友人の有無，近隣との関係などについて情報を得る。また，デイケアや作業所など「居場所」があるのか，訪問看護などの地域のサービスを受けているのかも重要な情報となる。近隣の人が気にかけて声をかけてくれることもあるが，ゴミ出しのルールを守らなかったりすると近隣とトラブルになり，孤立しやすくなる。このように，周りにサポートする人がいない場合，調子が悪くなっても自分から助けを求めようとしないことから，ますます孤立してしまいがちとなる。そのため，かなり重症化してから警察関与による強制入院となる場合もある。今までのことを振り返り，どんなときに調子が悪くなりやすいか，どういう対処をすれば乗り越えられるのかを把握して，アセスメントしていく。

b. 共同生活援助（グループホーム）

通称グループホームと呼ばれる。まだ一人暮らしには不安がある人が希望する場合が多い。グループホームの形式には，一軒家や寮のようなところに数人で住み，トイレや浴室などを共有するタイプ，アパートのように自分専用のタイプがある。共同生活の場合，すぐ近くに知っている人がいるという安心感がある一方，共有スペースの使用ルールを守り，他者とうまくやれるかどうかもアセスメントする必要がある。アパートタイプの場合，自由になる部分は多いが，自己管理が必要になるので，その人の生活状況をアセスメントする必要がある。

経済状態

(1)精神疾患が経済状態にもたらす影響

精神疾患は，本人やその家族に経済的な負担

図20 経済的な支援の利用イメージ

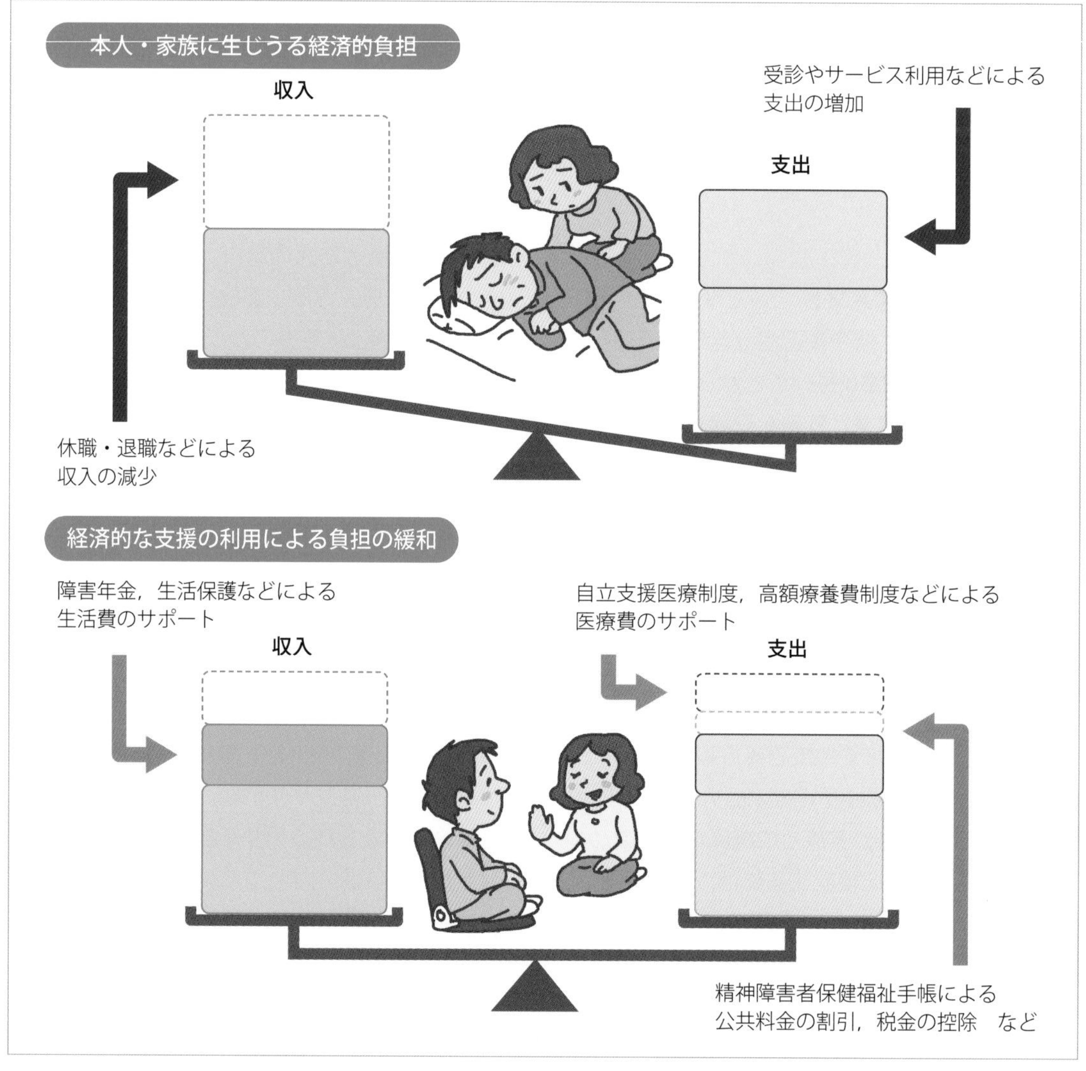

をもたらすことが少なくない。例えば，精神疾患の症状によって本人の能力が制限されたり，入院・通院に必要な時間が増えたりすると，就労が困難になる場合がある。すると，就労によって得られるはずであった収入が減ってしまう。また，精神疾患と上手につきあいながら生活していくためには，医療や福祉サービスを継続的に利用していくことが必要となる。しかし，こうした資源の利用には少なからず費用が発生する。つまり，経済的な負担は，収入と支出の両方の側面で生じることとなる（図20上部）。このような状況は，本人やその家族が抱えやすい不安の1つでもあるため，アセスメントによって現状を整理し，必要に応じて利用できる資源を検討していくことが望ましい。

(2)アセスメントの視点

経済状態をアセスメントする際にまず必要となる情報は，本人を含む世帯の主な収入源は何かということである。これには後述するような経済的な支援のための社会資源が含まれることもあるため，その利用状況も情報収集しておくとよいだろう。そして，今後の見通しを含め，日々の生活や治療，福祉サービスを利用するなかで，経済的な困りごとがないかどうかを確認したり，起こりうる可能性を検討したりする。

その結果，経済的な困りごとがある場合は，ソーシャルワークを担当する精神保健福祉士などと連携を図りながら，利用できる経済的な社会資源や相談先などを本人や家族と共有し，負担の緩和を目指していく（図20下部）。

(3)経済的な支援の例

精神疾患をもつ人や家族に対する経済的な支援にはさまざまな種類がある。ここでは，その一部を紹介する。

a. 医療費のサポート

1)障害年金

病気やケガによって一定以上の障害が継続する場合に，生活を保障するための制度。障害の程度によって，等級は3段階（1級～3級）に分類される。

【相談窓口】

- 年金事務所
- 市区町村の年金課など

2)生活保護

最低限度の生活保障と，自立の手助けを目的とした制度。資産などの活用や他の支援を受けても世帯の全収入が国の定める最低生活費を下回る場合，受給の対象となる。

【相談窓口】

- 福祉事務所
- 市区町村の福祉課など

b. 生活費のサポート

1)自立支援医療制度

精神科医療にかかる医療（外来通院，投薬，デイケア，訪問看護など）について，公的医療保険の自己負担分の費用の一部が，世帯の所得に応じて軽減される制度。

入院にかかる費用，保険適用外の診療にかかる費用，精神疾患と関係のない疾患の医療にかかる費用などは対象外となる。

【相談窓口】市区町村の障害福祉課など

2)高額療養費制度

入院や外来通院による医療費が高額となった場合に，所得に応じて定められた自己負担額を上回った金額が，加入している公的医療保険から後日支払われる制度。

【相談窓口】加入している公的医療保険

c. その他

1)精神障害者保健福祉手帳

一定の精神疾患をもつことを証明するもの。障がいの程度によって，等級は3段階（1級～3級）に分類される。精神疾患をもつ人の自立と社会参加の促進を図るためのさまざまな支援策（公共料金の割引，税金の控除，公共住宅の優先入居，障がい者雇用枠での応募）を利用することが可能となる。

【相談窓口】市区町村の担当課

社会資源

(1)なぜ社会資源の利用が必要か

皆さんは次のような事例を耳にしたことがあるのではないだろうか。

> 【事例】
>
> 10歳代男性，統合失調症。高校生のときに幻覚妄想状態となり，家族が異変に気づいて精神科を受診，医療保護入院となった。約3か月間入院し，精神療法や薬物療法により，精神症状が改善し，自宅に退院した。しばらくすると，対象者は内服を中断し，再び幻覚妄想状態となり，自宅で引きこもるようになった。

もし，この事例の男性が入院中に社会資源の情報を得て，退院後に利用することができていたら，異なる経過を辿っていたかもしれない。

(2)社会資源とは何か

社会資源とは，利用者がニーズを充足したり，困難を解決したりするために活用される，各種の制度，サービス，施設，情報などを総称していう。2013（平成25）年に障害者の日常生活及び社会生活を総合的に支援するための法律（障害者総合支援法）の施行により，精神障がい者

図21 社会資源の例

医療

―治療を提供する―

・精神科病院
・総合病院
・診療所，クリニック
など

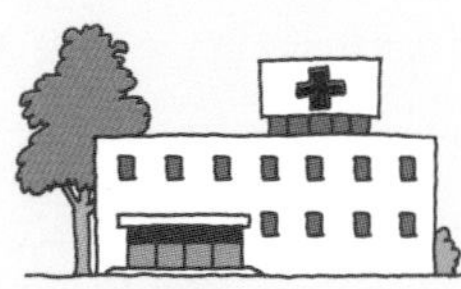

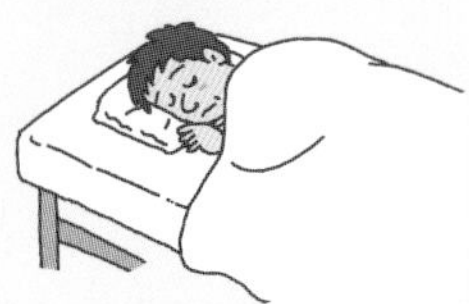

訪問支援

―日々の生活・暮らしを支える―

・訪問看護
・自立生活援助
・ホームヘルプ（居宅介護）
・ACT（包括的生活支援プログラム）
など

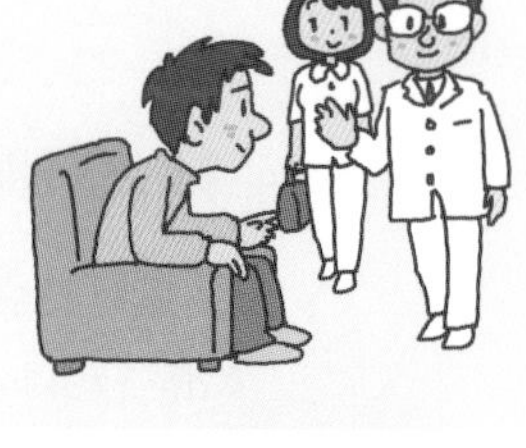

通所支援

―日中の活動の場，生活能力の向上，働くことを支える―

・ショートケア，デイケア，デイナイトケア
・就労継続支援，就労移行支援，就労定着支援
・自立訓練
・ハローワーク（公共職業安定所）
など

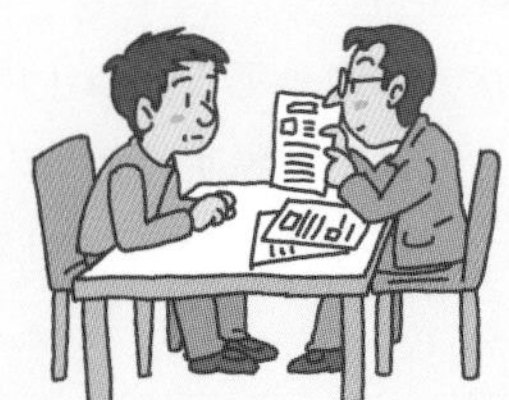

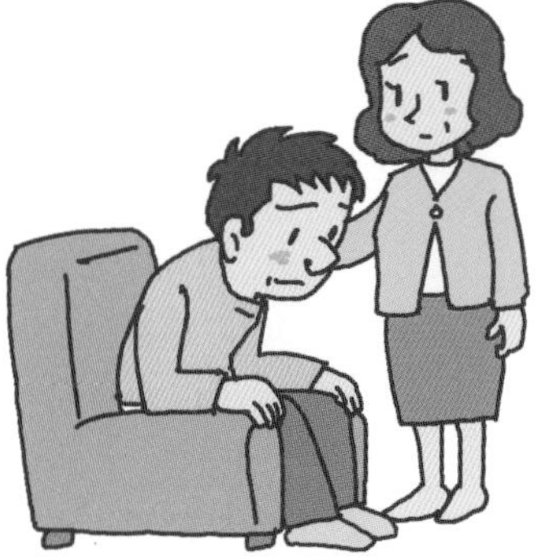

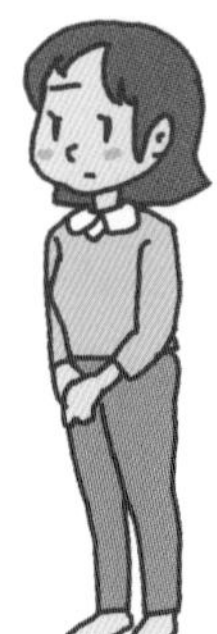

相談支援

―知識・情報の提供，金銭の管理・相談―

・地域活動支援センター
・市役所
・保健所
・精神保健福祉センター
・社会福祉協議会
など

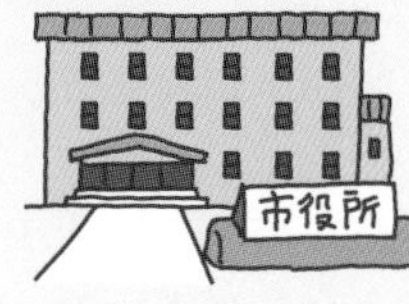

住居支援

―住む場所を支える―

・グループホーム（共同生活援助）
・不動産会社
・ショートステイ（短期入所）
など

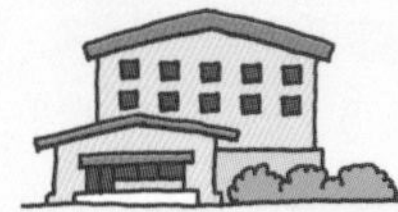

当事者活動

―同じような経験をしてきた人による相互支援―

・セルフヘルプグループ
・ピアサポーターによる支援
・家族会
など

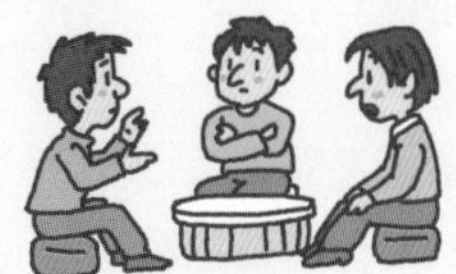

インフォーマルな資源

―地域と交わる，地域の一員として存在する―

・友人，親戚
・近隣の人，大家さん
・ボランティアグループ
・図書館
・カフェ
・コンビニエンスストア
・スーパーマーケット
など

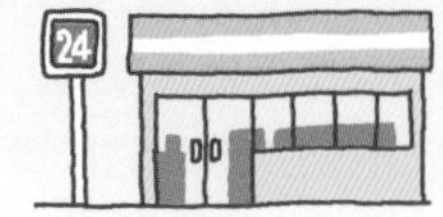

図22 社会資源のニーズを引き出すための情報収集・アセスメントの視点

生物学的	心理学的	社会学的
・食生活の状況 ・栄養状態 ・内服状況，副作用 ・睡眠状況 ・既往歴 ・身体合併症 ・体力 など	・興味・関心のあること ・好きなこと ・得意・苦手なこと ・希望，夢 ・どのような生活を送りたいか ・性格 ・自分や疾患に対する思い など	・人づきあいの仕方 ・1日の生活リズム ・生活能力（家事，金銭管理など） ・経済状況 ・就労経験，就労への思い ・交通手段 ・家族との関係 など

の「生活」と「就労」に対する支援の一層の充実が図られた。また，一人ひとりの利用者に対し，身近なところで効果的・効率的にサービスを提供できるよう仕組みの構築が進んでいる（図21）。

(3) 社会資源の活用の意義

精神科医療の中心は，精神療法や薬物療法であるが，加えて社会資源を活用することが，その人のリカバリーの促進につながる。社会資源は，疾患の再発防止，生活能力の向上，その人らしい生活の実現，対象者家族に対する直接的・間接的支援などをもたらすのである。

そして，何より社会資源の活用により地域のなかで人とのつながりができ，対象者本人ならびに家族の孤立を防ぐ。例えば，図21にある訪問看護の利用は，対象者や家族にとって疾患や内服に関する相談ができたり，支援者がふだんの話し相手になったりする。通所サービスの利用では，生活リズムが整ったり，他者との交流や創作活動を通して，自分のしたいことが見つかったり，就労への意欲や継続へとつながったりする。

一方で，対象者（利用者）のなかには，目的や希望をもつことすら難しい人もいるかもしれない。そうした人も，地域活動支援センターなどの比較的自由度の高い場であれば，その日の調子にあわせて利用することができ，その人のペースでリカバリーしていくことにつながっていく。

(4) 社会資源の活用をアセスメントする視点

対象者や家族の社会資源の活用をアセスメントするときに注意すべきは，精神症状，例えば，意識，記憶，認知などの機能を正常か異常かと評価するようなアセスメントをしないということである。基準に照らして評価するのではなく，対象がもつ個性，ストレングス，希望に目を向けることが重要である。なぜなら，社会資源の活用は，利用者自身が参加し，選択できることを前提としているからである。

具体的なアセスメントの視点は，図22に示したような項目があり，これらを1つひとつ情報収集し，対象者や家族のニーズを導き出していく。地域生活におけるニーズは，本人自身も意識しにくいものであり，気づいていないかもしれない。そのため，看護師は対象者や家族のことを知ろうという姿勢で対話を重ねていき，共同しながらニーズを明らかにし，その解決策を探していくイメージで関わるとよい。

また，すでに社会資源を活用している対象者や家族に対しては，ニーズが変化してきていたり，新たなニーズが発生したりしていないかを確認し，必要に応じて再度アセスメントを行うことが大切である。その際にも，対象者の意向を最大限に尊重できるよう関わっていく。

そして，ニーズにあった社会資源として，どのような場，時間などの設定であれば，対象者や家族が参加してみたいと感じ，生活に組み入れることができそうかを，具体的に対象者と話しあっていく。話し合いの段階で，精神保健福祉士などの他職種を交えたり，それが難しければ看護師が対象者のニーズを多職種間で共有し，社会資源の選択と活用につなげることができるとよいであろう。

さらに，看護師として，対象者の社会資源のニーズへの気づきの力やアセスメント能力を高めるために，リカバリーした当事者の経験を聞くことや，精神保健福祉の専門職から学ぶ姿勢をもつことも有用である。知識や情報を豊富に得ることが実践能力を高める。その他にも，自分が住んでいる地域の社会資源について調べたり，できるなら見学してみたりすることをおすすめする。このような看護師の行動により，看護師自身が社会資源の活用の意義を実感することが，対象者や家族に社会資源を知ってもらう一歩となり，地域の支援者との橋渡しにもなるのである。

引用文献

1) 武藤教志編著：他科に誇れる精神科看護の専門技術 メンタルステータスイグザミネーション Vol.1，精神看護出版，2017.

2) 杉田峰康監：自我の機能と病理を学ぶ～杉田峰康と考えるあなたの心の健康～，チーム医療，2013.

3) 神谷栄治，西原美貴：心理アセスメントにおける自我機能．椙山女学園大学研究論集 人文科学篇，37：45-54, 2006.

4) Kataoka N, Shima Y, Nakajima K, et al：A central master driver of psychosocial stress responses in the rat. Science, 367 (6482)：1105-1112, 2020.

5) 樋山光教：一般科患者の精神科的問題の診断と治療．リエゾン精神看護 患者ケアとナース支援のために，野末聖香編，pp28-30，医歯薬出版，2004.

6) 南裕子編著:アクティブ・ナーシング 実践オレム-アンダーウッド理論 こころを癒す，講談社，2005.

7) 小島操子，佐藤禮子編：危機状況にある患者・家族の危機分析と看護介入 事例集，p3，金芳堂，2011.

8) Cohn N：Understanding the process of adjustment to disability. J Rehabil, 27：16-18, 1961.

9) 中井久夫，山口直彦著：看護のための精神医学（第2版），医学書院，2004.

10) 松村麻衣子：心理教育．パーフェクト臨床実習ガイド 精神看護（第2版），萱間真美編，pp342-343，照林社，2015.

11) 松田陽子，船越明子，北恵津子・他:精神障害者を抱える家族の精神的健康に影響与える要因の検討．三重県立大学紀要，17 (17)：59-65, 2013.

12) 東出香，新村順子，西いづみ・他：東京都アウトリーチ支援事業における長期高年齢化したひきこもり32事例の後方視的検討．日本社会精神医学会雑誌，29 (3)：205-214, 2020.

13) 吉岡京子，黒田眞理子，篁宗一・他：親亡き後の精神障害者の地域生活を見据えた親の準備の解明．日本公衆衛生雑誌，66 (2)：76-87, 2019.

14) 池淵恵美監：精神障がい者の生活と治療に関するアンケート～より良い生活と治療への提言～，公益社団法人 全国精神保健福祉会連合会（みんなねっと），2011.
https://seishinhoken.jp/files/view/articles_files/src/4.pdf（最終アクセス2021年8月5日）

15) 小林奈美：実践力を高める 家族アセスメント PartI ジェノグラム・エコマップの描き方と使い方 カルガリー式家族看護モデル実践へのセカンドステップ，pp54-63，医歯薬出版，2009.

参考文献

・Engel GL：The need for a new medical model：a challenge for biomedicine. Science, 196 (4286)：129-136, 1977.

・Engel GL：The clinical application of the biopsychosocial model. Am J Psychiatry, 137 (5)：535-544, 1980.

・Neel Burton著，朝田隆監訳：みる よむ わかる 精神医学入門，医学書院，2015.

・公益財団法人浅香山病院看護部編著：カラービジュアルで見てわかる！はじめての精神科看護，メディカ出版（改訂2版），2020.

・池淵恵美，中込和幸，池澤聰・他：統合失調症の社会的認知：脳科学と心理社会的介入の架橋を目指して．精神神経学雑誌，114 (5)：489-507, 2012.

・小杉正太郎編著：ストレス心理学 個人差のプロセスとコーピング，川島書店，2002.

・竹島雅子：フィジカルアセスメントの基本手技．金子亜矢子ら編著：精神科ナースのアセスメント＆プランニングbooks精神科身体ケア，一般社団法人日本精神科看護協会監・金子亜矢子，小林美和，八戸正子・他編，pp41-45，中央法規出版，2017.

・平井元子：心身相関に関する理論．精神看護スペシャリストに必要な理論と技法，日本専門看護師協議会監修・宇佐美しおり，野末聖香編，pp67-69，日本看護協会出版会，2009.

・萱間真美，野田文隆編：精神看護学 こころ・からだ・かかわりのプラクティス，南江堂，2010.

・文部科学省：心のケアの基本：ストレスとは．https://www.mext.go.jp/a_menu/shotou/clarinet/002/003/010/003.htm（最終アクセス2021年11月1日）

・Miyamoto S, Merrill DB, Lieberman JA, et al：Antipsychotic drugs. Psychiatry (third edition), Tasman A, Kay J, Lieberman JA, et al, eds, pp2161-2201, John Wiley & Sons, 2008.

・Marder SR, Essock SM, Miller AL, et al：Physical health monitoring of patients with schizophrenia. Am J Psychiatry, 161 (8)：1334-1349, 2004.

・Boyer EW, Shannon M：The serotonin syndrome. N Engl J Med, 352（11）：1112-1120, 2005.
・Robin C, Trieger N：Paradoxical reactions to benzodiazepines in intravenous sedation：a report of 2 cases and review of the literature. Anesth Prog, 49（4）：128-132, Winter 2002.
・Sussman N：Treating anxiety while minimizing abuse and dependence. J Clin Psychiatry, 54 Suppl：44-51, 1993.
・Kaplan, Sadock著・井上令一監・四宮滋子，田宮聡監訳：カプラン臨床精神医学テキスト DSM-5診断基準の臨床への展開（第3版），メディカル・サイエンス・インターナショナル，2016.
・岡本祐子編著：成人発達臨床心理学ハンドブック 個と関係性からライフサイクルを見る，ナカニシヤ出版，2010.
・服部祥子：人を育む人間関係論 援助専門職者として，個人として，医学書院，2004.
・ゲイル・W・スチュアート，ミシェル・T・ラライア著・安保寛明，宮本有紀監訳・金子亜矢子監：精神科看護—原理と実践（原著第8版），エルゼビア・ジャパン，2007.
・松尾ミヨ子，城生弘美，習田明裕編：ナーシング・グラフィカ 基礎看護学② ヘルスアセスメント（第5版），メディカ出版，2017.
・厚生労働省：生活保護制度. https://www.mhlw.go.jp/stf/seisakunitsuite/bunya/hukushi_kaigo/seikatsuhogo/seikatuhogo/index.html（最終アクセス2021年11月1日）
・厚生労働省：みんなのメンタルヘルス総合サイト：こころの病気への助成について. https://www.mhlw.go.jp/kokoro/support/promotion.html（最終アクセス2021年11月1日）
・日本年金機構：障害年金. https://www.nenkin.go.jp/service/jukyu/shougainenkin/jukyu-yoken/20150401-01.html(最終アクセス2021年11月1日）

療養生活と自己実現を支援するためのセルフケアアセスメント

01 オレム-アンダーウッドのセルフケア理論

オレム-アンダーウッドのセルフケア理論は，アンダーウッド(Patricia R. Underwood)が，オレム(Dorothea E. Orem)の理論を精神科臨床に活用できるように修正したものである。

オレムは，看護の独自性とは何かを求め，すべての人が看護ケアを必要とするのではなく，「ある特定の人が，ある特定の状況において看護を必要としている」と提案し，看護は，対象者や対象者にとって重要な人々が援助したり，その責任がとれないときに，代わって援助する専門職と考え，看護職は対象者の健康維持や増進について立案・計画することを援助する専門職であるとした[1]。

セルフケア要件

オレムのモデルで最も重要なのは，セルフケア要件である。セルフケア要件とは，個人が必要とするセルフケアの種類の表現である。「普遍的セルフケア要件」「発達的セルフケア要件」「健康逸脱に関連するセルフケア要件」の3つで構成される。

(1)普遍的セルフケア要件

すべての人間に共通にみられるもので，年齢，発達段階，環境などの要因によって変化する。生命に欠かせない，食事や水分，空気，排泄，活動と休息のバランスなど，人間としての機能遂行に重要なものが含まれる(表1)。健康な人は，このセルフケア要件と，自分自身がもつセルフケアを行う能力のバランスがとれており，このときは看護が必要のない状態といえる[2](図1)。看護が必要な状態とは，このバランスが崩れ，対象者がケアニードを自分で満たすことができないとき，またそれが予測されるときである。

(2)発達的セルフケア要件

人間の成長発達に伴い生まれるセルフケアニードをいう。具体的には，胎児期・出生時，新生児期，乳幼児期，思春期，青年期，成人期，妊娠時などがある。例えば，新生児期には生命維持のため，また発達促進のために，体温維持，食事を与える，排泄の手伝いなど，発達上のニードを満たすことが必要となる，というように，発達の段階によって必要となる特別な支援のことである。

(3)健康逸脱に関連するセルフケア要件

病気になったり障がいをもつためにできなくなったセルフケアに看護支援が必要となる状態をいう。

アンダーウッドによる修正理論

アンダーウッドは，心を病む対象者への看護ケアに適応させるために，オレムのセルフケア理論を修正・操作化した。これをオレム-アンダーウッド理論という。この理論は，セルフケアの理論，対象者と看護師の関係，看護過程によって成り立つ。

アンダーウッドは，オレムの普遍的セルフケア要件を5つの普遍的「要素」とした。オレムの

表1 オレムの普遍的セルフケア要件

①空気・食物・水の摂取
②排泄
③活動と休息
④孤独と社会的相互作用
⑤生命と安寧に対する危険
⑥正常であること

図1 セルフケア能力とセルフケア要件（セルフケアニード）とのバランス

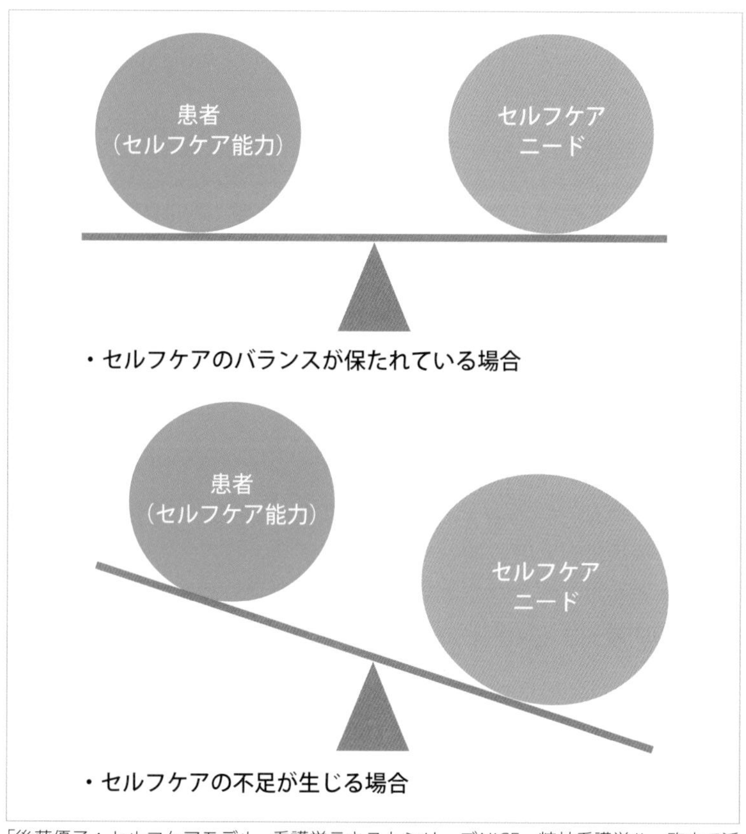

「後藤優子：セルフケアモデル，看護学テキストシリーズNiCE　精神看護学Ⅱ　臨床で活かすケア（萱間真美，野田文隆編），改訂第2版，p120，2015，南江堂」より許諾を得て改変し転載．

示した発達的セルフケア要件と健康逸脱に対するセルフケア要件は，「基本的条件づけの要素」に含まれるとした。「基本的条件づけの要素」とは，年齢，性別，健康状態，学歴，職歴，社会資源，文化的な影響，発達段階などとした。

アンダーウッドは，セルフケアの理論こそが看護であり，看護師と対象者の関係，看護過程が一緒になることで看護のプロセスになるとしている[3)]。看護師は看護過程のなかで，看護師と対象者の関係を使うことで，セルフケアの理論を実践に移していくことになる。アンダーウッドは，セルフケア理論に基づく看護の目標を，「対象者が日常生活を送るにあたって，セルフケアおよび自己決定を獲得，あるいは再び取り戻し維持するように援助すること」とした。

また，オレムの要件（表1の⑥）「正常であること」は，これだけ別立てで取り上げるのではなく，こうあることが精神科治療の目標の1つ

表2 アンダーウッドが開発した普遍的セルフケアの要素

①空気・水・食物の十分な摂取
②排泄物と排泄のプロセスに関するケア
③活動と休息のバランスの維持
④孤独と社会的相互作用のバランスの維持
⑤体温と個人衛生の保持

表3 普遍的セルフケア要素(長谷川病院)の内容

空気・水・食物	・呼吸状態，水分の摂取状況，食事の摂取状況や栄養状態，食事や水分を自分で摂取できるか，食事の準備が自分でできるかなど
排　泄	・排尿，排便の回数や量，生理の状況，排泄の始末ができるかどうかなど
個人衛生	・入浴や洗髪などの状況，衣類などが清潔に保たれ適度に交換されているか，部屋の整理整頓ができるかなど
活動と休息のバランス	・活動の過剰や過小，休息が適度にとれるか，睡眠状況，昼夜逆転があるかなど
孤独と付き合いのバランス	・他者との関係が適度に保てるか，過剰になっていないか，ひきこもりがあるか，逆に1人でいる時間を過ごせるか
安全を保つ能力	・自傷行為，他者への暴力，器物破損など ・自分の症状のマネジメントや服薬の管理などを含む場合もある

「後藤優子：セルフケアモデル，看護学テキストシリーズNiCE　精神看護学II　臨床で活かすケア(萱間真美，野田文隆編)，改訂第2版，p119，2015，南江堂」より許諾を得て転載.

であり，これは他のセルフケア要件の一部であると位置づけ，削除した。また，個人衛生，体温は，精神疾患をもつ対象者にとって欠如しやすく，そのためにいわゆる精神病とみなされていることに注目し，洋服の着方なども，セルフケア要素に含めることとした(表2)。日本ではじめてアンダーウッドのセルフケアモデルをとり入れた長谷川病院では，「安全を保つ能力」を加え，普遍的セルフケア要素を6項目としている[3)](表3)。

セルフケア不足の理論

ある対象者がセルフケア要件を自分で満たすことができないとき，「セルフケアの不足した状態」という。このとき対象者は看護師を必要とし，看護ケアが必要となる。例えば，統合失調症患者が，妄想に影響され食事を摂らなくなるとか，眠れなくなるということがある。そのような場合，妄想によって食事や活動と休息のバランスを保つことができなくなる，つまり，セルフケアが不足した状態となる。このようなとき，セルフケア不足を補う判断がされ，看護ケアを行うこととなる。

アンダーウッドは，精神疾患をもつ対象者にはどのようなセルフケアが不足するのかを検討した。例えば，「空気・水・食物の十分な摂取」の要件をみてみると，精神疾患をもつ対象者は，重度な呼吸器疾患がない限り，まず呼吸ができないということはない。しかし，身体的拘束中や，意識状態が低下しているときなどは，誤飲や窒息がないよう注意する必要がある。また，精神疾患によって，空腹だから食べる，口渇で適切な量を飲む，ということができず，過食・拒食や誤飲などが起こるというように，精神科特有のセルフケアの不足があると考えた。

このように，各要件について，看護師がどのような種類の，どの程度の支援をするのか，セルフケアアセスメントを行っていく。

表4 看護システムの整理

オレム理論	アンダーウッド修正理論	
全代償システム	レベルⅠ	対象者は行動は起こさず，看護師が全面的に援助する。
一部代償システム	レベルⅡ	看護師は対象者の必要に応じ対象者を一部援助し，対象者もなんらかのセルフケアを行う。
支持・教育システム	レベルⅢ	対象者がセルフケアをある程度行うことができるが，そのためのサポートや教育を行う。
	レベルⅣ	対象者はほとんど自立しており，看護者の直接のケアを必要としない。

看護システム理論 ーどの程度の支援をするのか（表4）

セルフケアの不足があるとき，対象の不足にあった形で補う援助をする。どの程度援助するのかについて，オレムの理論では，看護師と対象者が，対象者のセルフケア要件を満たすため，「全代償システム」「一部代償システム」「支持・教育システム」という3種類のシステムを用いた。「全代償システム」では，対象者は行動を起こさず，看護師が全面的に援助する。「一部代償システム」では，看護師は対象者の必要に応じて一部援助し，対象者もなんらかのセルフケアを行う。「支持・教育システム」では，対象者がセルフケアをある程度行うことができるが，そのためのサポートや教育が必要である。

一方，アンダーウッドは，このような用語は用いず，レベルⅠ，Ⅱ，Ⅲ，Ⅳと分類し，新たに看護師の援助を必要としないレベルⅣを設定した。レベルⅠは全代償システム，レベルⅡは一部代償システム，レベルⅢは支持・教育システム，レベルⅣは自立的レベルである。

02 セルフケアアセスメント

対象者を理解し支援を考えるために，対象者がどの程度，自分自身のことをできるのかを評価する。セルフケアのレベルは病気の重症度とは必ずしも一致せず，症状によってセルフケアが大きく不足している人もいれば，ほとんど自立できている人もいる。どのような種類の，どの程度のセルフケア不足が生じているのか，どの程度の支援が必要なのかを正しく判断することが重要となる。

対象者とともに，コプロダクションとしてのアセスメントと看護計画を実践するには，将来こうなりたい，こうしたい，といったような対象者の希望を入れていくことが重要である。また，その希望を叶えるために活用できるストレングス（強み。対象者がもつ力，資源など）も入れていくとよい。

現在のアセスメントに加え，対象者からのこれまで・これからの情報を十分に入れ，対象者の人生という連続線上に今があることを理解したうえで，必要な支援や，対象者が取り組むことを考えていく。

セルフケアアセスメントの取り組み方

オレム-アンダーウッドのセルフケア理論に基づくセルフケアアセスメントに，日本の臨床現場で必要なアセスメントが追加され活用されている。それは「安全を保つ能力」（表3の6番目）と「病気とのつきあい」である。本書では，この臨床で活用されているアセスメント領域を使用する（p143の様式）。

(1) 情報の整理

まず，対象者のセルフケア項目に関連した情報を様式に列挙する。このとき，過去(発症前や入院前の様子，症状とセルフケアの関連，過去活躍していたときの様子，入院時)・現在(アセスメント時点)・未来(これからの夢・希望，戻る場所など)を意識して情報収集を行う。この様式を使うことで，今後に向け，まだ情報が不足している部分がわかり，今後対象者との会話や他職種からどのような情報を得ていくかを知る手がかりになる。情報がまだ不足している項目には，「〜を検討するため，…についてはさらに情報収集をしていく」などと書き，徐々に情報をアップデートしていくとよい。

(2) 項目ごとにアセスメントをする

情報を整理したら，次はアセスメントにとりかかる。セルフケア項目の情報に，過去・現在・未来の情報があるかをみて，その順に状態と，それがなぜ起こっているのかという仮説を考える。そして，ケアを考案し，どのように，どの程度支援をするのかを，具体的に書いていく。

a. 空気・水・食物

呼吸，水分や食物の摂取に関するセルフケアをいう。対象者の精神状態によっては，食事を摂取できなくなる場合がある。例えば，幻覚妄想に巻き込まれたり，精神運動興奮が強い場合などがある。うつ状態では食欲が低下し，食事量減少，体重減少につながる。いずれも血液データ等から栄養状態の確認が必要となる。摂食障害患者では，食事量だけでなく，その後の嘔吐の有無，ナトリウム，カリウムなど電解質バランス，体重など身体面のデータのアセスメントも重要となる。水分では，統合失調症患者が水中毒の恐れがある場合，イン・アウトバランス，体重も重要なデータである。

b. 排泄

便や尿といった排泄に関するセルフケア(女性の場合は月経も含む)についてアセスメントする。向精神薬の副作用によって便秘傾向の対象者が多く，認知機能低下や精神運動興奮などのため排便がないことを意識していない対象者もおり，便秘が重篤化しイレウスになる危険性がある。問診だけでなく，腹部グル音聴取，触診など，排便に関するアセスメントは重要なアセスメント項目となる。その他，薬物の副作用によって月経不順，性欲減退，インポテンスなど起こることもあり，服用している薬物に関連する副作用に注意しアセスメントする。

c. 個人衛生

体温の維持，身体の清潔に関連したセルフケアをアセスメントする。精神症状のために，身だしなみに注意が払えず，入浴・更衣・洗面ができなくなることがある。これらの個人衛生を保てなくなっているときは，幻覚妄想に支配されていたり，うつ状態でおっくうになるなど，精神症状の変化が考えられる。過去の精神症状と個人衛生との関連も確認しておくとよい。

急激な発熱，発汗，意識障害，錐体外路症状などがみられた場合，悪性症候群を疑い，すぐ医師に報告する。抗精神病薬の副作用により，常に頻脈の対象者もいる。また，抗精神病薬の副作用や食生活の偏りから，急激な体重増加，糖尿病や高血圧の合併も多い。採血データの確認，定期健診受診を促すが，自ら受診行動がとれない対象者の場合は，サポートが必要となる。

d. 活動と休息のバランス

運動・仕事などの活動と，休息・睡眠の適切なバランスをとることに関連したセルフケアをいう。現在ある精神状態に影響された活動量の増減，休息が確保できているかについて確認するが，それより以前，精神症状が安定しているときにどのような行動がとれていたのか，将来はどのような活動をしたいのか，といった長期的な視点でのアセスメントも重要になる。これによって，対象者のリカバリーの目標も共有し，支援にも活かすことができるだろう。また，対象者の病期や治療経過をアセスメントし，今，休養を重視する時期なのか，活動を促す時期なのかも判断し，支援の方向性を検討する。

e. 孤独とつきあいのバランス

適切な対人関係を維持することに関連したセルフケアである。統合失調症の陰性症状から，感情の平板化がある人，妄想や幻聴によって対人関係に緊張を抱えている人もいる。また，うつ状態や不安症の悪化から，対人関係の不安を抱える人もいる。対象者が安心できる人間関係のもち方，人とのつきあい方について把握し，支援を考える。将来の夢に向かってどのような対人関係をつくる準備をしたらよいか，例えばSST（Social skills training）で対人スキルの練習をし課題を克服するなど，支援を考える。また，家族とのバランスも重要であり，親との関係性，家族のHigh EE（Expressed emotion）の有無，他者との関係性なども，この項目に含まれる。対象者のサポートとなる者の存在，好きな過ごし方など，対象者のストレングスとなる情報もわかると支援を進めやすいだろう。

f. 安全を保つ能力

精神科における安全は，まず，自分自身と他者を傷つける可能性がないかをアセスメントする。妄想に支配され自身や他者を傷つける可能性がある場合は，行動制限や付き添い，頻繁な観察，治療法変更など早急に対処が必要となる。また，対象者の希死念慮の有無，過去の自殺企図歴は，自殺リスクのアセスメントに重要である。また，薬物の副作用による眠気や脱力，パーキンソニズムによる転倒のリスクについても，アセスメントも行う。退院後に向けては，退院後に他者から安全を脅かされる危険がないか，安全な生活を送れそうか，サポートの有無，サポートを整える必要性を検討する。

g. 病気とのつきあい

精神疾患は慢性的に経過し再発・再燃する者も多く，対象者が自身の疾患を理解し，日々のストレスをコントロールしたり，必要時に支援も得ながら，病気とうまくつきあっていくことが重要となる。そのため，対象者が自身の疾患についてどの程度理解しているのか，どうすれば病気の症状が悪化せず過ごしていけるのか，悪化前の自身の変化に気づけるか，治療継続の必要性の理解などから，自身で病気とうまくつきあっていくことができるかをアセスメントし，必要な支援（心理教育など）を検討する。

セルフケアアセスメントをどういかすか

セルフケアアセスメントは定期的に実施することで，変化を記録できる。この情報は現在と将来の看護支援・生活を考えるうえで重要な情報であり，看護計画作成はもちろんのこと，看

SST（Social skills training）：社会生活技能訓練

対人関係のもち方，日常生活での困りごとなど，具体的な問題場面を扱い，それを解決しながら日常生活をより良く送るための練習をする。病棟やデイケアなどでグループで行われることが多い。

High EE（Expressed emotion）

精神疾患をもつ対象者の家族が，対象者本人に接するときの感情表現の仕方をEE（Expressed emotion）という。家族が対象者に対して批判的態度をとる，過干渉，過保護など情緒的に巻き込まれの度合いが強い場合をHigh EEといい，統合失調症の再発率が上がることがわかっている。

護職として対象者の状態を多職種カンファレンスやサマリーで情報提供する際にも活用できるだろう。セルフケアレベルの変化をみていくこと，状態変化とともに修正していくことも重要である。

対象者の基本情報，これまでの経過，セルフケアアセスメントから全体像をまとめ(p138)，支援計画につなげていく。

引用文献

1) 南裕子，稲岡文昭監・粕田孝行編：セルフケア概念と看護実践 Dr. P.R. Underwoodの視点から，へるす出版，1987.
2) 萱間真美，野田文隆編：看護学テキストNiCE 精神看護学II 臨床で活かすケア こころ・からだ・かかわりのプラクティス(改訂第2版)，南江堂，2015.
3) パトリシア・R・アンダーウッド著・南裕子監・野嶋佐由美，勝原裕美子編集委員：パトリシア・R・アンダーウッド論文集 看護理論の臨床活用，日本看護協会出版会，2003.

参考文献

・ボブ・プライス編 スティーブンJ. カバナ. 看護モデルを使う①オレムのセルフケア・モデル. 医学書院，1993.
・ヴァージニア・ヘンダーソン：看護の独自の機能について．新たな看護のあり方に関する検討会第2回資料，厚生労働省，2002. https://www.mhlw.go.jp/shingi/2002/06/s0624-2c.html#top (最終アクセス2021年11月1日)
・風祭元監・南光進一郎，張賢徳，津川律子・他編：精神医学・心理学・精神看護学辞典，照林社，2012.

心理教育

専門家が疾患の知識や情報，対処方法などを伝えるもの。精神科入院病棟では，プログラム化されたものを医師・看護師・薬剤師・精神保健福祉士(Psychiatric social worker：PSW)などが担当する。教育だけでなく，対象者同士でグループワークしお互いに学びあう場でもある。

特別な状況下でのアセスメント

01 隔離・身体的拘束時のアセスメント

行動制限は，入院中の対象者の医療または保護に欠くことのできない限度において，その行動について制限を行うことができると定められており，隔離や身体的拘束のみでなく，電話や面会の制限，任意入院患者の開放処遇の制限なども含む。ここでは主に隔離と身体的拘束について述べていく。

行動制限の必要性の検討

隔離と身体的拘束は，対象となる対象者の要件が精神保健及び精神障害者福祉に関する法律（精神保健福祉法）で規定されており，方法と手順を遵守しなくてはならない。さらに，表1の3つの要素すべてを満たしているかを常に検討し，可能な限り制限が少なくなるよう努める必要がある。

隔離や身体的拘束に代わる方法として，医療者による常時観察があげられる。例えば，身体治療に必要な点滴を抜いてしまう場合や，希死念慮があり自殺リスクが高い対象者に対してこの方法は有効である。プライバシーに配慮し適度な距離を保ちながら見守ることができれば，隔離や身体的拘束を避けることができる。暴力に対しては，不穏や興奮を予防するために日頃からの観察と関わりが大切である。

説明と治療への協力依頼

行動制限を行う際には，なぜ行動制限をしなくてはならないのか，どのような状況が改善したら解除できるのかを対象者に説明する。隔離や身体的拘束となった対象者は身体的にも精神的にも大きな苦痛を受ける。行動制限は対象者の問題行動に対する懲罰ではなく，安全に治療を行うためにやむを得ず行っているものであり，私たちもあなたと同じように早く解除したいと願っていることを伝える。そして，治療の継続と早期の解除に向けて対象者に協力してほしいことを依頼する。対象者の病状や理解力にあわせてわかりやすい言葉を使用し，「殴らない」「点滴を抜かない」「薬を飲む」など具体的な行動レベルで示すことが望ましい。治療に協力が得られた際には，「ありがとう」「この調子ですよ」と感謝を伝え，引き続き協力してほしいことを伝えることも大切である。

このように，対象者と医療者が治療共同体として協働することは今後の治療に良い影響をもたらす。逆に，行動制限中に十分なケアが提供されず関係性の構築ができなければ，対象者にとって行動制限はトラウマ体験となり，医療者への陰性感情や不信感，治療への非協力的な態度につながる可能性があるため，十分に注意が必要である。

行動制限中の観察

行動制限中の対象者は，症状のモニタリングや安全の確保，異常の早期発見のために頻回な観察が必要である。また，特に病的体験が活発な対象者に対しては，病院は安全な場所であり安心してほしいこと，医療者は対象者の安全と苦痛の軽減のために協力したいことを伝える。隔離下では日時の感覚が曖昧になりやすいた

表1 身体的拘束の３要件

①切迫性	対象者本人または他の入院患者等の生命または身体が危険にさらされる可能性が著しく高いこと
②非代替性	身体的拘束その他の行動制限を行う以外に代替する方法がないこと
③一時性	身体的拘束その他の行動制限が一時的なものであること

表2 深部静脈血栓症のハイリスク要因

脱水，肥満〔肥満指数（Body mass index：BMI）25以上〕，下肢静脈瘤，治療前の臥床傾向，パーキンソン病，抗精神病薬投与，65歳以上の高齢者，緊張病，悪性症候群，心房細動，心不全，喫煙，妊娠，分娩後，悪性腫瘍，感染症，骨髄増殖性疾患　など

表3 身体的拘束中に発生しやすい身体合併症と予防策

循環器障害	深部静脈血栓症	弾性ストッキングの着用 定期的に下肢の運動を行う 脱水の予防
	肺塞栓	心電図モニター，SpO_2（末梢動脈血酸素飽和度）モニターの装着 解除する際はバイタルサイン（脈拍，呼吸，体温，血圧など）を測定しながら段階的に行う
呼吸器障害	呼吸器感染症	口腔内を清潔に保つ 食事の際の体位を工夫する 食事の形態を考慮する
	誤嚥性肺炎	
筋・組織型合併症	褥瘡	長時間の同一体位の防止と除圧 皮膚状態の観察と清潔の保持 栄養状態の観察 腓骨神経麻痺
	筋力低下	
	末梢神経障害	
拘束帯による事故	すり抜けによって身体の一部分が圧迫されたりケガをする可能性 締めすぎによる循環不良	

め，日付や入院からの経過，これからどのようなケアを行うのか，次は何時に訪室するかなどを丁寧に説明し，孤独感や不安感の緩和に努める。

身体的拘束中に起こりやすい合併症で最も重篤なものは，深部静脈血栓症と肺塞栓である。ハイリスク要因として脱水，肥満，高齢者，抗精神病薬投与などがあげられる（表2）。その他，身体的拘束中に起こりやすい身体合併症と予防について表3にまとめた。

行動制限最小化のために

行動制限中の身体合併症を防ぐ最も効果的な対策は，1時間でも早く解除することである。対象者を注意深く観察し症状の変化に気づき，解除が可能かチームで検討する。さらには「行動制限をどうしたら早く解除できるか」だけでなく，「行動制限をしないためにどうしたらよいか」をチーム全体で考えられるよう，倫理観を育てていくことが大切である。

02 退院困難要因のアセスメント

精神看護の臨床においては，長期入院の解決が大きな課題になっている。近年では，長期入院患者の退院支援のみならず，新たな長期入院患者を生み出さないために，入院長期化を防ぐことを目的とした退院支援が重要視されている。

表4 退院困難要因のアセスメント項目例

年齢		1. 65歳以上	2. 65歳未満
家族構成		1. 独居	2. 同居家族あり
入院の状態		1. 緊急入院	2. 予定入院
再入院の場合	①同一疾患での再入院	1. 該当する	2. 該当しない
	②再発の要因	1. 医療中断	2. 医療中断以外の要因
退院先の予定(希望)		1. 自宅以外	2. 自宅
家族サポート		1. ない(低い)	2. あり(高い)
経済的問題		1. あり	2. なし
服薬管理		1. 要支援	2. 支援不要
認知機能		1. 課題あり	2. 課題なし
ADL(IADL:Instrumental activities of daily living:手段的日常生活動作)		1. 要支援	2. 支援不要

入院長期化を防ぐためには，入院時点で対象者の「退院困難要因」をアセスメントして，早期に退院支援につなげる看護師の役割が重要になる。退院困難要因には，疾患や診療科の特性に影響を受けるものがあるが，ここで説明する要因は「入院患者」として共通するものであり，入退院支援のスクリーニングとして，多くの医療機関で活用されている項目を紹介する。精神科領域の新規入院患者に限らず，1年以上の長期入院患者について入院が長期化している状態を理解・把握するためのアセスメント項目としても活用してほしい。

退院困難要因は，入院患者の身体的・社会的・精神的背景を含めた対象者の情報からアセスメントを行う。表4に精神科領域においても活用できる項目例を示す。

紹介したアセスメント項目は，日本の高齢患者や急性期病院(特定機能病院等)を対象にしたスクリーニング票の研究[1) 2)]を通じて開発されたものと，医療機関が自施設の特性に応じて検討したものを参考にしている。「1.」に該当する項目が多いほど，退院困難要因が多いというアセスメントになり，退院支援の必要性が高い対象者であると判断することができる。退院支援には，退院に至るまでの支援と，退院後に必要とされる支援と社会資源の調整までが含まれる。

各項目で「1.」が退院困難要因となる理由を簡単に説明する。

年齢が65歳以上になると，入院による身体機能などの低下が予測されたり，介護保険(未申請の場合)の申請手続きに時間を要したりすることが考えられる。

家族構成が独居の対象者は，家族サポートの有無(高低)とも関連して，一人暮らしができる状態に回復するまで入院期間を要することが考えられる。

入院の状態が緊急入院の場合は，予定入院(精神科の場合では，いわゆる休息入院，短期入院などが該当)と比較して病状が重く回復に期間を要することが考えられる。

同一疾患で再入院した対象者と再発の要因が医療中断の対象者は，再発のハイリスク者であると判断される。したがって，退院までに疾病理解や服薬の必要性に関する支援に期間を要することが考えられる。また退院後の継続医療・看護などの支援調整を要することも考えられる。

退院先が自宅以外になる対象者では，退院後の住まいの場(施設を含む)の確保が課題になることが少なくない。そのため，病状が回復しても退院先が確保できないという理由で入院が長期化することが考えられる。

家族サポートが，ないか低い場合には，退院後の生活面の支援を確保する必要性が考えられる。また精神科の対象者では，家族が退院に対して消極的な場合も「1.」に該当すると考えられる。

経済的問題がある対象者は，退院までに経済的支援の確保と申請に期間を要することが考えられる。

服薬管理に支援を要する対象者の場合は，自己管理ができるようになるまでの支援に期間を要することや，退院後の支援の確保が必要になることが考えられる。

認知機能に課題がある場合には，日常生活に支障をきたすことが考えられるため，退院先の選定や退院後の支援の確保に期間を要することが考えられる。

ADL（IADL）に支援を要する場合も同様であることが考えられる。

以上のようなアセスメントは，退院ができないという判断で終わるのではなく，該当する退院困難要因をどのように解決・支援できるのかというアセスメントに発展させることが重要である。

03 修正型電気けいれん療法時のアセスメント

電気けいれん療法は，電気的刺激によって脳に全般性の発作活動を誘発し，緊張病や昏迷状態，うつ病を改善させる治療である。1980年代より静脈麻酔と筋弛緩薬を使用した修正型電気けいれん療法（modified Electroconvulsive Therapy：m-ECT）（図1）が行われるようになり，現在は刺激の効率が良く安全なパルス波治療器が用いられている。適応となる診断は幅広く，特に切迫した希死念慮や低栄養・脱水などによる身体衰弱など，迅速に症状の改善が必要とされる場合や，高齢者や妊娠中などで薬物療法が難しい場合などに一次治療として選択される。

m-ECTには絶対的な医学的禁忌はないが，心疾患や脳動脈瘤，脳腫瘍，呼吸器疾患などがある場合，高度の危険性を伴うことから，期待される効果とリスクを考慮し効果が上回る場合にのみ実施される。4～12回を1クールとして週2～3回実施する。効果が十分に現れてからさらに1，2回追加し終了することが多いが，効果が不十分であれば，数クール行うこともある。終了後，半年ほどで効果が薄れてくるケースもあり，その場合には維持ECTとして数回行う。

事前準備

m-ECTが実施可能かどうか判断するために，まずは各種検査を安全に実施する必要がある。血液検査や心電図，体重測定には協力を得られやすいが，頭部CTまたはMRI，胸腹部X線などは撮影のために薬剤の投与が必要な場合もある。その他，口腔内や歯に問題がないか，首や四肢の可動に問題がないかも確認しておく。また，抗けいれん薬やベンゾジアゼピン系薬はけいれんを起こしにくくするため中止する。既往歴やアレルギー，禁忌薬などの情報を確認しておく。

術前検査や薬剤調整と並行し，本人および家族に治療で期待される効果とリスクについて説明し同意を得る。病状により本人からの同意が得られない場合もあるが，可能な限り治療の目的と手順について説明し，不安や抵抗が少なくなるよう努める。徐々に効果が現われると対象者の理解が得られることが多いため，毎回きちんと説明することが効果の判定にもつながる。

施術前日は，麻酔を使用する手術と同様に，入浴を促し身体や口腔を清潔にし，爪を切りひげを剃る。筋弛緩薬の影響もあり失禁することもあるので，尿パッドやオムツを準備してお

図1 修正型電気けいれん療法（m-ECT）

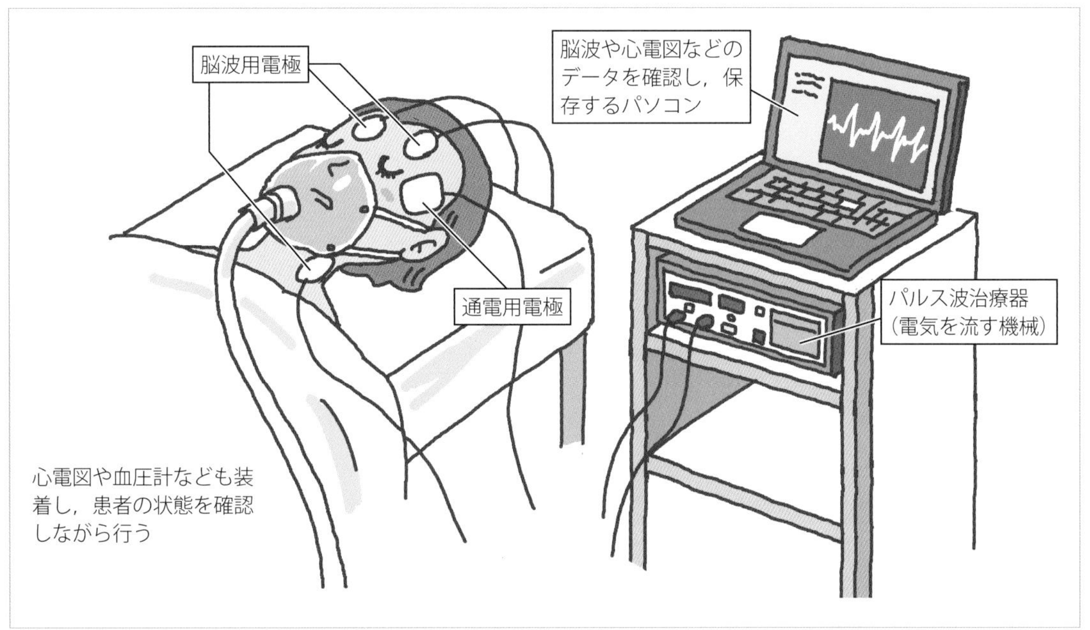

くと安心である。前夜21時以降は禁食となり，当日の朝までは水またはお茶のみ摂取できる。

当日のケア

朝以降，飲水も不可となるが，症状や理解力の低下により守ることができない場合には，飲み物やコップを一時的に預かったり，飲水しないよう観察が必要である。術衣に着替え，眼鏡や義歯，ヘアピンやアクセサリーのような金属，コンタクトレンズなどすべてを外す。貼用薬には金属が入っているものがあるので注意が必要である。膀胱破裂を防ぐために必ず排尿を済ませ，必要時尿パッドを装着し治療室へ搬送する。興奮や抵抗が強い場合には鎮静をかけて搬送する場合もある。

施術後は酸素投与をしながら安静とし，バイタルサインを測定しながら覚醒まで付き添う。直後よりもうろう状態となる場合もあるので，安全に配慮し安静を保つ。おおむね1時間後にしっかり覚醒していれば医師に確認し安静解除となる。むせることなく飲水できれば，食事や内服が可能となる。

副作用のアセスメントとケア

m-ECT後によく起こる副作用として，健忘，ふらつき，頭痛やあごの痛み，筋肉痛などがある。覚醒後にトイレの場所を忘れていたり，ふらつくことがあるため，最初の歩行時には付き添う。健忘の出現率は高く，対象者は不安になるが，ほとんどの場合時間とともに回復することを説明する。頭痛やあごの痛み，筋肉痛に対しては，非ステロイド性抗炎症薬（Nonsteroidal anti-inflammatory drugs：NSAIDs）で対応する。

重篤な副作用として，遅発性けいれん，認知機能障害，脳波異常がある。特に遅発性けいれんは重積発作に移行する恐れがあるので，すぐに医師に報告し抗けいれん薬の投与が必要である。2～4回目頃から効果が現われることが多いが，自覚的な改善はさらに数回後に遅れて感じるため，「表情が柔らかくなった」「会話のスピードがアップした」など客観的な効果を伝え改善を実感してもらえるよう働きかける。双極性障害患者の場合，効果が出現してからすぐに不眠や気分が上がるなど躁状態に移行（躁転）

することも多い。その場合，m-ECTはいったん中断する。表情や口調，睡眠に注意しながら早期に発見し対応したい。

引用文献

1）森鍵祐子，叶谷由佳，大竹まり子・他：特定機能病院における早期退院支援を目的としたスクリーニング票の導入および妥当性の評価．日本看護研究学会雑誌，30（4）：27-35, 2007.

2）大竹まり子，田代久男，井澤照美・他：特定機能病院における病棟看護師の判断を基にした退院支援スクリーニング項目の検討．山形医学，26（1）：11-23, 2008.

参考文献

・岡崎祐士，橋本節子：精神科で取り組む肺血栓塞栓症―突然死を防ぐ―，中山書店，2009.

・日本総合病院精神医学会教育・研究委員会編：静脈血栓塞栓症予防指針　日本総合病院精神医学会治療指針2，星和書店，2006.

・本橋伸高，粟田主一，一瀬邦弘・他：電気けいれん療法（ECT）推奨事項 改訂版．精神神経学雑誌，115（6）：586-600, 2013.

・Mehul V. Mankad, John L. Beyer, Richard D. Weiner, et al・本橋伸高，上田諭監訳・竹林実，鈴木一正訳：パルス波ECTハンドブック，医学書院，2012.

COLUMN

［倫理的問題］ 対象者が入浴を嫌がっているのに，ケアを強行している場面を目撃した

▶症例）Aさん，40歳代女性，統合失調症，中程度の知的障害

Aさんは保清に関心が薄く特に入浴は苦手です。そこで病棟では，週2回の入浴介助を実施しています。ある日Aさんが，「今日は生理だから，風呂に入りたくない」と訴えました。それに対し看護師は「いつも理由をつけて断ろうとするでしょう。不潔にしているとまた湿疹でかゆくなりますよ。生理は女性ならお互いさまだから大丈夫ですよ」と説明して，納得していないAさんの手を引いて連れていき，入浴させました。実習中の学生は同じ女性としてかわいそうだなと思い，看護学生として何が良いことなのかわからなくなりました。

学生は実習指導者にこの気持ちを相談しました。実習指導者からは，Aさんには皮膚トラブルのリスクがあるため入浴が必要なこと，ちょっと強引にしても最後には「ありがとう」と言っているので悪い気持ちをもっていないことなどが説明されました。学生は黙って聞いていましたが，モヤモヤは解消されませんでした。

▶問題を整理するために

看護師の役割はわかっているものの，個人の気持ちはモヤモヤする。実習中にこのような場面に遭遇することがあります。本ケースでも，保清の重要性はわかるのですが，学生は対象者を気の毒に思い，同じようにケアを実施することにはとまどいを感じています。

気持ちがモヤモヤすることは悪いことではありません。実習だからといって周囲に過剰に合わせすぎず，じっくり自分の気持ちに向きあうことが大事です。本ケースの場合，命や病状に直接的な影響が薄い「保清」だったこともあり，「対象者の希望に添いたい」「羞恥心に配慮したい」「対象者の嫌がることをしたくない」など，自分の価値観が“納得いかない”と疼いているのかもしれません。

しかし，個人的にモヤモヤしているだけでは前に進めないこともあります。解決できないまま心に残ると，実習や看護が“自分に向いていない”などと嫌になってしまうかもしれません。そんなときは専門用語や理論が問題を整理してくれる可能性があります。

例えば，本ケースでは，看護師という「役割」や「職業規範」をどのように取得するかという役割取得の視点や，また倫理的葛藤問題として，患者の意思意向を尊重する「自己決定の尊重（自律性尊重）の原則」，清潔を保持して患者の利益を図る「善行（仁恵）の原則」の対立をどのように解消していくのか，また専門職としての倫理的感受性の重要性などの専門知識が考える糸口になるでしょう。

モヤモヤに専門知識で形を与え，整理したり相談したりしながら前に進んでいきましょう。

6 アセスメントの統合と看護計画の方向性

01 アセスメントの統合と全体像

アセスメントの統合とは，セルフケアの項目ごとに導かれたアセスメントの結論を統合し，対象者を1人の人間として描く作業である。アセスメントの統合は，関連図として図式化して示す場合もあれば，全体像として文章で記述する場合もある。あるいは，関連図と全体像を両方示す場合もある。ここでは，文章で記述する全体像について述べていく。

全体像は，ただ単にセルフケア項目ごとの結論の羅列ではなく，因果関係や優先度など相互の関連性を判断しながら記述していく必要がある。その結果，全体像をみれば，対象者がどのような人で，対象者と一緒に何を（What），どのように（How）取り組んでいけばよいのかが手にとるようにわかるようになるため，この後に続く看護実践の方向性を示す「道しるべ」となる。次に，全体像を記述するステップを紹介する。

ステップ1：情報やアセスメントを見直す

まずは，これまで取り組んできた，対象者の基本情報の内容やアセスメントの記述を読み返す必要がある。完璧な情報収集やアセスメントは存在しないが，矛盾や飛躍はないか（「何か変だな」「つじつまが合っていないな」「対象者とはズレているな」など違和感を抱く箇所）を見直し，加筆・修正する必要がある。この作業を通して，対象者の全体像が頭のなかで少しずつ整理されていく。

ステップ2：全体像を記述する（表1）

次に，全体像の記述に取りかかる。いきなり文章にすることが難しいようであれば，メモでもよいので，関連性を図にしてから記述すると思考の整理がしやすい。本書では，読者が対象者と同じ目の高さで看護実践に取り組めるように，コプロダクション（Co-production）の視点に基づき，表1に示した①～③の三部構成で全体像を記述することを提案する。なお，コプロダクションとは，対象者とケア提供者が互いに重要な役割を担っていることを認識し，一緒に支援を計画し，実践するパワーを共有する関係を表わす概念である。看護実践においては，「何に取り組むか」「どんなふうに取り組むか」を対象者と一緒に決めていくプロセスも含んでいる。

全体像を書く段階で，対象者と読者が「一緒に取り組むこと」を共有できていることが望ましいが，「一緒に取り組むこと」を決めていく時期にある場合もあり得る。

ステップ3：自分が書いた全体像を読み返す

最後に，自分が書いた全体像を読み返してみる。担当している対象者を思い出し，自分が書いた全体像が対象者をよく表わしているかを確認する。声に出して読んでみると，矛盾している箇所や不足している箇所に気がつきやすい。

表1 全体像の構成案

構成	記載内容	例（本書後半の事例2（p168）より一部抜粋）
①対象者の属性と経過の概要	✓氏名（A氏など匿名化する） ✓性別 ✓年代 ✓診断名 ✓生活歴や現病歴などの経過の概要	A氏，男性，50歳代前半。統合失調症。X－27年頃に職場での対人関係をきっかけに統合失調症を発症し，以降今回で10回目の入院である。これまでの精神症状悪化のきっかけは職場での対人関係の悪化や，再就職の準備，両親の他界などのライフイベントであることが多く，夏に精神症状が悪化する傾向がある。（中略）今回は，「アパートの壁がどんどん迫ってきて押しつぶされそうになったり，"全部見ているぞ"という声が聞こえて身がもたない。2，3日眠れていなかった」という主訴のもと，薬剤調整および休息目的で任意入院となった。
②セルフケアアセスメントの統合	✓セルフケアアセスメントの結論について，項目を越えて因果関係（根拠）や優先度といった視点で相互の関連性を判断しながら記述する	現在，入院8日目であり，日中に活動できない日もあるが，急性期症状からの回復期初期であり，休息を優先してA氏のペースに合わせて見守っていく必要がある。（中略）また，A氏には，慢性的な妄想があると考えられるが，生活に支障をきたすほどの精神症状の悪化は苦痛である。妄想や幻聴の悪化の背景には，一人暮らしに伴う孤独や不安があると考えられるため，一人でいるときの過ごし方をA氏に確認したり，一緒に考えることでセルフケア能力の向上に働きかけるとともに，夕方や週末に利用できる訪問看護やヘルパーなどの情報提供および調整を行うことで，退院後もセルフケア不足を補っていける可能性が考えられる。
③今回の実習では何に焦点をあてて対象者と一緒に取り組みたいと考えるか	✓対象者のリカバリーの目標 ✓リカバリーの目標に役立つストレングス ✓対象者と一緒に取り組みたいと思っていること	A氏の希望は「壁に押しつぶされないで，アパートで穏やかに暮らしたい」ということである。そのために，今回はA氏も一緒に考えたいと表出のあった「一人暮らしに伴う不安」に焦点をあてて，A氏と一緒に取り組んでいく。A氏は，人生ではじめて一人暮らしを体験しているにもかかわらず，両親の死を受容し，幻覚や妄想とつきあいながら前回の退院後約1年間は単身生活できていた。また，今回の入院時は，身がもたない状態になりながらも，衣類を整え，自らY病院に逃げてくることができた。さらに，A氏は，これまで自他ともに攻撃的になることはなく，一人暮らしをはじめた後もアパートの大家さんや生活保護の担当者に，"気にかけたい"と思わせる特性がある。これらのストレングスを，A氏自身が実感できるように取り組んでいく。

ステップ4：納得できるまで書き直す

全体像の描写は，これから実践する看護につながる最も大切なプロセスである。自分が納得できるまで書き直すことで，対象者の理解も深まり，自分の看護に自信をもって取り組めるようになる。時には，情報やアセスメントに立ち戻り，追記・修正することが近道になることもある。

まとめ

全体像を書く技術は，看護サマリーを書く技術にもつながる。病棟看護師が，看護サマリーに入院中の対象者をどのように見立て，何をどんなふうに対象者と一緒に取り組んできたのか，退院後はどのようなことに取り組んでいくとよいと考えるのか等を記述できることで，病院から地域へと継続性のあるケアにつながる可能性があり，意義のある技術である。

02 コプロダクションとケア計画

本書では従来の「看護計画」を発展させるものとして，「コプロダクション計画」を提案している。比較的新しい概念であり，皆さんが所属している学校や施設によっては，以下に書かれていることをすぐに実行することは難しいかもしれない。しかし，コプロダクションの意義を理解すること，部分的にでも取り入れて実践することは，皆さんの目の前にいる対象者とあなたとの関わりにおいて非常に意義深いことである。

コプロダクションとは

コプロダクション（Co-production）とは，「専門家と市民が，人々と地域社会の生活の質を向上させるために，両方のパートナーが重要な貢献をしていることを認識し，一緒に支援を計画し，提供する力を共有する関係」であると定義されている[1]。日本語では「共同創造」や「共創造」などと訳されることがあるが，本書では訳さずに「コプロダクション」と用いている。

コプロダクションには基礎となる6つの原則がある。そして，コプロダクションの実践には，類似した価値観に基づく以下のすべての原則を満たしている必要があるとされている。

（1）対象者もサービスを設計する

対象者はサービスの受動的な受け手としてではなく，自らもサービスを設計し，サービスを提供するうえでの対等なパートナーである。

（2）対象者のストレングスを活用する

サービスの提供モデルを，「不足」を埋めるモデルから，対象者のストレングスを適切に捉え，成長できるような機会を提供するモデルに変化させる。看護師は，対象者が個人や地域社会のレベルでそれらを活用できるように支援していく。

（3）相互にメリットがある

相互に責任と期待がある場合には，看護師と対象者との間に互恵関係（もちつもたれつの関係，ウィンウィンの関係）を築いてともに働く。これによって，対象者にも変化を受け入れる動機が生まれ，やる気がもたらされる。

（4）ピアサポートネットワークを導入する

知識を伝達する最良の方法として，専門家と一緒にピアサポーターや個人的なネットワークを導入する。

（5）サービスの提供者と受け手を曖昧にする

サービスの検討と提供の方法を共同で検討することで，サービスの提供者と受け手という一方的な認識を変える。

（6）対象者の変化を促進する

サービス提供者が中心になるのではなく，サービス提供者は対象者が変化をするためのきっかけやファシリテーターとなる。

問題解決志向における看護計画の問題点

看護過程では，看護の対象者を客観的にアセスメントし，それに基づいて看護計画を立案し，それに沿って看護を提供していく。このプロセスは問題解決志向システム（Problem oriented system：POS）に基づくものであり，精神科を含む全領域の看護で現在も広く普及しているシステムである。

POSでの看護計画は対象者にとっての最善の利益を念頭に置いて看護師によって立案されるが，サービスの立案と提供において対象者は関わることができない。対象者が計画に関わらないと，対象者の思いとは裏腹に，看護師が考えた看護計画を「させられて」しまうことが

図1 コプロダクションリストの作成意図（第3部事例2をもとに作成）

＃1：精神症状の回復期初期であるA氏のペースに合わせて十分な休息を優先する

入院8日目に臥床がちなA氏の状態を問題と捉えるのではなく，生物学的側面であるA氏の精神症状の回復段階（背景には，心理学的側面にあるはじめての一人暮らしに伴う疲労感や不安，入院前に妄想・幻聴が悪化して休息のセルフケア不足が生じていた事実もある）を考慮すると，A氏にとって心身ともに休息を要する時期であるということは十分に理解できる。A氏と看護師が，A氏のペースに合わせて十分な休息をとることを優先する取り組みである。

＃2：脱水症状のモニタリングを継続し，A氏自身が脱水予防に取り組める工夫を一緒に考える

一般的にも脱水は生命の危機をもたらすことがあることに加えて，A氏は脱水を起こすことで薬剤の副作用の出現，肺塞栓症や転倒リスクの増大など二次障がいのリスクも高い。また，このような身体的なリスクが高まることで，一人暮らしに伴う不安はさらに高まり，悪循環に陥る可能性がある。このようなことから，入院によって一時的に脱水症状を補正することは容易であるが，今後A氏に脱水予防への取り組みを提案し，継続して取り組めるような工夫を一緒に考えていくことが必要である。

ある。看護師が立案した「こうなってほしい」「こうあるべき」という目標が，対象者の「こうしたい」「こうなりたい」という希望と同じ方向を示さなくなってしまうのである。

他者によって授けられた問題解決によって，短期的には良い結果が得られるようにみえる。しかし，それによって今自分に起こっている出来事と「どう自分でつきあっていくか」が先送りになり「自分で決める」機会を奪ってしまうのである。

コプロダクション計画

対象者と看護師の共同でコプロダクション計画を立案することは，看護ケアに対する意思決定の権限を対象者と共有することを意味している。

最も重要なことは，コプロダクション計画が，対象者が自らのために，自らの状態や能力を考慮して，看護師と一緒に考え，納得した計画であるということである。看護師も対象者も責任をもって行動に移さなければならない。対象者のリカバリーのために，双方に役割があるのである。

もし目標を達成すれば，対象者には達成感と自己効力感が得られるであろう。そして，看護師には一緒に伴走できた自信や喜び，自己成長が得られるであろう。もし達成できなくても，どちらか一方だけの責任ではない。一緒に悩み，一緒に立ち上がってくれる看護師，そして対象者がそこにいる。

対象者のストレングスが認められ，それが活かされ，サービスについて看護師と対象者が役割と責任を共有し，対等に協力し，お互いを尊重し，大切にすることがリカバリーの一助になるはずである。

アセスメントを踏まえ コプロダクション計画をリスト化する

図1はp168の事例2のアセスメントに基づいたコプロダクションリストを，どのような意図で作成したかについて記したものである。

この時点ではまだ，包括的アセスメントに基づいた看護師から対象者への提案にすぎない。この提案を対象者が納得できるものなのかどうかを含めて，共同して計画を考えていく必要がある。

コプロダクション計画のつくり方

p153にコプロダクション計画の様式例を，p155に従来型の看護計画を用いながらもコプロダクション型にする様式例を示している。皆さんの所属している学校や施設の事情に合わせて参考にしてほしい。

どのような様式を用いるとしても，重要なのは，対象者のリカバリーを意識し，長期目標，短期目標，ケア計画を対象者と一緒に考え，共同して作成することである。もちろん，計画の評価や修正も対象者と共同して行う。

このプロセスは従来の看護計画よりも作成や評価に時間がかかる。しかし，時間をかけて一緒につくり上げることで信頼関係が高まり，対象者が納得するサービスを提供することは，少し長い目でみれば良い結果として現われてくる。

従来の看護計画との併用

先行して導入している学校や施設によっては，対象者の病期や治療上の段階によって，リスト(#)ごとに従来の看護計画とコプロダクション計画を使い分けることがある。また，状態像の変化によって看護計画からコプロダクション計画への移行や，その逆をすることもある。

急性増悪期など，非自発的ではない治療や看護が提供されなければならない時期もあり，そのような状態で対象者と一緒に計画を立てることはできないかもしれない。しかし，対象者の状態を考慮したうえで，できる限り対象者と共同してサービスを計画する，という基本を忘れずに，状況に応じて使い分けてみてほしい。

引用文献

1）Slay J, Stephens L：Co-production in mental health：A literature review. New Economics Foundation, 20 November, 2013. https://neweconomics.org/2013/11/co-production-mental-health（最終アクセス2021年11月1日）

参考文献

・黒田裕子：看護過程の教え方，pp57-61，医学書院，2008.

03 アセスメント様式（病棟用）

基本情報

氏名：　年齢：　性別：
入院日：　日　入院回数：　回目　現在の入院形態：
現在の行動制限：

主治医：　担当看護師：
担当精神保健福祉士：　担当作業療法士：
学生の受け持ち開始日：

精神科診断名：
主訴・主症状：
治療方針：

身体合併症の既往歴：

生育歴：

現病歴：

今回の入院に至った経緯：

身体所見・検査所見

身体所見：

検査所見（血液検査・画像検査）：

心理検査所見：

心理・社会的療法

療法・プログラム名	目的	スケジュール	経過・状況

薬物療法

薬剤名・規格単位	1日量・使用時点	処方の目的	留意すべき副作用

精神症状のアセスメント
(①外観 ②意識 ③記憶 ④認知 ⑤感情 ⑥意欲 ⑦思考 ⑧知覚 ⑨自我)

情報	アセスメント

生物学的アセスメントまとめ：

心理学的アセスメント
(①認知と行動 ②不安と防衛機制 ③喪失と悲嘆 ④発達段階 ⑤障がい受容)

心理学的アセスメントまとめ：

リカバリー・ストレングスのアセスメント

希望

ストレングス

経済状態

健康保険：　（X－　年受給開始）　**介護保険**：（介護度　）
自立支援医療（精神通院）：　**障害年金**：　なし　・　あり（　級）
精神障害者保健福祉手帳：　なし　・　あり（　級）
主な収入源：

社会資源（フォーマル・インフォーマル）

入院前に利用していた社会資源と利用状況：

本人を支えているインフォーマルな資源：

家族背景・人間関係

家族の支援体制・希望：

家族の疾病理解・障害受容：

家族以外のキーパーソン：

ジェノグラム・エコマップ

社会学的アセスメントのまとめ：

セルフケアアセスメント（①空気・水・食物　②排泄　③個人衛生）

情報	アセスメントと看護の方向性

セルフケアアセスメント
(④活動と休息のバランス　⑤孤独とつきあいのバランス)

情報	アセスメントと看護の方向性

セルフケアアセスメント
(⑥安全を保つ能力　⑦病気とのつきあい)

情報	アセスメントと看護の方向性

全体像

入院長期化リスクのアセスメント（対象者が入院中の場合のみ記載）：

コプロダクションリスト・看護計画リスト

1：
2：
3：
4：

コプロダクション計画表

#

対象者の希望・ストレングス：

長期目標：

短期目標：
・
・
・

対象者が取り組むこと	看護師が取り組むこと

評価・修正

コプロダクション計画表（#　　つづき）

対象者が取り組むこと	看護師が取り組むこと

評価・修正

看護計画表

#

対象者の希望・ストレングス：

長期目標：

短期目標： ・ ・ ・

看護計画	評価・修正

看護計画表(#　　つづき)

看護計画	評価・修正

第3部

事　例

統合失調症：発病初期のケース

基本情報

氏名：A氏　**年齢**：20歳代後半　**性別**：女性
入院日：X年10月10日　**入院回数**：2回目　**現在の入院形態**：医療保護入院
現在の行動制限：閉鎖病棟，スタッフ同伴で外出可

主治医：B医師　**担当看護師**：C看護師
担当精神保健福祉士：D精神保健福祉士　**担当作業療法士**：E作業療法士
学生の受け持ち開始日：X年11月10日（入院1か月目）

精神科診断名：統合失調症（治療抵抗性疑い）
主訴・主症状：「現状がつらすぎて謎の組織の上層部に行こうと思ったら，急に知らないおじさんの声が聞こえてきた」（本人談）
治療方針：薬剤調整および入院環境による休息をとり，3か月以内の退院を目指す。
身体合併症の既往歴：特記なし

生育歴：弁護士の父と専業主婦の母との間に，第1子として生まれた。きょうだいなし。出生時に特に問題はなかった。幼少期は負けず嫌いで，頑固な性格だった。その後，私立の小学校～高校まで通った。学童期より読書を好んだが，友人との交流も人並みにあり，成績は常に上位であった。大学受験は第一志望の大学には受からなかったものの，滑り止めで受けた大学を4年間で卒業し，その後はロースクールに通い修了した。
現病歴：X－10年，大学受験の勉強をしていた際に，通っていた予備校の試験で1位をとったことをきっかけに，「予備校の講師が自分のことを好きなのではないか」と思うようになり眠れない状態が続いた。その後滑り止めで受けた大学に通い，4年間で卒業した。X－5～4年前，両親の期待もあり，ロースクールに通って弁護士になることを目指していた。ロースクールに通っていた頃は，「政府やテレビ番組に出演していたメンタリストに目をつけられている」と思いながら勉強をしていた。ロースクール修了後は，両親からも「仕事をしなさい」「結婚はどうするの？」と言われて，司法試験に挑戦しながら，就職面接をいくつも受けたが受からなかった。X－2年前，ようやく受かった法律事務所で働きはじめたが，はじめての挨拶で「よく存じ上げておりますよ」と言われて強い違和感を抱いたり，「あなた何もできないわね」と上司が怒っているときに笑ってしまうというエピソードがあり，2週間でクビになった。その後，物語を書きたくなり，図書館でいろんな本を読んで過ごしていた。X－1年前，偶然読んだ本で“謎の組織”のことを知り，「謎の組織に頭脳を狙われていて，殺人鬼にされてしまう」という思いが強くなり，怖くなって大声で叫んだり本を投げたりした。図書館員が通報し，警察介入による措置入院となった。リスペリドン（リスパダール）により乳汁分泌，月経異常が出現し，オランザピン（ジプレキサ）に切り替えて3か月で退院となった。退院後は自宅に引きこもって仕事先を探していた。
今回の入院に至った経緯：X－1年の退院後，外来通院しながらなんとか自宅生活できていたが，5か月で10kg以上の体重増加があり，X年5月より内服・受療を中断し，その頃より眠れなくなった。その後，「現状がつらすぎて，いっそのこと謎の組織の上層部に行こうと思ったら，急に知らないおじさんの声が聞こえてきた」（本人談）。食事や入浴もほとんどできず，自室で独語をしていたり，時々大きな声で叫んだりしている娘を心配した両親が，本人をY病院に連れて行き，医療保護入院となった。

身体所見・検査所見

身体所見：
［X年10月10日入院時］
・BP：128/86mmHg，P：82回/分，R：19回/分，BT：36.8℃，最終排便：一昨日，食事半量摂取
・身長：162cm，体重：59kg（BMI：22.48）
・身体欠損・障がい，身体科既往歴なし
・特記すべき身体所見なし
［X年10月17日入院7日目］
・BP：108/70mmHg，P：72回/分，R：17回/分，BT：36.4℃，排便：1回/日，食事全量摂取
・特記すべき身体所見なし
［X年10月24日入院14日目］
・BP：107/72mmHg，P：68回/分，R：16回/分，BT：36.2℃，排便1回/日，食事全量摂取
・特記すべき身体所見なし

検査所見（血液検査・画像検査）：
［血液検査］（X年11月5日）WBC：6,100/μL，RBC：397万/μL，Hb：12.2g/dL，Plt：21.1万/μL，Dダイマー：0.08μg/mL，TP：7.8g/dL，ALB：4.7g/dL，TG：112mg/dL，GLU：89mg/dL，HbA1c：4.8%，Na：140mEq/L，K：3.9mEq/L，Cl：102mEq/L，AST：21U/L，ALT：17U/L，γ-GT：22U/L，LDH：138U/L，CK：98U/L，UN：18mg/dL，Cr：0.5mg/dL，CRP：0.04mg/dL
［尿検査（X年10月10日入院時）］尿蛋白（－），尿潜血（－），尿糖（－），尿ウロビリノーゲン（±）
［画像検査（X年10月24日実施）］MRI・CT：特異的な所見はない。

心理検査所見：
WAIS-Ⅳ実施予定（X年11月20日）

心理・社会的療法

療法・プログラム名	目的	スケジュール	経過・状況
作業療法	妄想世界に没頭せず，人との関わりももちながら生活する。	月～金の午前中（10月24日より）	作業療法室で実施。週に5日参加し，他患者と談笑する様子もみられる。

薬物療法

薬剤名・規格単位	1日量・使用時点	処方の目的	留意すべき副作用
アリピプラゾール 6mg（エビリファイ）	24mg・朝食後・夕食後	統合失調症の幻覚妄想状態を改善するため	悪性症候群，心室細動，心室頻拍，麻痺性イレウス，遅発性ジスキネジア，抗利尿ホルモン不適合分泌症候群，無顆粒球症，白血球減少，血小板減少，横紋筋融解症，肺塞栓症・深部静脈血栓症，肝機能障害，黄疸，錐体外路症状，血圧降下，頻脈，食欲不振，口渇，呼吸困難，月経異常など
フルニトラゼパム 2mg（サイレース）	2mg・就寝前	強力な睡眠作用がある長時間型の睡眠薬。夜間の入眠困難，中途覚醒を予防・改善するため	依存性，刺激興奮，錯乱，呼吸抑制，炭酸ガスナルコーシス，肝機能障害，黄疸，横紋筋融解症，悪性症候群，意識障害，一過性前向性健忘，もうろう状態，ふらつき，眠気，倦怠感，AST・ALT上昇，口渇，脱力感など
ゾピクロン10mg（アモバン錠）	不眠時の頓服薬	夜間の入眠困難，中途覚醒を予防・改善するため	依存性・離脱症状，精神症状・意識障害，一過性前向性健忘，朦朧状態，呼吸抑制，肝機能障害など
ピコスルファートナトリウム水和物液（ラキソベロン内用液0.75％）	10～15滴/回，1日1回まで，便秘時	アリピプラゾールの副作用による麻痺性イレウスを予防するため	腸閉塞，腸管穿孔，虚血性大腸炎など

精神症状のアセスメント
(①外観，②意識，③記憶，④認知，⑤感情，⑥意欲，⑦思考，⑧知覚，⑨自我)

情報	アセスメント
・20歳代の女性らしい外見。 ・X－10年，大学受験の勉強をしていた際に，通っていた予備校の試験で1位をとったことをきっかけに「予備校の講師が自分のことを好きなのではないか」と思うようになり，眠れない状態が続いた。 ・X－5～4年前，ロースクールに通っていた頃は，「政府やテレビ番組に出演していたメンタリストに目をつけられている」と思いながら勉強をしていた。 ・ロースクール修了後は，両親から「仕事をしなさい」「結婚はどうするの？」と言われて，司法試験に挑戦しながら，就職面接をいくつも受けたが受からなかった。 ・X－2年前，ようやく受かった法律事務所で働きはじめたが，はじめての挨拶で「よく存じ上げておりますよ」と言われて強い違和感を抱いたり，「あなた何もできないわね」と上司が怒っているときに笑ってしまうというエピソードがあり，2週間でクビになった。 ・X－1年前，図書館で「謎の組織に頭脳を狙われていて，殺人鬼にされてしまう」という思いが強くなり，怖くなって大声で叫んだり本を投げたりして措置入院となった。 ・X年，「現状がつらすぎて謎の組織の上層部に行こうと思ったら，急に知らないおじさんの声が聞こえてきた」 ・(入院時の診察で主治医に向かって)「あなた謎の組織の人でしょ？」 ・入院後，対話型の独語がある。「謎の組織に入ればお金がもらえると思った」(本人談)	①②③④⑥⑦⑨：外見は年齢・性別相応である。X－10年頃より妄想様症状が出現しているにもかかわらず，大学やロースクールを修了できていることから，精神症状が安定している時期は，一定の認知機能，記憶力，注意力，意欲，判断力などは保たれていると考えられる。 ⑦⑧：「予備校の試験で1位をとった」⇒「予備校講師が自分のことを好きなのではないか」や，「現状がつらすぎる」⇒「謎の組織の上層部に行こう」といった思考形成や思考内容の障がいがあり，関係妄想が主要な精神症状である。また，対話型の独語があり，「急に知らないおじさんの声が聞こえてきた」などの幻聴もある。 ④⑤⑨：A氏は，受験や就職といったライフイベントに先立って，妄想内容の確信度や心的占有度が高くなる傾向にある。今回のエピソードは，就職や結婚への焦りや不安が症状の悪化を引き起こした可能性がある。“予備校の試験で1位をとる”といった成功体験もトリガーになっており，一見良いことでも，A氏にとっては過剰なストレッサーになる可能性がある。また，A氏には，「仕事で上司に怒られているときに笑ってしまった」というエピソードもあり，実際の出来事とは一致しない感情を体験している可能性も考えられる。さらに，“職場でのはじめての挨拶で「よく存じ上げておりますよ」と言われて強い違和感を抱く”など，他者の考えや空気を読むといった社会認知機能の一部が障がいされている可能性がある。

生物学的アセスメントまとめ：A氏，20歳代後半，統合失調症(治療抵抗性疑い)。身体科的な既往歴はなく，生活歴から本来の知的能力は高いと考えられる。入院時のバイタルサインや血液データ，BMIは正常範囲内であり，身体症状も観察されないことから現時点で身体的問題はみられない。X－10年頃，大学受験をきっかけに妄想が出現してきたが，安定している時期には，一定の認知機能，記憶力，注意力，意欲，判断力などは保たれてきた。X－1年に治療を開始し，現在は，関係妄想および幻聴が主要な症状である。また，A氏は，良いことでも過剰なストレッサーになったり，実際の出来事とは一致しない感情を体験している可能性がある。さらに，他者の考えや空気を読むといった社会認知機能の一部が障がいされている可能性がある。これまで，リスペリドンやオランザピンの使用で，プロラクチン値上昇や体重増加などの副作用が出現したわりには，十分な効果は得られなかった。今回は，アリピプラゾールによる治療を開始しているが，治療抵抗性が疑われていることや，服薬の負担軽減の観点から，今後は，持続性注射剤(Long acting injection：LAI)やクロザピン(クロザリル)，修正型電気けいれん療法(Modified-electroconvulsive therapy：m-ECT)なども治療の選択肢として考えられる。

心理学的アセスメント

①認知と行動
A氏は,「謎の組織に頭脳を狙われていて,殺人鬼にされてしまう」と認知し,「大声で叫ぶ,本を投げる」など病的体験に左右された行動がみられる。薬物療法で体重増加がみられた際には,「太った」から「服薬や受療をやめる」という対処行動をとっており,独特な認知や悪循環を招く対処行動がみられる。

②不安と防衛機制
A氏の妄想は,大学受験や就職などのライフイベントに挑むなかで悪化する傾向にある。妄想内容は,"他者や組織(予備校講師や謎の組織など)から何かしらの理由で自分が必要とされている"というものであり,"逃避"によって自分が必要とされる存在でありたいという願望を満たし,直近の将来に対する予期不安と折り合いをつけていると考えられる。A氏は,これまで一人っ子として両親(特に父親)の期待を一身に引き受けてきており,期待に応えたいという思いも予期不安を増強させる1因子である可能性がある。

③喪失と悲嘆
特記なし

④発達段階
A氏は20歳代後半であり,成人期初期である。エリクソン(Erik H. Erikson)によると,この時期の発達段階は,自分を確立し,社会的あるいは個人的に真に信頼できる人々と親密な関係を築いていく時期であり,孤独にどのように立ち向かうかが課題となる。A氏は,現在,就職試験に落ちるなど自分を認めてもらえない孤独に立ち向かいながら,自分の将来について模索しており,まさにこの時期の課題に直面していると考えられる。「謎の組織に入ればお金がもらえると思った」とも話しており,経済的な自立への意思も年齢相応である。

⑤障がい受容
A氏は,現実と妄想世界の両方で生きており,その境界は極めて薄いと考えられる。このことにより混乱し,睡眠を中心とした生活,勉強や仕事などの社会的・生産的活動に支障をきたしている。また,今回の入院前には受療・服薬を中断していることから,服薬アドヒアランスは低いと考えられ,障がい受容は初期段階であると考えられる。

心理学的アセスメントまとめ:
A氏は,20歳代後半(成人期初期)であり,就職といったライフイベントに挑戦するなかで,予期不安や孤独,自分を確立し,真に信頼できる人々と親密な関係を築いていくといった課題に直面していると考えられる。防衛機制として,"他者や組織から自分が必要とされている"という妄想への逃避が生じ,不安との折り合いをつけていると考えられる。A氏の,現実と妄想世界との境界は極めて薄く,独特な認知の仕方や悪循環を招く対処行動により,日常生活や社会的・生産的活動に支障をきたしている。また,服薬アドヒアランスは低く,障がい受容は初期段階であると考えられる。

リカバリー・ストレングスのアセスメント

希望
・「小説家になりたい」

ストレングス
・学童期から読書が好きだった。
・具合が悪いときでも,図書館を利用しようと思える。
・近隣に利用しようと思える図書館が存在する。
・成績は常に上位で,大学卒業後にロースクールを修了したという学力と成功体験がある。
・独特な認知の仕方や妄想は,小説を作成するうえではオリジナリティやアイデアとなり得る。

経済状態

健康保険：社会保険（家族）　**介護保険**：（介護度　　　　）
自立支援医療（精神通院）：上限20,000円　**障害年金**：（なし）・ あり（　　級）
精神障害者保健福祉手帳：（なし）・ あり（　　級）
主な収入源：両親からのお小遣い

社会資源（フォーマル・インフォーマル）

入院前に利用していた社会資源と利用状況：
・前回入院時に，自立支援医療の手続きを行い，通院の際に利用していた。

本人を支えているインフォーマルな資源：
・母親：キーパーソン
・図書館：学童期から読書が好きで，小説家になりたいと思い，よく図書館を利用してきた。

家族背景・人間関係

家族の支援体制・希望：
・母親：A氏の身の回りの世話や相談に乗ってきた，キーパーソンである。娘のしたいように生きていってほしいと思っている。
・父親：経済的側面を支えている。娘には自分と同じ弁護士になってほしいと期待してきたものの，実際は仕事が忙しく，娘のことは妻に任せてきた。

家族の疾病理解・障がい受容：
・母親：自分の育て方に問題があったと責任を感じ，戸惑っている。
・父親：娘の様子を心配しながらも，病気を否認している。

家族以外のキーパーソン：
・Y病院の精神保健福祉士D：主に母親の相談に乗り，自立支援医療の手続きや社会資源について情報提供をしている。

ジェノグラム・エコマップ

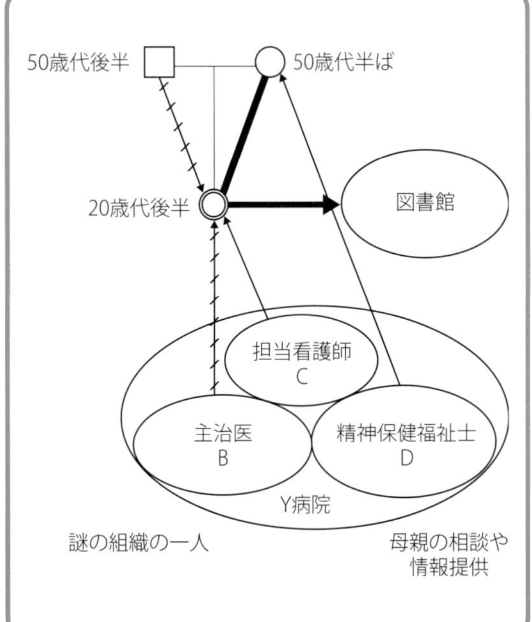

社会学的アセスメントのまとめ：
現在，A氏が関わりをもっているのは，家族（両親），図書館，Y病院である。母親は，キーパーソンであり，A氏の身の回りの世話や相談相手の役割を担っている。父親は，経済的側面を支えている。これまで娘に弁護士になってほしいと期待してきたものの，実際は仕事が忙しく，娘のことは妻に任せてきた。A氏は学業的な進路としては父親も望む弁護士を目指してきたが，その傍らで，小説家になりたいとも思い，インフォーマルな資源として図書館を活用してきた。また，X－1年にY病院に措置入院して以降，フォーマルな資源としてY病院は存在している。A氏は，主治医Bのことを謎の組織の一人だと認識しており，なんらかの葛藤があると考えられる。また，担当看護師Cとは良好な関係を築けている。精神保健福祉士Dは，戸惑う母親の相談役割，情報提供役割を担っている。

セルフケアアセスメント

情報	アセスメントと看護の方向性
①空気・水・食物	
・5か月で10kg以上の体重増加があり，X年5月より内服・受療を中断した。 ・今回入院前，食事をほとんど摂れていなかった。 ・身体欠損・障がい，身体科既往歴なし。 ・特記すべき身体所見なし。 ・［X年10月10日］BP：128/86mmHg，P：82回/分，R：19回/分，BT：36.8℃，身長：162cm，体重：59kg（BMI：22.48），食事半量摂取 ・［X年10月17日］BP：108/70mmHg，P：72回/分，R：17回/分，BT：36.4℃，食事全量摂取 ・［X年10月24日］BP：107/72mmHg，P：68回/分，R：16回/分，BT：36.2℃，食事全量摂取 ・［血液検査（X年11月5日）］WBC：6,100/μL，RBC：397万/μL，Hb：12.2g/dL，Plt：21.1万/μL，Dダイマー：0.08μg/mL，TP：7.8g/dL，ALB：4.7g/dL，TG：112mg/dL，GLU：89mg/dL，HbA1c：4.8%，Na：140mEq/L，K：3.9mEq/L，Cl：102mEq/L，AST：21U/L，ALT：17U/L，γ-GT：22U/L，LDH：138U/L，CRP：0.04mg/dL ・［画像検査（X年10月24日実施）］MRI・CT：特異的な所見はない ・アリピプラゾール（エビリファイ）24mg/日服用中 ・フルニトラゼパム（サイレース）2mg/日服用中	・A氏は現時点でバイタルサインや各種検査データ，観察において呼吸機能や栄養代謝系に特筆すべき所見はない。また，食事も全量摂取できている。 ・アリピプラゾールやフルニトラゼパムを内服しており，心室細動，心室頻拍，血圧降下，肺塞栓症・深部静脈血栓症，食欲不振，口渇，肝機能障害，無顆粒球症などの副作用の有無や生活への影響の程度をモニタリングしていく必要がある。 ・A氏は，オランザピンの副作用により，10kg以上体重が増加し，5か月前に服薬を中断している。入院時のBMIは，22.48であり普通の範囲内ではあるが，ボディイメージなど主観的なQOLにも影響している可能性があり，服薬アドヒアランスの観点からも，配慮が必要である。
②排泄	
・［血液検査（X年10月10日入院時）］CK：98U/L，UN：18mg/dL，Cr：0.5mg/dL ・［尿検査（X年10月10日入院時）］尿蛋白（−），尿潜血（−），尿糖（−），尿ウロビリノーゲン（±） ・排便：1回/日（入院後） ・アリピプラゾール（エビリファイ）24mg/日服用中 ・フルニトラゼパム（サイレース）2mg/日服用中 ・ピコスルファート（ラキソベロン）内用液0.75%，便秘時使用 ・今回入院前，食事や入浴もほとんどできず，自室で対話型の独語をしていたり時々大きな声で叫んだりしていた。	・血液検査や尿検査の結果から，腎機能に問題はみられず，排便も1回/日みられていることから，現時点では問題ないと考えられる。 ・A氏は，アリピプラゾールやフルニトラゼパムを内服しており，副作用として，麻痺性イレウス，抗利尿ホルモン不適合分泌症候群，月経異常をきたす可能性がある。そのため排便状況や濃縮尿，普段と異なる月経の有無や生活への影響をモニタリングしていく必要がある。 ・A氏は，入院前，精神症状の悪化により食事が摂れなくなっており，【食事が摂れなくなる】ということは再燃徴候の1つとして症状セルフコントロールに活用できる可能性がある。

セルフケアアセスメント（つづき）

情報	アセスメントと看護の方向性
③個人衛生 ・BT：36.2～36.8℃（入院後） ・WBC：6100/μL ・今回入院前，食事や入浴もほとんどできず，自室で対話型の独語をしていたり時々大きな声で叫んだりしていた。 ・アリピプラゾール（エビリファイ）24mg/日服用中 ・フルニトラゼパム（サイレース）2mg/日服用中	・A氏は，アリピプラゾールやフルニトラゼパムを内服しており，副作用として悪性症候群，無顆粒球症などが出現する可能性がある。現時点で体温および白血球数は正常範囲内であり，異常はない。引き続き，悪寒や咽頭痛，急激な発熱に注意するとともに，易感染状態に陥る可能性を念頭に置いてモニタリングしていく必要がある。 ・A氏は，入院前，精神症状の悪化により入浴できなくなっており，【入浴できなくなる】ということも再燃徴候の1つとして症状セルフコントロールに活用できる可能性がある。
④活動と休息のバランス ・アリピプラゾール（エビリファイ）24mg/日服用中 ・フルニトラゼパム（サイレース）2mg/日服用中 ・CK：98U/L ・身体欠損・障がい，身体科既往歴なし。 ・X－10年に，「予備校の講師が自分のことを好きなのではないか」と思うようになり眠れない状態が続いた。 ・X年5月より内服・受療を中断し，その頃より眠れなくなった。 ・入院後，1週間頃より熟眠感が得られている。	・A氏は，アリピプラゾールやフルニトラゼパムを内服しており，入院後1週間頃より熟眠感を得られている。横紋筋融解症，錐体外路症状など運動器系の副作用が生じる可能性があり，不随意運動やCK値，尿の色などに留意してモニタリングする必要がある。また，血圧降下やもうろう状態，ふらつきが強く出る可能性もあり，転倒のリスクに対処していく必要がある。 ・A氏は，精神症状が悪化すると眠れなくなる傾向にあり，【不眠】も再燃徴候の1つとして症状セルフコントロールに活用できる可能性がある。
⑤孤独とつきあいのバランス ・20歳代後半 ・X－10年，通っていた予備校の試験で1位をとったことで，「予備校の講師が自分のことを好きなのではないか」と思うようになり眠れない状態が続いた。 ・X－1年前，「謎の組織に頭脳を狙われていて，殺人鬼にされてしまう」という思いが強くなった。 ・現在，A氏が関わりをもっているのは，家庭（両親），図書館，Y病院である。母親は，キーパーソンであり，A氏の身の回りの世話や相談相手の役割を担っている。父親は，家庭の経済的側面を支えている。これまで娘に弁護士になってほしいと期待してきたものの，実際は仕事が忙しく，娘のことは妻に任せてきた。 ・学業的な進路としては父親も望む弁護士を目指してきたが，その傍らで，小説家になりたいとも思い，インフォーマルな資源として図書館を活用してきた。 ・「謎の組織に入ればお金がもらえると思った」（本人談）	・A氏は，20歳代後半であり，就職といったライフイベントに挑戦するなかで，予期不安や孤独，自分を確立し，真に信頼できる人々と親密な関係を築いていくといった課題に直面していると考えられる。また，経済的な自立に対する不安や焦りもある。これらのことに対する防衛機制として，妄想への逃避が生じ，不安との折り合いをつけようとしていると考えられる。A氏は，学業的な進路としては弁護士を目指してきた傍らで，小説家になりたいと思い続けるなど，父親との葛藤や自身の迷いを秘めながらも自分を確立しつつあると考えられる。これらのことから，関わりの方向性としては，A氏が自分がやりたいと思えることに取り組んでいけるように応援していく姿勢がA氏のリカバリーに役立つ可能性がある。また，A氏と人間らしい交流を通して，信頼関係を築いたり，A氏が自身の存在意義を実感できることで，精神症状の悪化をきたすほどの不安や葛藤は軽減される可能性がある。

セルフケアアセスメント(つづき)

情報	アセスメントと看護の方向性
⑥安全を保つ能力 ・X－1年前，偶然読んだ本で“謎の組織”のことを知り，「謎の組織に頭脳を狙われていて，殺人鬼にされてしまう」という思いが強くなり，怖くなって大声で叫んだり本を投げる等して暴れ，措置入院となった。 ・X－1年にY病院に措置入院して以降，フォーマルな資源としてY病院は存在している。A氏は，主治医Bのことを謎の組織の一人だと認識している。担当看護師Cとは良好な関係を築けている。精神保健福祉士Dは，戸惑う母親の相談役割，情報提供役割を担っている。 ・食事や入浴もほとんどできず，自室で対話型の独語をしていたり時々大きな声で叫んだりしている娘を心配した両親が，本人を外来に連れて行き，医療保護入院となった。 ・20歳代後半 ・フルニトラゼパム(サイレース) 2mg/日服用中 ・アリピプラゾール(エビリファイ) 24mg/日服用中 ・身体欠損・障がい，身体科既往歴なし。	・X－1年に精神症状が悪化した際は措置入院であったが，今回は具合の悪いA氏を両親が病院に連れてきて医療保護入院になるなど，両親がY病院を活用できるようになってきている。また，精神症状が著しく悪化した際には現実と非現実の区別がつかず大声を出したり，本を投げる等の行動はあるものの，これまで自分や他者に危害を加えたことはなく，自傷他害のリスクは軽度から中等度であると考えられる。現在，精神保健福祉士を中心に，母親(キーパーソン)の相談相手や情報提供役割を担っており，母親や多職種と協力しながら，A氏が自らのリカバリーや危機時に活用できるフォーマル・インフォーマルなサポート体制を徐々に整えられるようにサポートしていく必要がある。 ・A氏は20歳代後半であり，歩行に支障をきたす身体的な既往や障がいはない。しかし，抗精神病薬や強力な睡眠薬を服用しており，特に夜間の転倒には注意が必要である。
⑦病気とのつきあい ・20歳代後半 ・「小説家になりたい」 ・X－10年，通っていた予備校の試験で1位をとったことで，「予備校の講師が自分のことを好きなのではないか」と思うようになり眠れない状態が続いた。 ・X－4～5年前，ロースクールに通っていた頃は，「政府やテレビ番組に出演していたメンタリストに目をつけられている」と思いながら勉強をしていた。 ・X－2年前，職場での初めての挨拶で「よく存じ上げておりますよ」と言われて強い違和感を抱いたり，「あなた何もできないわね」と上司が怒っているときに笑ってしまうというエピソードがあり，2週間でクビになった。 ・X－1年前，「謎の組織に頭脳を狙われていて，殺人鬼にされてしまう」という思いが強くなり，怖くなって大声で叫んだり本を投げる等して暴れて措置入院となった。 ・X年5月より内服・受療を中断し，眠れなくなった。 ・統合失調症(治療抵抗性疑い) ・リスペリドンやオランザピンで十分な効果は得られず，プロラクチン値上昇や体重増加などの副作用が出現した。 ・アリピプラゾール(エビリファイ) 24mg/日服用中 ・作業療法に週5日参加し，他患者と談笑する様子もある。 ・学童期より，友人との交流も人並みにある。	・A氏は，X－10年頃より現実と妄想世界の両方で生きており，その境界は極めて薄いと考えられる。これまでリスペリドンやオランザピンを使用してきたが，副作用のわりに十分な効果は得られておらず，治療抵抗性であることが疑われている。また今回の入院前には受療・服薬を自己中断しており，病気とつきあうという認識は低いと考えられる。現在，アリピプラゾールを試みているが，リカバリー目標や疾病の捉え方，服薬アドヒアランス，ソーシャルサポートの必要性を確認し，一緒に心理教育プログラムへの参加を検討していく必要がある。 ・A氏は，友人や他患者との交流はもてている一方で，慣れない職場など緊張する状況において，実際の出来事とは一致しない感情を体験したり，他者の考えや空気を読むといった社会認知機能の一部が低下する可能性があり，そのことも社会生活に支障をきたす要因となっていることが考えられる。薬物療法や作業療法に加えて，認知行動療法やマインドフルネスなどのリハビリテーションも，A氏の「小説家になる」という夢の実現に役立つ可能性が考えられる。

全体像

A氏，20歳代後半，女性，統合失調症（治療抵抗性疑い），2回目の入院。両親と3人暮らし，きょうだいなし。出生時に問題はなく，幼少期は負けず嫌いで，頑固な性格だった。読書を好み，友人との交流も人並みにあった。私立の小学校から大学まで通い，成績は常に上位であった。最終学歴は，ロースクール修了である。発症のきっかけは，X－10年，大学受験の際に予備校の試験で上位をとったことであり，予備校講師が自分のことを好きなのではないかと強い恋愛関係妄想・不眠が出現した。その後も妄想は継続していたが，大学およびロースクールを修了した。X－3年から就職活動や就職（法律事務所で2週間）に挑戦したがうまくいかず，幻覚妄想，認知機能障害が悪化した。X－1年，図書館で読書中に被害妄想が強まり，大声で叫んで本を投げるというエピソードがあり，警察介入で措置入院（入院1回目，入院期間：3か月）となった。その際，統合失調症の診断で薬物療法を開始した（未治療期間：約9年）。リスペリドン内服により副作用が出現し，オランザピンに切り替えて退院した。退院後は自宅で生活しながら，5か月間は外来通院・内服できていた。しかし，オランザピンの副作用である体重増加が著しく，受療・内服を中断し，幻覚妄想・不眠が悪化した（地域生活期間：11か月）。心配した両親に連れられて来院し，今回は休息・薬剤調整目的で医療保護入院となった。

現在，入院1か月である。身体的な問題はなく，入院環境における食事や排泄，睡眠など日常生活行動のセルフケアは自立している。ただし，アリピプラゾールやフルニトラゼパムを内服しており，その効果とともに，バイタルサインや各種検査データ，本人への確認を通して，その副作用のモニタリングをA氏と一緒に継続していく必要がある。また，A氏はX－10年頃より現実と妄想世界の両方で生きており，その境界は極めて薄く，病気とつきあうという認識は低いと考えられる。危機的状況に陥る可能性もあるなか，A氏を取り巻くソーシャルサポートは家族やY病院に限られており，母親の協力も得ながらサポート体制を整えていく必要がある。さらに，A氏は治療抵抗性の疑いがあり，今後は他の治療の選択肢も念頭に置く必要がある。以上のことから，リカバリー目標や疾患の捉え方，服薬アドヒアランスを確認するとともに，心理教育プログラムへの参加を検討し，疾患に関する知識の促進を提案していく必要がある。その際に，【不眠】【入浴できなくなる】【食事が摂れなくなる】ことは再燃徴候として症状セルフコントロールに活用できる可能性がある。また，A氏は，慣れない職場など緊張する状況において，実際の出来事とは一致しない感情を体験したり，他者の考えや空気を読むといった社会認知機能の一部が低下する可能性があり，認知行動療法やマインドフルネスなどのリハビリテーションも，A氏のリカバリーに役立つ可能性が考えられる。

現在のA氏の夢は，「小説家になりたい」ということである。A氏は，読書が好きで，精神症状が悪化した際にも図書館を利用しようとする意欲がある。また，近隣に利用しようと思える図書館が存在することも強みである。さらに，A氏にはこれまでの学力と成功体験があり，独特な認知の仕方や妄想は，小説を作成するうえではオリジナリティやアイデアとなり得る。今回の実習では，作業療法や活動を一緒にするなかで，A氏のリカバリー目標を中心に据えて，A氏の強みや疾病，服薬，ソーシャルサポートの捉え方を共有することに焦点をあてて取り組みたい。その際，学生とA氏は年齢が近く，目指す目標は異なるものの，夢を追う者同士で信頼関係を築き，A氏が自分自身の存在意義を実感できるように関わっていくことで，A氏の不安軽減につながると考えられる。

コプロダクションリスト・看護計画リスト

#1：薬物療法の効果や副作用について一緒にモニタリングしていく。
#2：A氏のリカバリー目標や疾病，服薬，ソーシャルサポートの捉え方を共有していく。
#3：心理教育プログラムや他の心理社会的プログラムへの参加をA氏を含むチームで検討していく。

統合失調症：慢性的経過をたどっているケース

基本情報

氏名：A氏　**年齢**：50歳代前半　**性別**：男性
入院日：X年7月15日　**入院回数**：10回目　**現在の入院形態**：任意入院
現在の行動制限：閉鎖病棟，スタッフ同伴で外出可

主治医：B医師　**担当看護師**：C看護師
担当精神保健福祉士：D精神保健福祉士　**担当作業療法士**：E作業療法士
学生の受け持ち開始日：X年7月23日（入院8日目）

精神科診断名：統合失調症
主訴・主症状：アパートの壁がどんどん迫ってきて押しつぶされそうになったり，「全部見ているぞ」という声が聞こえて身がもたない。2，3日眠れていなかった（本人談）。
治療方針：薬剤調整および入院環境による休息をとり，3か月以内の退院を目指す。
身体合併症の既往歴：特記なし

生育歴：
きょうだい2名中，第2子長男として生まれた。出生時に特に問題はなかった。幼少期は人見知りが強く，引っ込み思案な性格であった。公立小学校～高校まで通い，成績は標準より少し良いほうであった。
現病歴：
高校卒業後，自動車の整備会社に就職したが，上司から理不尽な理由で怒られるなどのストレスが重なって無断欠勤が続き，3年で解雇された。以降，自宅で引きこもって生活していたが，その頃より「近所の人が自分の悪口を言っている」「頭に電波が入ってきて思うように動けない」という言動が聞かれるようになった。X－27年，夜中に自宅から飛び出し，工事中の道路で暴れているところを警察に保護され，措置入院となった。薬物療法と休養にて落ち着き，半年間の入院期間を経て自宅退院となった。X－25年，仕事をするために介護の勉強をはじめたが，頭が働かず，薬のせいだと思って服薬を中断した。X－24年から，「政府に狙われている」といった訴えが聞かれるようになり，自室にバリケードをつくったり，2階の自室の窓から物を投げたりしはじめた。両親が本人を精神科に連れていき，X－23年7月，医療保護入院となった。その後，5回の入退院を繰り返した。X－15年の退院後，X－5年まで新聞配達をしながら自閉的な生活を送ってきた。X－5年8月，父親の他界をきっかけに昼夜逆転の生活となり，休息目的で3か月の任意入院をした。退院後は，デイケアに通所しながら生活していたが，X－2年に母親が体調を崩して入院したことをきっかけに陽性症状が悪化し，同年7月に任意入院した。この入院期間中に母親が他界し，A氏は約1年の入院期間を経て退院した。退院後はアパートを借りて，単身生活となった。
今回の入院に至った経緯：
X－1年の退院後，外来通院しながらなんとか単身生活できていたが，X年7月，アパートの壁がどんどん迫ってきて押しつぶされそうになったり，「全部見てるぞ」という声が聞こえるようになり，身がもたなくなった。X年7月15日，自宅のアパートから逃げてきて，朝4時から病院の入り口の前に座っていた。出勤してきた職員が発見し，外来受診の結果，任意入院となった。

身体所見・検査所見

身体所見：

[X年7月15日入院時]

・BP：98/46mmHg，P：89回/分，R：18回/分，BT：37.0℃，排尿：2回/日，排便：3日に1回

・身長：170cm，体重：70kg（BMI：24.22）

・身体欠損・障がい，身体科既往歴なし。

・歩行は，歩き出すまでに時間がかかるが，歩き出すと前のめりに勢いよく歩き出し，すぐに止まれない。サインを書くときには手が震えている。

[X年7月22日入院7日目]

・BP：126/70mmHg，P：67回/分，R：18回/分，BT：36.4℃，排尿：7回/日，排便1回/日

・歩行状態は改善傾向にある。

検査所見（血液検査・画像検査）：

[血液検査（X年7月15日入院時）] WBC：$5.8 \times 10^3/\mu L$，RBC：$451 \times 10^4/\mu L$，Hb：14.7g/dL，Plt：$26.8 \times 10^4/\mu L$，Dダイマー：0.42μg/mL，TP：7.3g/dL，ALB：4.8g/dL，TG：140mg/dL，GLU：103mg/dL，HbA1c：5.1%，Na：142mEq/L，K：4.1mEq/L，Cl：104mEq/L，AST：22U/L，ALT：16U/L，γ-GT：21U/L，LDH：164U/L，CK：132U/L，UN：24mg/dL，Cr：0.9mg/dL，CRP：0.05mg/dL

[尿検査（X年7月15日入院時）] 尿蛋白（－），尿潜血（－），尿糖（－），尿ウロビリノーゲン（±）

[画像検査（X年7月22日）] MRI：極軽度の海馬萎縮を認めるが年齢相応。脳血流量は正常。

心理検査所見：

[WAIS-Ⅳ（IQ）] 86（X－1年4月）

[HDS-R] 25（X－1年3月）

心理・社会的療法

療法・プログラム名	目的	スケジュール	経過・状況
心理教育 「リカバリー勉強会」	幻覚妄想が悪化するきっかけやサインに気づき，対処方法を見つけることで，自分のリカバリーに役立てる。	3週間，計6回 （月・金曜日）	翌週から参加予定
作業療法	昼夜逆転を予防し，日中に人と関わりながら生活する。	月～金の午前中（7月21日より）	声かけすると時々参加できるが，週に2～3日は自室で過ごしている。

3 事例

薬物療法

薬剤名・規格単位	1日量・使用時点	処方の目的	留意すべき副作用
リスペリドン0.1%内用液3mL（リスパダール内用液）	6mL・朝食後・夕食後	統合失調症の幻覚妄想状態を改善するため	悪性症候群，遅発性ジスキネジア，麻痺性イレウス，抗利尿ホルモン不適合分泌症候群，肝機能障害，横紋筋融解症，不整脈，脳血管障害，高・低血糖，無顆粒球症，持続勃起症など
ゾピクロン10mg（アモバン錠）	10mg・就寝前	夜間の入眠困難，中途覚醒を予防・改善するため	依存性・離脱症状，精神症状・意識障害，一過性前向性健忘，朦朧状態，呼吸抑制，肝機能障害，口中のにがみ，掻痒感など
酸化マグネシウム500mg	2g・朝食後・夕食後・就寝前	体内への水分の吸収が更新することによる便秘を予防するため	高Mg血症，下痢など
ピコスルファートナトリウム水和物液（ラキソベロン内用液0.75％）	10～15滴/回，1日1回まで，便秘時	リスペリドンの副作用による麻痺性イレウスを予防・改善するため	腸閉塞，腸管穿孔，虚血性大腸炎など

精神症状のアセスメント
(①外観，②意識，③記憶，④認知，⑤感情，⑥意欲，⑦思考，⑧知覚，⑨自我)

情報	アセスメント
・「近所の人が自分の悪口を言っている」「頭に電波が入ってきて思うように動けない」(X－27年頃)，「政府に狙われている」(X－24年頃) ・「アパートの壁がどんどん迫ってきて押しつぶされそうになったり，“全部見てるぞ”という声が聞こえるようになり，身がもたなくなったんです。ここ2，3日はほとんど眠れていなかったんです」(入院時) ・無精髭が生え，頭髪はやや乱れているが，服装は整っている。斜め下をぼんやり見ており，表情は乏しく視線は合わない。活気がなく，憔悴した様子である。 ・簡単な動作指示で行動できているが，動作は緩慢。質問には10秒ほど間をおいてから小声で返答がある。自発的な発語はない。同意書にサインする際，日付や自分の名前は書けていた(入院時)。 ・X年7月15日，自宅アパートから逃げてきて，朝4時から病院の入り口の前で座っていた(入院時)。 ・「薬は必ず飲むようにしていました」(入院時) ・トイレ以外は自室でカーテンを閉め切って臥床している(入院3日目)。 ・「一人暮らしなので，やっぱり不安ですよ。壁がね，どんどん迫ってくるんですよ。一人暮らしをはじめてからずっとですよ」(入院5日目) ・「アパートの隣の部屋の物音が夜中もうるさいんですよ。喧嘩する声とか」(入院5日目) ・質問にはスムーズに返答あり。妄想や幻聴の訴えは聴かれず，ぼんやりした様子もない(入院7日目)。	⑦⑧：発病初期から，他者や電波から被害を受けているという言動があり，統合失調症の陽性症状である妄想や幻聴が主要な症状であると考えられる。ただし，今回入院時は，実際に存在する壁や隣人の声も知覚していることから，錯覚である可能性も否定できない。 ⑤⑨：今回のエピソードは，一人暮らしを開始してからはじまっており，孤独に伴う不安の増強が症状の悪化を引き起こした可能性がある。入院時は，妄想内容の確信度や心的占有度は高く，睡眠を中心とした生活に支障をきたしており，現実検討能力および自我のフィルター機能が脆弱になっていた可能性がある。 ①③：幻覚妄想が悪化した際も，話し方や服装は状況に合っており，病院の入り口の前で待つという行動がとれていることから，時間や場所，人物，状況の見当識および社会認知，短期記憶，一定の判断力は保たれていたと考えられる。 ②⑦：入院時は，質問への返答に時間を要し，自発的な発語や動作はみられず，思考制止(抑制)がみられる。ただし，周囲への関心の低さやぼんやりと生彩を欠いた様子もあり，軽度の意識混濁があった可能性は否定できない。入院1週間後には，質問にスムーズに返答でき，ぼんやりした様子もみられないことから，思考制止(抑制)または意識混濁は改善していると考えられる。 ⑥：現在は，自宅で臥床して過ごす時間が長く，無為・自閉，意欲減退などの陰性症状が前面に出ていると考えられる。

生物学的アセスメントまとめ：入院時，A氏は，統合失調症による被害的な妄想・幻聴を中心とした陽性症状が主要な症状であった。また，血圧低下，頻脈，体温上昇，UN/Crの上昇，電解質バランスの維持という所見から，等張性脱水を起こしていたと考えられ，軽度の意識混濁があった可能性は否定できない。さらに，入院時はすくみ足や振戦などの錐体外路症状が出現していた。CK，WBC，LDH，尿潜血は正常であることから悪性症候群の可能性は考えにくく，脱水により薬剤血中濃度が一時的に上昇し，リスペリドンの副作用が出現していたと考えられる。入院7日目には陽性症状は軽減し，無為・自閉や意欲減退など陰性症状が前面に出てきている。また，意識混濁や歩行状態の改善もみられ，薬剤の副作用や脱水も軽快してきていると考えられる。入院時の脱水に加えて入院後は臥床傾向にあり，深部静脈血栓症，肺塞栓症のリスク状態ではあるものの，入院時のDダイマー，呼吸状態は正常であり，リスクレベルは低いと考えられる。また，画像検査や心理検査の結果より，認知症や知的障害の合併は考えにくい。

心理学的アセスメント

①認知と行動

A氏は自身に起こる幻覚や妄想を，ある程度「症状」と捉えることができており，症状が悪化した際には早朝から病院の入口で待つ（助けを求める）という対処行動をとっている。

②不安と防衛機制

A氏は50年以上，両親と生活してきた。X－1年に人生ではじめての単身生活を体験しており，不安を表出している。A氏はこれまで，職場での対人関係や再就職の準備，両親の他界などのライフイベントをきっかけに被害的な妄想や幻聴が悪化しており，自身の不安の投影とも解釈できる。不安の軽減に働きかけることにより，生活に支障をきたすほどの妄想や幻聴の悪化も防げる可能性が考えられる。

③喪失と悲嘆

A氏は，X－5年に父親，X－2年に母親を亡くしている。アパートの部屋に遺影を置いて，毎朝お線香を供えることが日課となっており，穏やかに死を受け入れられていることから，グリーフワークの5段階〔キュブラー・ロス（Elisabeth Kübler-Ross）〕でいうところの受容の段階に至っていると考えられる。

④発達段階

A氏は50歳代であり，壮年期である。この時期の発達課題〔エリクソン（Erik H. Erikson）〕は，次世代に知識や技術を伝達していく時期であり，次世代を生きる他者との関わりがない場合は停滞するといわれている。デイケアや病棟で世代を超えた関わりをもったり，若い世代の他の患者（ピア）・学生に自身の体験を教えることは，A氏の発達にポジティブな影響をもたらす可能性が考えられる。

⑤障がい受容

A氏は，30年近く統合失調症とつきあっており，服薬を継続しながら地域生活を営んだり，自ら受診や入院ができており，心理的回復過程〔コーン（Nancy Cohn）〕でいうところの受容の段階に至っていると考えられる。

心理学的アセスメントまとめ：A氏は，50年以上両親とともに暮らしてきたが，両親の他界をきっかけにX－1年より一人暮らしを開始し，強い不安を体験していると考えられる。被害的な妄想や幻聴は，A氏の不安の投影とも解釈でき，一人暮らしを継続するうえでの不安の軽減にアプローチすることで，生活に支障をきたすほどの妄想や幻聴の悪化は防げる可能性がある。Y病院はA氏にとって，安全な場所として認知されており，危機に陥った際にA氏自身が援助希求できる社会資源として機能していると考えられる。また，入院前，Y病院のデイケアはA氏の主要な生活の場の1つとなっていたが，デイケアや病棟で世代を超えた関わりをもったり，若い世代の他の患者（ピア）・学生にA氏自身の体験を教えることは，壮年期にあるA氏の発達にポジティブな影響をもたらす可能性がある。

リカバリー・ストレングスのアセスメント

希望

・「壁に押しつぶされないで，アパートで穏やかに暮らしたい」

ストレングス

・A氏は，統合失調症をもちながら，人生ではじめて一人暮らしを体験しているにもかかわらず，両親の死を受容し，妄想や幻聴がありながらも前回の退院後約1年間は単身生活できていた。その間，服薬への必要性を認識して内服を継続しており，服薬アドヒアランスは良好であると考えられる。

・今回の入院時は，幻覚妄想が悪化して身がもたない状態になりながらも，衣類を整え，自らY病院に逃げて来ることができている。

・A氏は，これまで自他ともに攻撃的になることはなく，一人暮らしをはじめた後もアパートの大家さんや生活保護の担当者に，“気にかけたい”と思わせる特性がある。

経済状態

健康保険：生活保護（X－1年受給開始）　**介護保険**：（介護度　　　　　）
自立支援医療（精神通院）：上限0円　**障害年金**：　なし　・（あり）（　2　級）
精神障害者保健福祉手帳：　なし　・（あり）（　2　級）
主な収入源：障害年金，および生活保護費（障害年金との差額を受給）

社会資源（フォーマル・インフォーマル）

入院前に利用していた社会資源と利用状況：

- 入院・通院で利用しているY病院の精神科デイケアに5回/週（月～金曜日の9：30～15：30）。デイケアの精神保健福祉士Gは最も身近な相談相手・情報提供者であり，頼りにしている。
- 生活保護の担当者Fとの関係性は良く，月に1回程度の訪問の際に，生活費のやり繰りについて助言をくれたり，困っていることはないか確認してくれている。

本人を支えているインフォーマルな資源：

- 母親の他界後，生活保護に切り替えて，通院している病院の近くのアパートで単身生活をしている。アパートの大家Hさんが気にかけて時々声をかけてくれる。
- 近所に，安くて惣菜も充実したZスーパーマーケットがあり，気に入って利用している。

家族背景・人間関係

家族の支援体制・希望：
両親は他界。姉は義兄の仕事の関係で海外に住んでおり，可能な範囲でサポートはするが，直接的な支援は難しい。

家族の疾病理解・障がい受容：
姉は，A氏が統合失調症であることを理解し，受け止めている。

家族以外のキーパーソン：
デイケアのスタッフである精神保健福祉士G

ジェノグラム・エコマップ

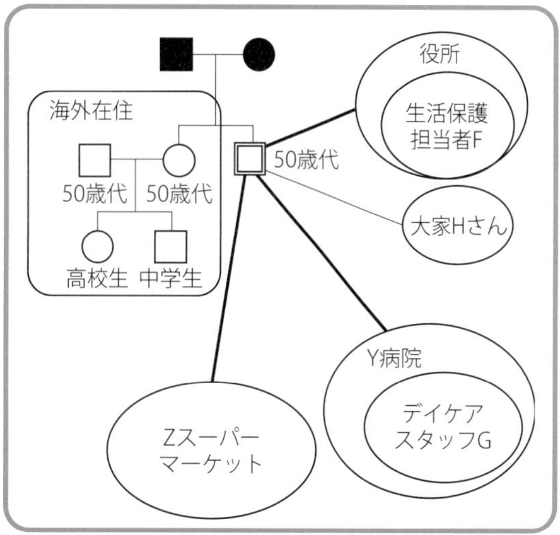

社会学的アセスメントのまとめ：A氏は，X－5年に父親，X－2年に母親を亡くしており，肉親は姉のみである。しかし，姉の家族は義兄の仕事の都合で海外在住であり，A氏の疾病への理解はあるものの直接的な協力を得ることは難しい状況にある。A氏は，X－1年Y病院退院後より，人生ではじめて単身生活を開始した。A氏は生活を支える経済的な社会資源として，障害年金，生活保護，精神障害者保健福祉手帳を利用している。また，人的な社会資源として，Y病院デイケアスタッフGは，現在のA氏にとって最も身近な相談相手・情報提供者であり，キーパーソンである。生活保護担当者Fは生活費のやり繰りをサポートしてくれ，アパートの大家Hさんも何かと気にかけてくれている。生活面の社会資源として，日中はY病院のデイケアを利用して活動できており，食事面は近所のZスーパーマーケットを利用している。デイケア終了後（15：30）から就寝までの時間は長く，家事の負担もある時間帯であり，A氏の希望があればヘルパーなどの導入も選択肢の一つである。

セルフケアアセスメント

情報	アセスメントと看護の方向性
①空気・水・食物 ・BP：98/46mmHg，P：89回/分，R：18回/分，BT：37.0℃（入院時） ・身長：170cm，体重：70kg（BMI：24.22） ・［血液検査］Hb：14.7g/dL，Plt：26.8×10^4/μL，Dダイマー：0.42μgmL，TP：7.3g/dL，ALB：4.8g/dL，TG：140mg/dL，GLU：103mg/dL，HbA1c：5.1%，Na：142mEq/L，K：4.1mEq/L，Cl：104mEq/L，UN：24mg/dL，Cr：0.9mg/dL（入院時） ・斜め下をぼんやり見ており，表情は乏しく視線は合わない（入院時）。 ・BP：126/70mmHg，P：67回/分，R：18回/分，BT：36.4℃（入院7日目） ・質問にはスムーズに返答あり。ぼんやりした様子もない（入院7日目）。 ・薬物療法：リスペリドン（リスパダール内用液）6mL/日 ・入院後，食事全量摂取 ・コップに6～7杯程度/日水分摂取	・入院時は，血圧低下，頻脈，体温上昇，UN/Crの上昇，電解質バランスの維持という所見から等張性脱水をきたしていた可能性があったが，入院後7日目には血圧，脈拍，体温，意識混濁も改善しており，脱水は補整されていると考えられる。食事・水分摂取状況に加えて，血液検査データもあわせてモニタリングが必要である。A氏は夏に症状が悪化する傾向があり，脱水により薬剤の血中濃度上昇による副作用の出現や肺塞栓症のリスクも高まることから，地域生活においても脱水予防に意識を向けられるように情報提供を行っていく必要がある。 ・BMIは24.22と普通であり，中性脂肪や血糖値，血圧なども正常範囲内である。現時点では壮年期において問題となりやすい生活習慣病のリスクは低い。 ・入院時の栄養状態は良好であり，肝機能，血糖，凝固系の異常は認められない。
②排泄 ・［血液検査］CK：132U/L，UN：24mg/dL，Cr：0.9mg/dL ・［尿検査］尿蛋白（－），尿潜血（－），尿糖（－），尿ウロビリノーゲン（＋）（X年7月15日入院時） ・排尿：2回/日（入院時），7回/日（入院7日目） ・排便：3日に1回（入院時），1回/日（入院7日目） ・薬物療法：リスペリドン（リスパダール内用液）6mL/日 ・ピコスルファートナトリウム水和物液（ラキソベロン内用液0.75％）便秘時使用 ・入院後，食事全量摂取 ・コップに6～7杯程度/日水分摂取	・入院時，UN/Crが26.6と上昇しており，脱水の影響であると考えられる。脱水により排尿，排便回数が減少していたと考えられるが，入院後の安定した食事・水分の摂取やピコスルファートの使用もあり，入院7日目には改善している。リスペリドンを内服していることから，麻痺性イレウスのリスクもあり，今後もA氏自身がin/outバランスをモニタリングし，対処できるように工夫していく必要がある。
③個人衛生 ・無精髭が生え，頭髪はやや乱れているが，服装は整っている（入院時）。 ・毎日シャワーに入っていたが，入院する2日前からは入れていなかった。 ・入院3日目より見守りでシャワー浴できている。 ・パーキンソニズムあり。 ・歩行状態は改善傾向（X年7月22日）	・入院時はパーキンソニズムや無為・自閉状態であったため見守りでシャワー浴を実施していたが，歩行状態や意欲は改善傾向にあり，支持レベルとしていく。A氏は，精神症状が悪化すると個人衛生に関するセルフケアが不足すると考えられるが，今回の入院時には服装は整っており，一定の社会認知は保てていると考えられる。

セルフケアアセスメント(つづき)

情報	アセスメントと看護の方向性
④活動と休息のバランス ・入院前は，Y病院の精神科デイケアに5回/週(月～金曜日の9：30～15：30)通っていた。 ・昼夜逆転を予防し，日中に人と関わりながら生活することを目的に，主治医から月～金曜日の午前中に作業療法の指示が出ている。声かけすると時々参加できるが，週に2～3日は自室で過ごしている。 ・入院1週間前からはデイケアに行けず，入院2，3日前からは，幻覚妄想によりほとんど眠れていなかった。 ・消灯21：00から翌朝6：00まで入眠している(X年7月22日)。	・現在，A氏は入院後8日目であり，急性期症状からの回復期初期である。作業療法に行けない日もあるが，休息を優先して見守っていく必要がある。また，入院前の日中の主な活動の場所は，Y病院のデイケアであり，平日は毎日自分で通えていた。今回の入院経過から，デイケアへの通所が困難になることや不眠が出現することは，精神症状悪化のサインである可能性があり，A氏と共有していくことで早期に対処できる可能性がある。
⑤孤独とつきあいのバランス ・50歳代前半，両親の他界をきっかけにX－1年より一人暮らしを開始した。 ・「アパートの壁がどんどん迫ってきて押しつぶされそうになったり，“全部見ているぞ”という声が聞こえて身がもたない」(入院時) ・「アパートの隣の部屋の物音が夜中もうるさいんですよ。喧嘩する声とか」(入院5日目) ・「一人暮らしなので，やっぱり不安ですよ。壁がね，どんどん迫ってくるんですよ。一人暮らしをはじめてからずっとですよ」(入院3日目) ・アパートの大家さんや生活保護の担当者は何かと気にかけてくれる。 ・入院前は，Y病院の精神科デイケアに5回/週(月～金曜日の9：30～15：30)通っていた。 ・「壁に押しつぶされないで，アパートで穏やかに暮らしたい」	・妄想や幻聴などの病的体験は，一人暮らしのアパートにいる際に顕著に出ていた一方で，入院後はみられていないことから，孤独が精神症状の悪化を助長していると考えられる。A氏のリカバリー目標は，「壁に押しつぶされないで，アパートで穏やかに暮らしたい」ということであり，周囲の人々から気にかけてもらえるA氏の特性は強みである。一人でいるときの過ごし方をA氏に確認したり，一緒に考えることで，セルフケア能力の向上に働きかけるとともに，デイケア終了後の夕方や週末に利用できる訪問看護やヘルパーなどの情報提供および調整をしていくことで，退院後もセルフケア不足を補っていけると考えられる。 ・A氏は，50歳代であり，デイケアや病棟での世代を超えた関わりをもったり，若い世代の他患者や学生にA氏自身の体験を教えることは，壮年期にあるA氏の発達にポジティブな影響をもたらす可能性がある。

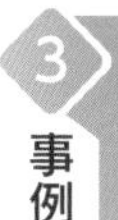

セルフケアアセスメント(つづき)

<table>
<tr><th>情報</th><th>アセスメントと看護の方向性</th></tr>
<tr><td>⑥安全を保つ能力
・歩行は，歩き出すまでに時間がかかるが，歩き出すと前のめりに勢いよく歩き出し，すぐに止まれない(入院時)。
・歩行状態は改善傾向(入院7日目)
・ゾピクロン10mg(アモバン錠)を就寝前に内服中
・過去に自傷行為や自殺企図はなく，他者への暴言，暴力もみられない。
・「アパートの壁がどんどん迫ってきて押しつぶされそうになったり，“全部見ているぞ”という声が聞こえて身がもたない」(入院時)
・「アパートの隣の部屋の物音が夜中もうるさいんですよ。喧嘩する声とか」(入院5日目)
・経済状況：障害年金，生活保護，精神障害者保健福祉手帳で生計を立てている。
・生活保護の担当者Fとの関係性は良く，月に1回程度の訪問の際に，生活費のやり繰りについて助言をくれたり，困っていることはないか確認してくれている。</td><td>・入院時，パーキンソニズムがみられており，転倒のリスクは高かったが，入院7日目には歩行状態は改善し，転倒リスクも軽減している。しかし，睡眠薬を使用していることから，特に夜間の中途覚醒や歩行状態は引き続きモニタリングしていく必要がある。
・過去に自傷他害歴はなく，現時点では自傷他害のリスクは低いと考えられる。しかし，精神症状悪化時には現実検討能力が低下しており，退院後，自宅アパートでの生活を再開した際に，隣室とのトラブルの可能性は考えられる。A氏とともに対処法を考えておくと安全保持に役立つ可能性がある。
・生活保護担当者のサポートもあり，経済的なセルフケアは充足していると考えられる。</td></tr>
<tr><td>⑦病気とのつきあい
・X－27年頃に統合失調症を発症し，以降今回で10回目の入院である。発病初期には服薬中断などもみられていたが，これまでの精神症状悪化のきっかけは職場での対人関係の悪化や，再就職の準備，両親の他界などのライフイベントであることが多い。夏に精神症状が悪化する傾向がある(現病歴より)。
・「アパートの壁がどんどん迫ってきて押しつぶされそうになったり，“全部見ているぞ”という声が聞こえて身がもたない」(入院時主訴7月15日)
・「薬は必ず飲むようにしていました」(本人談)
・自宅アパートから逃げてきて，朝4時から病院の入り口の前に座っていた(入院時)。
・心理教育「リカバリー勉強会」に参加予定</td><td>・A氏の病気とのつきあいは長く，妄想は常態化しており，現実と幻覚妄想を区別する現実検討能力は慢性的に低い状態であると考えられる。しかし，A氏の服薬への意識は高く，服薬アドヒアランスは保たれていると考えられる。また，今回の入院時，幻覚妄想状態が悪化した際に，早朝からY病院の入り口で待つという行動をとっており，A氏にとってY病院は“安全な場所”として認知されていると考えられる。今後は，幻覚妄想が悪化するきっかけやサインに気づき，対処方法を見つけて不安軽減を図るために，心理教育「リカバリー勉強会」に参加する予定である。病棟でもフォローや振り返りを行っていくことで，セルフケア能力の向上を支えられると考えられる。</td></tr>
</table>

全体像

A氏，50歳代前半。統合失調症。X－27年頃に職場での対人関係をきっかけに統合失調症を発症し，以降今回で10回目の入院である。これまでの精神症状悪化のきっかけは職場での対人関係の悪化や，再就職の準備，両親の他界などのライフイベントであることが多く，夏に精神症状が悪化する傾向がある。発病初期には服薬中断などもみられていたが，現在は服薬への意識は高く服薬アドヒアランスは保たれている。両親の他界をきっかけに，X－1年よりアパートで一人暮らしを開始し，障害年金，生活保護，精神障害者保健福祉手帳を活用して生計を立てている。今回は，「アパートの壁がどんどん迫ってきて押しつぶされそうになったり，"全部見ているぞ"という声が聞こえて身がもたない。2，3日眠れていなかった」という主訴のもと，薬剤調整および休息目的で任意入院となった。

現在，入院8日目であり，日中に活動できない日もあるが，急性期症状からの回復期初期であり，休息を優先してA氏のペースに合わせて見守っていく必要がある。また，入院時は，等張性脱水をきたしていたが，入院後7日目には改善していると考えられる。血液検査のデータもあわせてモニタリングしていく必要がある。脱水による薬剤の血中濃度上昇により，副作用出現のリスク，麻痺性イレウス，肺塞栓症のリスクも高まることから，地域生活においてもA氏自身が脱水予防に意識を向け，対処できるように工夫していく必要がある。また，A氏には，慢性的な妄想があると考えられるが，生活に支障をきたすほどの精神症状の悪化は苦痛である。妄想や幻聴の悪化の背景には，一人暮らしに伴う孤独や不安もあると考えられるため，一人でいるときの過ごし方をA氏に確認したり，一緒に考えることでセルフケア能力の向上が期待できる。加えて，夕方や週末に利用できる訪問看護やヘルパーなどの情報提供および調整をしていくことで，退院後もセルフケア不足を補っていける可能性が考えられる。さらに，今後は，A氏自身が，幻覚妄想が悪化するきっかけやサインに気づき，対処方法を見いだせるように，心理教育「リカバリー勉強会」に参加する予定である。病棟でもフォローや振り返りをしていくことで，病気とのつきあいにおけるセルフケア能力の向上を支えられると考えられる。

A氏の希望は「壁に押しつぶされないで，アパートで穏やかに暮らしたい」ということである。A氏は，統合失調症をもちながら，人生ではじめて一人暮らしを体験しているにもかかわらず，両親の死を受容し，妄想や幻聴がありながらも前回の退院後約1年間は単身生活できていた。また，服薬アドヒアランスは良好であり，服薬を継続しようとする意思はある。さらに，今回の入院時は，幻覚妄想が悪化して身がもたない状態になりながらも，衣類を整え，自らY病院に逃げて来ることができている。加えて，A氏は，これまで自他ともに攻撃的になることはなく，一人暮らしをはじめた後もアパートの大家さんや生活保護の担当者に，"気にかけたい"と思わせる特性をもちあわせている。これらのストレングスをいかして，今回は一人暮らしに伴う孤独や不安に焦点をあてて，A氏と一緒に取り組んでいく。

コプロダクションリスト・看護計画リスト

#1：精神症状の回復期初期であるA氏のペースに合わせて十分な休息を優先する。
#2：脱水症状のモニタリングを継続し，A氏自身が脱水予防に取り組める工夫を一緒に考える。
#3：一人暮らしに伴う孤独や不安に対処できるように一緒に取り組む。
#4：精神症状のセルフコントロールに取り組めるように，一緒に心理教育の振り返りを行う。

統合失調症：退院準備期のケース

基本情報

氏名：A氏　**年齢**：40歳代後半　**性別**：男性
入院日：X年3月5日　**入院回数**：9回目　**現在の入院形態**：医療保護入院
現在の行動制限：閉鎖病棟，スタッフ同伴で外出可，グループホームへの外泊可

主治医：B医師　**担当看護師**：C看護師
担当精神保健福祉士：D精神保健福祉士　**担当作業療法士**：E作業療法士
学生の受け持ち開始日：X＋21年10月17日

精神科診断名：統合失調症
主訴・主症状：病院の外に出ると皆から見られて，怖くなる。すぐに疲れて，身がもたない。グループホームに行くと，ときどき利用者や施設の職員から嫌がらせを受けてイライラすることがある(A氏談)。
治療方針：A氏の「安心して退院したい」という希望を達成するために，外出・外泊訓練を繰り返し，①外的環境に慣れる，②グループホームの職員と信頼関係を構築する，③セルフケア能力を向上する。

生育歴：
きょうだい3名中，第2子次男として生まれた。出生時は特に問題はなかった。幼少時から友人が少なく，一人で遊ぶことが多かった。公立小学校〜高校，国立大学まで通い，成績は上位だった。両親はA氏について「反抗期はなく，良い子だった」と話す。
現病歴：
大学から単身生活を開始し，大学2年生の頃から友人関係で悩むようになった。しかし，誰にも相談できない状況が続き，次第に眠れなくなった。そのなかで「悪口が聞こえる」ようになり，「(先生の)頭にお湯をかけろ」といった命令に従って行動してしまうようになった。心配した両親に付き添われ精神科を受診し，統合失調症と診断され通院を開始した。
その後数年は通院や服薬を継続できていたが，アルバイト開始後，服薬が断続的になり，通院しなくなった。そして，幻聴が悪化し，両親に対して暴力を繰り返すようになり，X－5年に医療保護入院となった。
入院治療によって症状が落ち着いたため2か月で退院したが，自宅では「飲むと身体が悪くなる」と話し，服薬しなかった。そのため，幻聴が悪化し，両親に暴力を繰り返すようになり，X－4年再入院した。以降，精神症状の悪化や服薬中断からの暴力などを理由に入退院を繰り返した。
今回の入院に至った経緯：
8回目の退院後，数か月で「飲んでいたら殺されてしまう」と服薬を中断し，「死ね，死ね」と声が聞こえるようになった。そして，「(両親に)殺される」と思考し，暴力をふるうようになり，X年3月5日，両親に付き添われ受診し，医療保護入院となった。

身体所見・検査所見

身体所見：
［X年3月5日入院時］
・BP：121/72mmHg，P：82回/分，R：16回/分，BT：36.6℃
・身体欠損・障がい：なし，身体科既往歴：なし
・歩行や動作は安定しており，特記なし。
［X＋21年10月10日］
・BP：111/68mmHg，P：60回/分，R：17回/分，BT：36.9℃
・歩行は，日中は安定しているが，夜間ふらつくことがある。
・話していると流涎がある。

検査所見（血液検査・画像検査）：
［X年3月5日入院時］
・血液検査　WBC：7328，RBC：487，Hb：14.1，Neut（好中球）：53.3％，Eos（好酸球）：2.2%，TP：7.0，ALB：4.3，GLU：97，HbA1c：4.7，Na：137，K：3.6，AST：23，ALT：42，γ-GT：42，CK：70，CRP：0.1
・尿検査　尿蛋白（－），尿潜血（－），尿糖（－），尿ウロビリノーゲン（－）
・MRI　全体的に灰白質が減少している。
［X＋21年10月10日］
・血液検査　WBC：6000，RBC：513，Hb：15.3，Neut（好中球）：50.3％，Eos（好酸球）：3.2%，TP：7.2，ALB：4.7，GLU：100，HbA1c：5.2，Na：146，K：3.8，AST：25，ALT：40，γ-GT：52，CK：59，CRP：0.2
・尿検査　尿蛋白（－），尿潜血（－），尿糖（－），尿ウロビリノーゲン（－）
・MRI　全体的に灰白質が減少しており，脳室の拡大，側頭葉の萎縮が認められる。

心理・社会的療法

療法・プログラム名	目的	スケジュール	経過・状況
動機づけ面接	社会復帰や治療モチベーションを高める。	週2～3回，計8回（終了後も適宜）	15か月前に終了。以降，必要時実施
疾患教育	症状悪化の注意サインや対処方法を話し合い，訓練する。	週1回，計6回	13か月前に終了
社会生活技能訓練（Social skills training：SST）		適宜，退院まで	毎日継続。自発性は低い。適宜面接
日常生活訓練	調理など家事，金銭管理能力を高める。	毎日，退院まで	毎日継続。自発性は低い。適宜面接
外出・外泊	社会復帰後の生活に慣れ，能力を高める。	月2回，退院まで	不安と楽しみが両価的。不安が強くて実施できないこともある。

薬物療法

薬剤名・規格単位	1日量・使用時点	処方の目的	留意すべき副作用
クロザピン（クロザリル）	600mg 朝・夕・寝る前	陽性症状および衝動性を改善するため	好中球減少症，心嚢液貯留，頻脈，発熱，高血糖，口渇，発汗，白血球増加，起立性低血圧，腸閉塞
炭酸リチウム（リーマス）	200mg 朝・夕	気分を安定させるため 白血球の減少を抑え，増加させるため	リチウム中毒，食欲低下，悪心・嘔吐，下痢，消化器症状，振戦，傾眠，錯乱，中枢神経症状
アデニン（ロイコン）	60mg 朝・昼・夕	白血球の減少を抑え，増加させるため	高尿酸血症，痛風，尿路結石，急性腎不全，過敏症，発疹，掻痒感，便秘
イソテトランドリン シクレアニン セファランチン ベルバミン（セファランチン）	6mg 朝・昼・夕	白血球の減少を抑え，増加させるため	ショック，アナフィラキシー，顔面潮紅，蕁麻疹，胸部不快感，喉頭浮腫，浮腫，呼吸困難，血圧低下，過敏症
ルビプロストン（アミティーザ）	24μg 朝・昼・夕	慢性便秘症を改善するため	下痢，悪心，腹痛，胸部不快感，貧血，気道過敏症，頭痛，浮動性眩暈，体位性眩暈，感覚鈍麻，傾眠

精神症状のアセスメント
(①外観，②意識，③記憶，④認知，⑤感情，⑥意欲，⑦思考，⑧知覚，⑨自我)

情報	アセスメント
・発症時，「何かが起こりそう」「皆に見られている」と強い不安を抱え，部屋に閉じこもっていた。入退院を繰り返しているときは，服薬中断し，「死ね死ね言われる」「殺される」と考え，恐怖し，家族に対して暴力を繰り返していた。 ・入院時，「誰かに殺される」「やられる前にやるしかない」と考え，恐怖し，家族に対して暴力に至り，入院した。服薬しておらず，治療や薬の話になると「今の人生は終わり」と話していた。 ・現在は，薬の必要性を理解し，服薬できており，幻聴は改善している。被害感も軽減したが，ストレスが加わると悪化し「誰かに嫌がらせをされる」と考える。 ・入院時から髭や髪を切らず，服も声かけしないと着替えず，洗面や歯磨き，入浴も拒否的だったが，現在は自発的に行っている。 ・入院時は看護師全員に対して猜疑的だったが，現在は信頼する看護師が数人いる。 ・入院時は注意や記憶など認知機能は低下していた。現在は若干改善しているが，生活に支障があり，外出，外泊時悪化する。 ・入院時より不安感は改善したが，病棟外に出ると不安を感じやすい。慣れない場所であったり，慣れている場所でも人が多くなると恐怖感や焦燥感，被害感が高まる。また，疲れやすい。 ・退院をしたい気持ちもあるが，強い不安を感じ「もう絶対に退院しない。外に出ない」と話すこともある。	⑤⑦：発症時から強い不安を抱えていた。入退院を繰り返しているときは，服薬中断や効果的な対処ができないことなどから，明らかな幻聴や強固な妄想を呈し，恐怖し，恐怖心から衝動的に暴力に至っていたと考えられる。繰り返しの入院すべて同様のエピソードで，今回の入院も同様である。 ⑦⑨：今回の入院では，現実に対する絶望感からか誇大妄想が強固になっている。また，入院時の猜疑性は治療や信頼関係の構築によって改善している。 ①③④：入院時から個人衛生に関するセルフケアが低く，記憶や注意といった認知機能も低かったが，入院治療によって改善している。しかし，退院後に必要なセルフケアの獲得には至っていないと考えられ，認知機能はストレスが加わると低下する。 ⑤⑨：病棟内といった保護的な環境では不安なく過ごすことができるようになった。しかし，病棟外で人が多いといったストレスが高まると，不安感だけではなく，恐怖感，焦燥感，被害感を呈しやすい。これは暴力リスクを高める。 ⑥⑨：退院したいと考えているが，不安，恐怖を感じると病棟外に出たくないと考える。これは退院後の生活や環境に慣れていないだけではなく，ストレス脆弱性が十分に改善していないからだと考えられる。そのため，人が多いと被害的になりやすく，疲れやすい。

生物学的アセスメントまとめ：
A氏は幻覚，妄想を呈していたが，薬物療法によって大きく改善した。しかし，外出するなどストレスが加わると悪化し，暴力リスクが高まる。認知機能障害は，生活や外出時のストレスを増加させ，疲労感を高める。セルフケア能力は，入院時の生活では大きく問題ないが，病棟外での生活を想定するとセルフケア能力は低い。これらのことから，外出訓練などを繰り返すことによって，病棟外の環境や退院後の生活状況に慣れるとともに，対処能力を高めたり，セルフケア能力を高める必要がある。

心理学的アセスメント

①認知と行動

A氏は，安定時は被害感や妄想を症状と認識でき，相談できる。しかし，ストレスが加わると「絶対に事実」と確信度が高まり，イライラや怒りを呈す。また，対処できなくなり，ときに暴力リスクが高まる。

②不安と防衛機制

A氏は自我の脆弱性から不安を感じやすく，病棟外に出るなど環境が変わると常に不安を感じる状態になる。特に人が多かったり，知っている人がいないと，容易に恐怖を感じ，動けなくなったり，声を出せなくなったり，混乱する。また，「何か悪いことが起こる」「襲われる」と考え，身を守る手段として，暴力リスクが高まる。

③喪失と悲嘆

A氏はストレスが加わり疲労すると，人生に対して「僕の人生は終わり。死にたい」と悲観的になる。一方，自殺に関しては「自殺は怖いからしない」とも話し，自殺を計画したり，行動することもない。

④発達段階

A氏は19歳の頃に発症しており，アイデンティティが十分に確立していないと考えられる。現在，40歳代後半であるが，成人期の親密性の段階を経ておらず，孤立を感じていると推測される。

⑤障がい受容

A氏は「僕は統合失調症で幻聴や妄想がある」「薬を飲まないと悪化する」と話し，治療に対するコンプライアンスは高い。そのなか，「僕は病気。今の人生は終わり」と話し，悲観したりする。

心理学的アセスメントまとめ：

A氏はストレス脆弱性で，不安恐怖を感じやすく，イライラや怒りを感じることもある。特に病棟外では，被害妄想が強固となり，怒りを感じ，暴力リスクを高める。これらの前提には自我の脆弱性や人生への絶望感があり，時に死にたいと発言する。障がい受容は概ねできており服薬コンプライアンスなどを高めているが，一方で絶望感を高める要因にもなっている。

リカバリー・ストレングスのアセスメント

希望

- 「おいしいものを食べたい」「ドライブに行きたい」「映画を観たい」「外に出たい」「安心して暮らしたい」

ストレングス

- 外食などの自身の希望に向けて行動できる。
- 信頼関係が構築されると，相談し，頼ることができる。信頼する他者を心配し「大丈夫？」と気にかける。
- 暴力をふるいたい気持ちや通院や治療をしたくない気持ちが高まったときに，信頼する人の話は怒りを感じながらも聞くことができる。また，その人がいない場合でも，「○○さんが言っていたから。約束したから」と思い出し，行動できる。

経済状態

健康保険：国民健康保険（X＋14年受給開始）　**介護保険**：なし
自立支援医療（精神通院）：上限2,500円　**障害年金**：なし・（あり）（　2　級）
精神障害者保健福祉手帳：なし・（あり）（　2　級）
主な収入源：障害年金，両親の仕送り

社会資源（フォーマル・インフォーマル）

入院前に利用していた社会資源と利用状況：
・現在入院している病院に通院していた。
・デイケア3回/週，月・火・金曜（9：30～15：30）に通っていた。

本人を支えているインフォーマルな資源：
・外出泊先の近所にある焼肉屋を気に入って，月1回行くのを楽しみにしている。
・静かな公園で受け持ち看護師と散歩し，日向ぼっこをすることを楽しみにしている。
・入所してよいと受け入れてくれているグループホームがある。施設長とは関係性を構築できているが，その他のスタッフとは十分に構築できていない。なお，訪問看護を予定している。

3 事例

家族背景・人間関係

家族の支援体制・希望：
きょうだいも親戚も疎遠。両親は一軒家に住んでいるが，「一緒に暮らすことはできない」「本人には穏やかに過ごしてほしい」と話す。金銭的，物質的支援は良好で，面会は月に1回程度。

家族の疾病理解・障がい受容：
両親はA氏が統合失調症であることを理解し，受容している。ただし，具体的な症状や特徴などまでは理解できていない。

家族以外のキーパーソン：
外出・泊先（退院予定地）の施設長を頼っている。

ジェノグラム・エコマップ

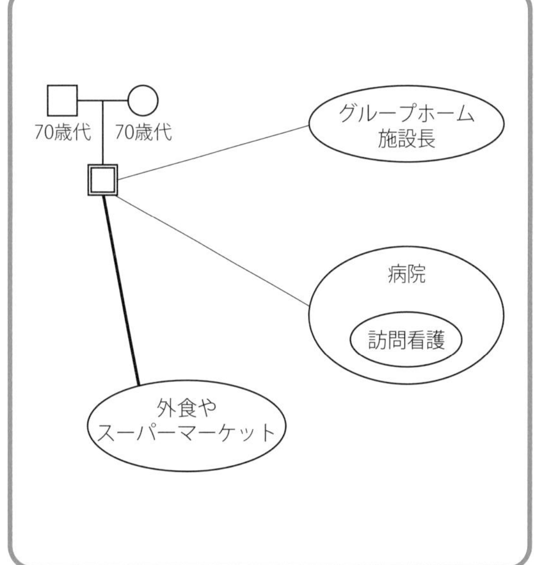

社会学的アセスメントのまとめ：
A氏の両親から，金銭的・物的な支援を受けることができる。しかし，一緒に住むことは，住むこと自体が暴力リスクを高め，両親の希望もあり，困難である。現在，グループホームへの退院を目指して外出し，施設長に対して信頼感を寄せている。しかし，グループホームの他の職員とは十分な関係性を築くことができておらず，訪問看護を計画している段階であり，外出訓練の継続と支援の調整が必要である。なお，A氏は外出時の外食と買い物を楽しみにしており，行動の原動力となっている。

セルフケアアセスメント

情報	アセスメントと看護の方向性
①空気・水・食物 ・ADL（Activities of daily living：日常生活動作）は自立している。 ・流涎が多く，話しているときに口の外に垂れてくる。また，まれに夜間に唾液がたまることによって呼吸困難を訴える。SpO_2は97％前後。 ・流涎の影響でクロザピンに対する否定感が高まることがある。 ・過去，多飲水傾向だったが，現在は多飲水ではない。 ・食事は病院食はほとんど全量摂取である。外食は楽しみが強く食べ過ぎる傾向にある。 ・間食を楽しみにしていたが，薬物調整や体重増加に伴って間食制限があり，イライラの要因となっている。運動療法には積極的ではない。	・クロザピンの副作用として流涎があり呼吸困難に至ることがある。また，流涎に対してストレスを感じ，コンプライアンスが低下することがある。流涎は長期服用のなかで改善することもあるが，日中の流涎の処理や夜間の呼吸困難へのケアを行う必要がある。また，コンプライアンスが低下した際は，支持的に関わるとともに疾患教育を行い，コンプライアンス，アドヒアランスの維持，向上を行う。 ・多飲水はモニタリングを継続する。 ・食事は楽しみであるが，体重増加に伴い血糖値やHbA1c悪化リスクがあり，クロザピン服用継続が困難になる可能性を高めるため改善する必要があった。このため，間食制限が判断されたが，間食制限はストレスを増強させ，イライラや怒りを呈すときがある。本人の希望に添いながら，疾患教育とともに食事療法や運動療法を継続，検討していく必要がある。
②排泄 ・ADLは自立している。 ・過去，イレウス歴がある。クロザピン服用前は下痢傾向だった。現在，クロザピンの副作用や運動不足から便秘傾向にあり，排便回数は週1回程度。浣腸はしていない。運動療法には積極的ではない。	・クロザピンの副作用として便秘があるが，浣腸の必要性はない程度である。腹部マッサージや下剤服用といった排便に対するケアを行う。また可能な運動療法を検討し，継続していく。
③個人衛生 ・洗面や入浴など積極的ではないが，声かけによって実施することができる。入浴は声かけすれば週3回，声かけしなければ週1回程度。 ・入浴すると「気になってたくさん洗ってしまって疲れる」と話す。 ・歯磨きは1日1回。 ・髭や髪を切ることを「切ったら生えなくなってはげるから」と強く拒絶することもあるが，突然切ったりもする。	・清潔観念の低下ではなく，脅迫的に洗ってしまうことから疲労を感じ，入浴したくない状況がある。そのため，無理のない範囲で洗うことができるよう，適宜声かけする。 ・散髪や髭剃りも，生えなくなってしまうのではないかという不安から拒否的になることもあるため，支持的に関わりつつ，本人の思いに添って散髪などの計画を立てる。

セルフケアアセスメント(つづき)

情報	アセスメントと看護の方向性
④活動と休息のバランス	
・室内ではなくホールで過ごすことが多く，「さびしいから」と話す。 ・疲れると部屋に戻り臥床する。 ・午睡は2時間程度である。 ・夜間の睡眠時間は8時間程度である。 ・外出するとすぐに疲れ，自ら休むことができない。スタッフの声かけなどによって，車や公園のベンチなど人がいないところで休むことができる。	・病棟内ではさびしさからホールに出てくることもあり，疲れると休息できている。午睡はしているが睡眠に問題はない。 ・病棟外では，疲れやすく，休息するためには声かけしたり，誘導するなど一部介助が必要である。これは今後の環境への慣れによって変化すると予測される。
⑤孤独とつきあいのバランス	
・基本は一人で過ごす。ホールなど人がいる場所にいても自ら他者に声をかけることは少ない。用事があると医療者に声かけする。 ・一人でいるとさびしくなりホールで過ごすし，疲れると部屋に戻る。 ・病棟内ではある程度人との距離感をコントロールできているが，慣れない環境ではコントロール感を失い，すぐに疲弊し，スタッフの支援なしに休息できない。	・孤独になるとさびしさを感じ，人のいる場所にいたくなるが，疲労してしまう。これは，病棟外では重度で，基本一部介助，まれに全介助が必要になる。
⑥安全を保つ能力	
・歩行は安定し，転倒歴はない。 ・被害感を感じやすく，衝動的に暴力に至る可能性がある。実際，入院中に2回女性1名，男性1名に対して身体的暴力に至った。また，言語的暴力も繰り返していた。現在は，被害感を抱き，まれに怒りを表出するが，相談するなどして対処し，身体的暴力に至ることはない。	・被害感を抱きやすく，イライラや怒りから衝動的に暴力に至る可能性は低下したものの，否定できない。特に施設に対する慣れなさから暴力リスクが高まる可能性があるので，外出，外泊訓練を繰り返す必要がある。

セルフケアアセスメント(つづき)

情報	アセスメントと看護の方向性
⑦病気とのつきあい	
・統合失調症であることや，薬を飲まなければ悪化すると認識できている。流涎によって苦痛を感じコンプライアンスが低下することもあり，その際に薬をすすめると怒ることもある。	・コンプライアンス，アドヒアランスは保たれているが，薬の副作用に伴う苦痛から，低下する。その際は支持的に関わりつつ，イライラや怒りの程度を評価して，本人と相談しながら服用を提案していく。
・幻聴や妄想も症状だと認識し，対処しようと努力している。	・クロザピンの用量，服用タイミングを，医師を中心に多職種全体で相談していく。
・「病気は一生治らない。一人では生きていけない。助けが必要。病院はすぐに助けてくれる。外は助けてくれない」「外食したいし，退院もしたい。でも怖いから出たくない」「安心して過ごしたい」と話す。	・精神症状への対処は努力しており，ストレングスと捉え，対処能力の向上をさらに促進する。 ・病棟外に出たい気持ちと出たくない気持ちが両価的に存在する。支持的に関わりつつ，エンパワメントしていく。

全体像

A氏は大学時にストレスから統合失調症を発症し，通院治療を開始した。しかし，服薬中断するなどもあり十分に改善せず，幻聴や妄想によって家族に対する暴力リスクが高い状態にあり，入退院を繰り返した。X年，今回（9回目）の入院以降もさまざまな抗精神病薬が試みられ，心理社会教育も行われた。その結果，幻聴は部分的に改善したが，週に数回幻聴によってイライラを呈していた。また，被害妄想を抱きやすく，イライラや怒りから衝動的に医療者に対して暴力に至ることもあった。X＋16年，クロザピンが開始され，徐々に精神症状が改善した。約半年後には幻聴はほとんど消失し，被害感を感じるものの被害妄想に発展することはなかった。クロザピン開始3か月後には院内散歩から開始し，半年後から外出が開始された。しかし，病院の外に出ることが16年以上ぶりであり，ストレスを感じ，すぐに疲弊した。また，被害妄想を呈し，イライラや怒りを呈すこともあった。その後，A氏は外出したくないと希望する一方で，外食したいとも希望した。希望をエンパワメントすることで，A氏は外出を繰り返すことができ，外食と買い物を含めて3時間程度の外出が可能となった。

現在，退院地候補であるグループホームへの外出を試みているが，ストレスから被害感を抱きやすく，イライラや怒りを呈すことがある。まれに暴力リスクも高まる。特に，病院スタッフが付き添っていないときに顕著で，施設スタッフからは退院は無理ではないかと声が出ている。そのなか，A氏は施設スタッフのなかでも施設長と関係を構築でき，信頼を寄せている。なお，家族との同居は困難であり，他に支援者はいない。

A氏は自我が脆弱であり，慣れた環境では問題ないが，慣れない環境では疲れを呈しやすくイライラや怒りを感じやすい。また，被害妄想を抱く可能性も高くなる。副作用によってイライラを呈す場合もあり，治療や服薬継続に関するコンプライアンスの低下も課題である。精神症状を考えるとクロザピンを増量したいが，現在600mg（最大量600mg）であり増量は困難である。

セルフケア能力は，病院外において「安全を保つ能力」が最も重度となり，「孤独とつきあいのバランス」も重度になる。これらと「個人衛生」には精神症状や自我の脆弱性，コーピング能力の低さが影響している。その他，クロザピンの副作用である流涎や体重増加，便秘に対して「空気」「食事」「排泄」のセルフケア能力の向上が求められる。

上記より，退院後を想定した対処能力やセルフケア能力の向上，退院後の環境への慣れを促進するために，外出，外泊訓練を繰り返す必要がある。そのなかで，施設職員との関係構築も促進していく。

入院長期化リスクのアセスメント（対象者が入院中の場合のみ記載）：
A氏は9回目の入院以降，すでに20年以上経っており，長期入院患者である。入院が長期化した要因として陽性症状の改善が困難だったことと過去の暴力歴があげられるが，これらはクロザピンや心理社会教育で大きく改善した。しかし，現在も自我の脆弱性や被害感の抱きやすさ，長期入院に伴うセルフケア能力の低下，暴力リスクが存在し，入院長期化リスクとなっている。

コプロダクションリスト・看護計画リスト

#1：好きな外食と公園で過ごすために，外出を継続できるよう一緒に取り組む。
#2：退院後の施設での楽しみを一緒に見つける。
#3：退院後の施設で必要な生活能力を身につけて，安心して生活できるように一緒に取り組む。
#4：安心できれば退院したいという気持ちを大切にして，退院後の施設への外出を繰り返し，一緒に振り返る。

統合失調症：訪問看護のケース

基本情報

氏名：A氏　**年齢**：40歳代後半　**性別**：男性
訪問看護開始日：X年5月23日（1回/週利用）　**入院歴**：これまでに8回
職業：無職（職歴なし）
家族構成：父・母・妹・義弟・甥・A氏の6人家族
A氏に関わる支援者：
・担当訪問看護師（S病院訪問看護部）：B看護師
・M市保健所：C保健師　**学生の受け持ち開始日**：X年8月15日

精神科診断名：統合失調症
主訴・主症状：部屋にいても家族や近所の人が自分を見て笑ったり，「バカだろ！」と馬鹿にしているように感じてしまう。外出はおろか，部屋からも出るのが怖い（A氏談）。
治療方針：外来通院，訪問看護を利用しながら，病状や生活状況を観察し，社会生活が維持できるように支援する。

生育歴：
2人きょうだいの長男として育った。どちらかというと内向的な性格で，読書や絵を描いたりして過ごしていることが多かった。きょうだいの仲は良かったが，友達はほとんどいなかった。地元の小学校から高校まで通い，成績は中学校までは優秀であったが，高校に入り休みがちとなり下位であった。
現病歴：
高校入学後，しばらくは普通に通学していたが，X－30年，高校1年の夏休み以降は，「頭が痛い。身体がだるい」と学校を休みがちとなる。自宅でも部屋にこもっていることが多く，「人と会うのが怖い。先生やクラスのみんなが自分を見て笑う」と言うようになった。心配した母親とともにS精神科病院を受診，統合失調症と診断される。外来通院をしながら，学校にも通っていたが，X－29年2月に，「俺の悪口をみんなに言ったろ。いつも笑いやがって」と同級生を殴り，その場から逃げ一時行方不明となる。翌朝，自宅近くを歩いているところを警察に保護され，同日，担任の先生，両親に付き添われ，S病院を受診，医療保護入院となる。初回入院は，1か月程度で退院し，周囲の協力もあり高校を卒業した。しかし，高校卒業後は進学，就職をすることなく，自宅の部屋に閉じこもる生活となっていた。X－25年10月，「いつも俺の悪口をみんなに言いふらしているだろ」と近所の家に無断侵入し，措置入院となる。以降は入退院を繰り返していた。今回は，X－1年12月頃より，自宅の部屋にいても，笑い声や自分をバカにするような声が聞こえるようになり，不眠や食欲不振となった。X年2月21日外来受診時，「家にいても怖いだけだ。入院して休みたい」と自ら入院を希望，任意入院となる。
訪問看護導入に至った経緯～現在まで：
今回の入院中，両親の高齢化もあり，介護のために妹夫婦が同居することとなった。妹から退院の条件として訪問看護を提案された。A氏自身は，「訪問看護は見張られているみたいで嫌だ。来てほしくない」と当初は否定的であったが，面談に来た訪問看護師のBが，以前の入院時，A氏の受け持ち看護師だったこともあり，「Bさんが来るなら」と訪問看護導入を了承した。訪問看護は，A氏と相談し1回/週から開始。初回訪問は，午前中であったが「○○（甥）がうるさくて眠れない」と就寝が遅いため，以降午後の訪問となる。自分の部屋に人を入れることを嫌がり，リビングで行っている。必ず母親が同席している。

身体所見・検査所見

身体所見：
［X年5月16日退院時］
・身長：181cm，体重：75kg，BP：128/66mmHg，R：21回/分，T：36.4℃
・身体科既往歴なし
・入院中，一時，小刻み歩行や突進歩行といったパーキンソン症状が出現し，転倒することがあったが，薬剤調整により改善した。
［X年8月10日外来通院時］
・体重：83kg，BP：142/88mmHg，R：19回/分，T：35.8℃
・歩行状態は良好で，退院後の転倒はなし。
・退院時より，体重が8kg増加しており，血圧も上昇している。
検査所見（血液検査・画像検査）：
［血液検査］WBC：7,160/μL，RBC：445.1×10^4/μL，Hb：14.5g/dL，Plt：19.8×10^4/μL，Dダイマー：0.39μg/mL，TP：7.1g/dL，ALB：4.2g/dL，TG：68mg/dL，GLU：98mg/dL，HbA1c：5.9%，Na：137mEq/L，K：4.0mEq/L，Cl：101mEq/L，AST：16U/L，ALT：14U/L，γ-GT：41U/L，LDH：157U/L，CK：148U/L，UN：19mg/dL，Cr：0.8mg/dL，CRP：0.3mg/dL未満（X年4月28日退院前検査時）
［尿検査］尿蛋白（－），尿潜血（－），尿糖（－），尿ウロビリノーゲン（－）（X年4月28日退院前検査時）
［画像検査］MRI：特記事項なく，年齢相応（X年2月22日入院時）
心理検査所見：
［WAIS-Ⅳ（IQ）］FIQ（全検査IQ）67（X年2月25日入院時）
・幻覚・妄想状態にあったこともあり，正常な判断が困難となっていた。
・FIQ（全検査IQ）90，VIQ（言語性IQ）85，PIQ（動作性IQ）92（X年4月27日）
・検査所見から，対人関係においては，受動・依存的な傾向がうかがえる。ただ，興味ある話題については，積極的に話しかけており，関心の有無で左右される傾向が強い。刺激の多い場面に弱く，不安や緊張感を抱きやすく，神経過敏な面があることが推測される。

心理・社会的療法

療法・プログラム名	目的	スケジュール	経過・状況
【入院中】			
心理教育プログラム	統合失調症を理解し，自身の症状が悪化するサインに気づき，対処方法を見つける。	全6回（毎週水曜日）	欠席することなく，全日程終了 クライシスプラン作成
【訪問看護】			
SST （社会生活機能訓練：Social skills training）	適切な自己主張や関わり方を練習して，対人関係のストレスや不安を軽減する。	訪問看護時（隔週15分程度）	2回実施 （体調不良を理由に断ることが多い）

薬物療法

薬剤名・規格単位	1日量・使用時点	処方の目的	留意すべき副作用
クエチアピンフマル酸塩100mg (クエチアピン)	6錠:昼食後(3錠)・夕食後(2錠)・就寝前(1錠)	統合失調症の幻覚妄想状態を改善するため	悪性症候群,遅発性ジスキネジア,麻痺性イレウス,肝機能障害,横紋筋融解症,高・低血糖,脱水症状など
20%パンテチン (パンテチン) ビフィズス菌 (ラックビーN)	4g:朝食後・夕食後	クエチアピンの副作用や脱水による便秘を予防・改善するため	下痢,軟便,悪心・嘔吐,食欲不振など
フルニトラゼパム1mg (フルニトラゼパム) ブロモバレリル尿素 (ブロムワレリル尿素)	1T:就寝前 0.3g:就寝前	夜間の入眠困難,中途覚醒を予防・改善するため	依存性・離脱症状,幻覚,妄想などの精神症状,けいれん発作,悪心・嘔吐など
クロチアゼパム5mg (リーゼ)	3T:朝食後・昼食後夕食後	不安や緊張を和らげ,気分を落ち着かせるため	依存性・離脱症状,幻覚,妄想などの精神症状,肝機能障害,血圧低下など

精神症状のアセスメント
(①外観，②意識，③記憶，④認知，⑤感情，⑥意欲，⑦思考，⑧知覚，⑨自我)

情報	アセスメント
・「頭が痛い。身体がだるい」「学校がつらい」 ・「人と会うのが怖い。先生やクラスのみんなが自分を見て笑う」「俺の悪口を言ったろ。いつも笑いやがって」(X－30年・29年) ・「家にいても怖いだけだ。入院して休みたい」(X年2月21日) ・訪問看護時，部屋には入れず，リビングで行っている。必ず，母親が同席。 「部屋は，汚いので……」と入れてくれない。 「部屋はきれいで毎日掃除をしているようです」(母親談)(初回訪問時) ・2回/日必ず入浴しており，髪も毎日セットしている。床屋にはなかなか行けないため，ハサミやバリカンをネットで購入し切っている。 ・食事は2食/日。母親が部屋に毎日運んでいる。 ・食事は偏食でから揚げが大好き。間食も多く，コーラが大好き。 ・睡眠は6～8時間とれているが，「○○(甥)が，うるさくて眠れない」と言って，寝るのが深夜1～3時くらいと遅い(X年8月)。 ・部屋では，パソコンやネットゲーム，絵を描いたり，読書をして過ごしている。 ・動作はやや緩慢だが問題ない。訪問スタッフからの質問には答えるが，自発的な発言はない。ただ，ゲームや漫画の話になると，自発的に話す。 ・薬は，自己管理で服薬カレンダーを使用し，訪問看護師が1週間ごとに確認。飲み忘れはない。 ・「妹たちがいるから休めない。出ていってほしい。ダメなら俺が出ていく」(初回訪問時)	⑦⑧：高校入学後から成績が落ち始め，倦怠感や頭痛といった身体的な不調を訴えていることから，進学による環境の変化により内的な不安などが増強し，発病したと考えられる。他者が自分を見て笑う，悪口を言っている等の注察妄想，被害妄想があり，陽性症状の妄想や幻聴が主な症状であると考える。 ⑤⑥：今回，不眠・食欲不振があり，自ら入院を希望したことからも，精神的な変調を「症状」として自覚できており，病感は獲得できていると考える。A氏のなかで，今までの経験から入院により，症状が改善するという感覚はあり，病院を安心できる場所と捉えている。ただ，自閉的な傾向が強く，妹夫婦との同居に不満を感じており，周囲の刺激や対人関係，ストレスに対する脆弱さもうかがえる。 ①③④：入院中および退院後も，清潔保持はできている。ただ，2回/日の入浴や毎日部屋を掃除しているとの情報から，強迫的な側面も否定できない。 定期的な通院や趣味でネットゲームをしており，見当識や認知機能，記憶は保持されていると考える。 ⑥⑦：入院時，被害妄想，注察妄想から，不眠や食欲不振が続いたことより，思考の障害が出現していたと考えられる。現在は，自閉的な傾向が強く，周囲への関心の低さなどの陰性症状があるものの，パソコンや絵を描くなど，A氏なりのペースで生活はできている。

生物学的アセスメントまとめ：統合失調症の陽性症状である注察妄想・被害妄想・幻聴が主な症状であり，悪化すると在宅での生活が困難となり，入退院を繰り返していた。入院中，一時的に錐体外路症状が出現し，小刻み歩行や突進歩行となり，転倒することがあった。血液検査で異常がないこと，薬剤調整にて改善したことから抗精神病薬の副作用が出現していたと考えられる。退院後より，体重が8kg増加している。退院後，血液検査未実施であるが，クエチアピン内服による食欲亢進や退院後の食生活の乱れによる体重増加の可能性が高い。自閉的な傾向が強く，周囲への関心の低さなどの陰性症状があるものの，パソコンや絵を描くなど，A氏なりのペースで生活はできているが，妹夫婦の同居により，ストレスを感じ始めている。入院時，被害妄想，注察妄想により，不眠や食欲不振が続いたことから，思考の障がいが出現し，一時的に認知機能が低下していたと考えられる。しかし，退院前の知能検査では，正常範囲まで改善しており，知的障害はない。

心理学的アセスメント

①認知と行動

A氏は幻覚や妄想などの精神的な変調などを「症状」として自覚できている。病識は曖昧であるが病感は獲得できていると思われ，自ら入院する（病院で休息をとる）という対処行動がとれている。

②不安と防衛機制

A氏は，長年にわたり，両親と3人暮らしをしていた。今回，両親の介護のため，妹夫婦と同居することとなった。A氏は，高校進学がきっかけとなり，環境の変化や対人関係が契機となり，統合失調症を発症した。その後も，周囲との関係により，被害妄想や注察妄想，幻聴を悪化させてきた。これは，A氏のなかにある受け入れがたい出来事を周囲のせいとする投射ともいえる。現在，妹家族との同居（特に甥との関係性）により，ストレスや不安を感じはじめているが，自己表現できている。この不安やストレスに共感し，対処行動を一緒に考えることで，症状悪化を防ぐことができると考える。

③発達段階

A氏は，40歳代後半で壮年期である。しかし，青年期～初期成人期で統合失調症を発症しており，現在までの発達段階において獲得すべきスキルが十分に得られていない。訪問看護師や学生，妹家族との関わりを通し，A氏の興味や経験を共有していくことが，今後の発達段階に良い影響を与えると考える。

④障がい受容

A氏は，自身が統合失調症に罹患していると理解はしている。しかし，入退院を繰り返しながら，退院後の生活には変化がない。コーン（Nancy Cohn）の障害受容の5段階プロセスにおいて，4段階の防衛にあり，現在の生活に執着している。在宅での支援を通し，良き理解者となることで，A氏が自身の病気を受容し適応する可能性があると考える。

心理学的アセスメントまとめ：A氏は，自身が統合失調症に罹患していることは理解している。幻覚や妄想などの精神的な変調を自覚し，自ら入院するという対処行動がとれている。ただ，入退院を繰り返しながらも，退院後の生活には変化を求めておらず，現在の生活に執着している。しかし，在宅での支援を通し，良き理解者となることで，A氏が自身の病気を受容し適応する可能性があると考える。また今回，両親の介護のため，妹夫婦と同居することとなった。A氏は，環境の変化や対人関係が契機となり，統合失調症を発症した経緯があり，同居により，被害妄想や注察妄想，幻聴を悪化させる可能性がある。実際，妹家族との同居（特に甥との関係性）により，ストレスや不安を感じはじめているが，自己表現できており，不安やストレスに共感し，対処行動を一緒に考えることで，症状悪化を防ぐことができると考える。そして，A氏は青年期～初期成人期で統合失調症を発症しており，発達段階において獲得すべきスキルが十分に得られていないが，訪問看護師や学生，妹家族との関わりを通し，興味や経験を共有していくことで，発達段階に良い影響を与えていくと考える。

リカバリー・ストレングスのアセスメント

希望

- 「誰にも邪魔されず入院せずに暮らしたい」

ストレングス

- A氏は，自らの統合失調症という病気を理解しており，内服も自分で管理しており，内服継続が自宅での生活を維持していくために必要だと思っている。
- 今回の入院も，精神的な変調を感じ，自ら入院する（任意入院）という対処行動がとれている。
- 不安やストレスを感じていることを，他者に対して表現できている。
- パソコンや絵を描くといった自宅にいても集中できる趣味がある。

経済状態

健康保険：国民健康保険　**障害年金**：なし・(あり)（2級　約65,000円/月）
自立支援医療（精神通院）：上限5,000円（市町村民税非課税かつ本人収入が800,001円以上のため）
精神障害者保健福祉手帳：　なし　・　(あり)（　2　級）
主な収入源：障害年金，両親・妹からの支援

社会資源（フォーマル・インフォーマル）

入院前に利用していた社会資源と利用状況：
- 過去にS病院のデイケアや訪問看護を利用したことはあったが，他の利用者とのトラブルやスタッフに対する被害妄想から中断していた。今回，担当となるB看護師は，以前の入院で受け持ちをしていたこともあり，関係性も良好である。
- M市の保健師Cは，2年ほど前よりA氏を担当。好きな漫画が共通していることもあり，1回/月の定期訪問を拒否することはなく，関係性は悪くない。

本人を支えているインフォーマルな資源：
- 近隣住民は，時に妄想対象となることはあるが，幼少期から知っていることもあり，何かと気にかけ声をかけてくれる。

3 事例

家族背景・人間関係

家族の支援体制・希望：
両親は高齢で，父親は軽度の認知症を患っている。妹夫婦は，兄思いで心配はしているが，パート勤務もしており，両親の介護で精一杯で，生活全般のサポートは難しい。

家族の疾病理解・障がい受容：
両親は，甘やかしてきたこともあり，疾病の理解にも乏しい。妹は，A氏の病気を理解しようと，S病院の家族教室にも参加している。

家族以外のキーパーソン：
- M市の地区担当保健師C
- 訪問看護師B

ジェノグラム・エコマップ

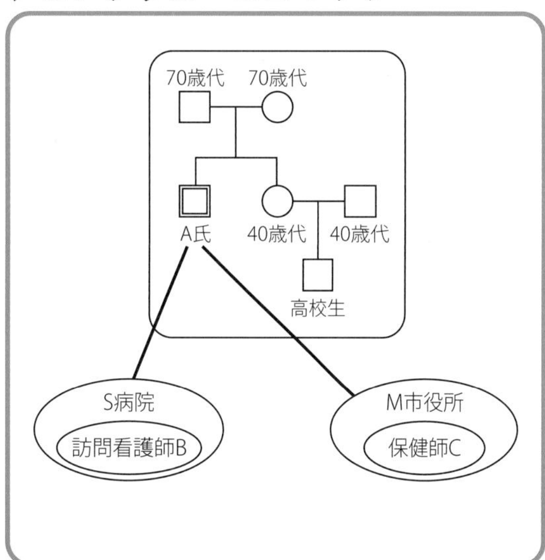

社会学的アセスメントのまとめ：両親は70歳代であり，父親は軽度の認知症を患っている。A氏は長男で，高校1年より統合失調症を発症していることもあり，負い目から甘やかして育てていた。そのため，疾病の理解にも乏しい。今回，両親の介護のため，妹夫婦が同居することになった。パート勤務をしていることもあり，両親の介護で精一杯だが，兄思いで，何とか病気を理解しようと，S病院の家族教室にも参加している。
A氏の生活を支える経済的な社会資源は，障害年金であり，精神障害者保健福祉手帳を利用している。また，両親や妹夫婦からの支援も受けている。人的な社会資源として，M市の地区担当保健師Cは，共通の漫画という趣味から関係性も良く，キーパーソンである。また，近隣住民も，時に妄想の対象となることはあるが，A氏を気にかけており，良き理解者の側面もある。

セルフケアアセスメント

情報	アセスメントと看護の方向性
①空気・水・食物 ［X年5月16日退院時］ ・身長：181cm, 体重：75kg, BP：128/66mmHg, R：21回/分, T：36.4℃ ・入院時，食欲不振であったが改善。 ［血液検査X年4月28日］ WBC：7,160/μL, RBC：445.1×10^4/μL, Hb：14.5g/dL, Plt：19.8 10^4/μL, Dダイマー：0.39μg/mL, TP：7.1g/dL, ALB：4.2g/dL, TG：68mg/dL, GLU：98mg/dL, HbA1c：5.9%, Na：137mEq/L, K：4.0mEq/L, Cl：101mEq/L, AST：16U/L, ALT：14U/L, γ-GT：41U/L, LDH：157U/L, CK：148U/L, UN：19mg/dL, Cr：0.8mg/dL, CRP：0.3mg/dL未満 ［X年8月10日外来通院時］ ・体重：83kg, BP：142/88mmHg, R：19回/分, T：35.8℃ ・退院時より，体重が8kg増加しており，血圧も上昇している。偏食で間食も多い。血液検査は拒否。	・入院前は，幻覚，妄想状態にあり，一時的な食欲不振に陥っていたが，改善した。退院時の栄養状態は良好であり，血液検査のデータからも異常は認められなかった。ただ，退院後，3か月あまりで，体重が8kg増加しており，血圧も上昇傾向にある。自宅では2食/日で，から揚げなどの揚げ物が好きで，間食も多く，栄養バランスが崩れており，高脂血症・糖尿病のリスクが高まっている状態である。A氏には食生活が身体に与える影響について情報提供し，体重，血圧測定をモニタリングしながら，自身が食習慣の改善に自主的に取り組んでいけるように工夫する必要がある。
②排泄 ［X年5月16日退院時］ CK：148U/L, UN：19mg/dL, Cr：0.8mg/dL 尿検査：尿蛋白(−)，尿潜血(−)，尿糖(−)，尿ウロビリノーゲン(−) ［X年8月2日訪問時］ ・排尿：7回/日 ・排便：1回/日 ・抗精神病薬〔クエチアピンフマル酸塩(クエチアピン)600mg/日〕内服中 ・ピコスルファートナトリウム内用液1mL便秘時	・現在，排泄に関する異常は認められないが，抗精神病薬内服中であり，排尿・排便回数や性状の聴き取りを行いながら，A氏が適切に対処できるように工夫していく必要があると考える。
③個人衛生 ・2回/日(昼・夜)必ず入浴しており，髪も毎日セットしている。昼の入浴時，髭も必ず剃っている。 ・床屋にはなかなか行けないため，ハサミやバリカンをネットで購入し切っている。 ・服装も整っており，好みの服をネットで購入している。	・個人衛生は保たれており，社会認知は維持されていると評価できる。 ・できていることをストレングスと捉え評価することで自己効力感の向上につながっていくと考えている。

セルフケアアセスメント(つづき)

情報	アセスメントと看護の方向性
④活動と休息のバランス	
・S病院のデイケアや訪問看護を利用したことはあったが，他の利用者とのトラブルやスタッフに対する被害妄想から中断していた。睡眠導入剤を内服しているが，6～8時間と睡眠はとれており，日中の眠気や疲労感の訴えもない。しかし，「○○(甥)がうるさくて眠れない」と話し，就寝が夜中の1～3時となっている。 ・日中は，部屋にこもっているが，パソコンやネットゲーム，絵を描いたりして過ごしている。	・過去にデイケアや訪問看護を利用していたが，トラブルや妄想が原因で中断している。現在，過去に受け持ち看護師をしていた訪問看護師Bとの関係性は良好である。デイケアなどの自宅以外の活動の場の情報提供をしながら，無理強いはせず，訪問看護を実施しながら，活動範囲の拡大を図っていく必要があると考える。 ・現在，就寝時間は遅いものの，睡眠はとれている。しかし，同居する妹家族に対してのストレスを表出しており，睡眠時間や疲労感の有無を観察していく必要がある。
⑤孤独とつきあいのバランス	
・「人と会うのが怖い。先生やクラスのみんなが自分を見て笑う」「俺の悪口を言ったろ。いつも笑いやがって」(X－30年・29年) ・「家にいても怖いだけだ。入院して休みたい」(X年2月21日) ・「○○(甥)が，うるさくて眠れない」(X年8月) ・両親・妹家族と同居しているが，ほとんど会話はない。 ・近隣住民は，時に妄想対象となることはあるが，幼少期から知っていることもあり，何かと気にかけ声をかけてくれる。 ・M市の地区担当の保健師Cは，好きな漫画が共通していることもあり，1回/月の定期訪問を拒否することはなく，関係性は悪くない。 ・過去にS病院のデイケア・訪問看護を利用していたが，トラブルがあり中断。 ・現在，S病院の訪問看護利用中(1回/週)。訪問看護師Bとの関係性は良好。	・自閉的な傾向が強く，周囲の刺激や対人関係から，精神的な変調を悪化させてきた。時に妄想の対象となる家族や近隣住民からの陰性的な感情もなく，訪問看護師Bや保健師Cを含めた支援者との関係性は悪くはない。多少の時間は要するが，支援者が根気強く関わることで関係性を構築できるということを意味する。これは，A氏のストレングスといえる。引き続き，訪問看護や保健師の定期訪問を継続し，BやC以外の訪問の提案や中断しているデイケアの再開を検討していくことで，社会性の向上につながると考える。しかし，無理強いはせず，A氏の困りごとにアプローチをしながら，A氏の意思を尊重した関わりが必要である。

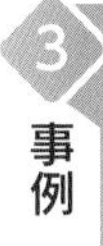

セルフケアアセスメント(つづき)

情報	アセスメントと看護の方向性
⑥安全を保つ能力 ・抗精神病薬(クエチアピン100mg)内服中 ・入院中，小刻み歩行や突進歩行といったパーキンソン症状が出現し，転倒することがあったが，退院時は改善。 ・「いつも俺の悪口をみんなに言いふらしているだろ」と近所の家に無断侵入し，措置入院となる(X－25年措置入院時)。 ・「家にいても怖いだけだ。入院して休みたい」(X年2月21日) ・A氏の病気を理解しようと，S病院の家族教室にも参加している。 ・経済状況：障害年金，両親・妹からの支援 ・M市の地区担当の保健師Cは，好きな漫画が共通していることもあり，1回/月の定期訪問を拒否することはなく，関係性は悪くない。	・入院中，薬剤調整の過程で，パーキンソン症状が出現し，転倒リスクが高まっていた。退院時は改善している。また，退院後の生活において，副作用が出現すると，服薬中断につながる可能性もあり，訪問看護の際は，服薬の確認とあわせ，副作用出現の有無について観察していく必要がある。 ・過去に妄想，幻聴により，両親への暴言，暴力や，隣家に侵入し措置入院となっている。症状が悪化した際は，現実検討能力も低下することが考えられる。入院中に作成したクライシスプランを活用し，両親や妹家族がA氏の精神的変調に気づけるように支援していく必要がある。 ・現在は，両親，妹の支援もあり，経済的なセルフケアに問題はない。しかし，両親も高齢であるため，近い将来を見据え，保健師Cを含めたなかで検討していく必要がある。
⑦病気とのつきあい ・X－30年の高校1年以降に統合失調症を発症，以降8回の精神科病院入院歴あり。周囲の刺激や対人関係が原因で精神的変調をきたすことが多い。過去に，訪問看護やデイケアを利用していたが，他の利用者とのトラブルや訪問看護師への被害妄想が原因で中断していた。 ・「家にいても怖いだけだ。入院して休みたい」と自ら希望し入院(X年2月21日)。 ・薬は，自己管理で服薬カレンダーを使用し，訪問看護師が1週間ごとに確認。飲み忘れはない。 ・「薬は必ず飲むようにしていました」(本人談) ・今回の入院中，心理教育プログラムに参加(全6回)し，クライシスプラン作成。 ・訪問看護の際，SSTを実施しているが，体調不良を理由に断ることが多い。	・A氏は，高校1年で統合失調症を発症以降，周囲の刺激や対人関係が原因で症状を悪化させており，ストレスに対して非常に脆弱な状態である。ただ，「いつもと違う」という病感は備わっており，症状が悪化した際，「病院に入院する」という対処行動がとれている。服薬への意識も高く，服薬アドヒアランスは保たれている。また，今回の入院中には，心理教育プログラムにも参加し，退院後を見据えクライシスプランを作成した。訪問看護でもSSTの実施を受け入れており地域生活を維持しようという意欲がうかがえる。今後は，保健師Cとも連携を図り，A氏が変調に気づき，自ら対処行動をとっていけるように関わることで，症状の悪化を防ぎ，地域生活が維持できると考える。

全体像

A氏，40歳代後半の男性。統合失調症。どちらかというと内向的な性格で，対人関係に困難さを抱えていたが，X－30年，高校進学をきっかけに部屋にこもっていることが多くなり，「人と会うのが怖い。先生やクラスのみんなが自分を見て笑う」と言うようになった。心配した母親とともにS精神科病院を受診，統合失調症と診断される。外来通院をしながら，学校にも通っていたが，X－29年2月に，「俺の悪口をみんなに言ったろ。いつも笑いやがって」と同級生を殴り，その場から逃げ一時行方不明となる。翌朝，自宅近くを歩いているところを警察に保護され，同日，担任の先生，両親に付き添われ，S病院を受診。医療保護入院となる。以降，注察妄想や被害妄想，幻聴により，家族や近隣への暴言，暴力などにより入退院を繰り返していた。その間，デイケアや訪問看護を利用したこともあったが，他の利用者や訪問看護師に対する被害妄想などから長続きせず中断。今回は，自宅の部屋にいても，笑い声や自分をバカにするような声が聞こえるようになり，不眠や食欲不振となり，「家にいても怖いだけだ。入院して休みたい」と自ら入院を希望，任意入院となった。妹家族が両親の介護のために同居することとなり，退院の条件として訪問看護を提案された。当初は否定的であったが，訪問看護師のBが，以前，A氏の受け持ち看護師だったこともあり，訪問看護導入を了承した。入院中，心理教育プログラム（全6回）にも参加。退院後を見据え，クライシスプランを作成した。

退院後は，入院前と変わらず自閉的な生活だが，訪問看護師Bによる1回/週の訪問看護とM市地区担当保健師Cによる1回/月の定期訪問，1回/月の定期受診を受けながら，A氏なりのペースで大きな精神的な変調もなく生活している。しかし，退院後に体重が8kg増加し，血圧の上昇もみられており，クエチアピン内服による食欲亢進や退院後の食生活の乱れによる体重増加の可能性が高い。今後は，体重，血圧測定を継続しながら，A氏自身が食生活を含めた生活習慣の改善に取り組めるように工夫する必要がある。

また，退院後3か月が経過した頃より「○○（甥）が，うるさくて眠れない」と就寝が深夜1～3時くらいになるなど，今までの生活に変化が出はじめている。元来，内向的で自閉的な傾向が強く，周囲の刺激や対人関係から，精神的な変調を悪化させてきた経緯があり，妹家族の同居によるストレスが症状悪化の契機となることが予測できる。ただ，病感は備わっており，不安やストレスを表出できている。訪問看護でもSSTの実施を受け入れており，このまま地域生活を維持しようという意欲がうかがえる。今後も家族や保健師Cと情報を共有し連携を図りながら，A氏が作成したクライシスプランを活用し精神的な変調に気づき，早期に対処行動をとっていけるように工夫することで，地域生活が維持できると考える。

A氏の希望は，「誰にも邪魔されず入院せずに暮らしたい」ということである。時に妄想の対象となる家族や近隣住民からの陰性的な感情もなく，訪問看護師Bや保健師Cを含めた支援者との関係性は悪くはない。これには多少の時間を要するが，支援者が根気強く関わることで関係性を構築できるということを意味する。引き続き，訪問看護や保健師の定期訪問を継続して，セルフケアのさらなる拡充を目指し，BやC以外の訪問の提案や中断しているデイケアの再開を検討していくことで，社会性の向上につながると考える。しかし，無理強いはせず，A氏の困りごとやストレングスにアプローチをしながら，A氏の意思を尊重した関わりが必要である。

コプロダクションリスト・看護計画リスト

#1：クライシスプランを活用し，A氏が精神的な変調に気づき対処行動がとれるよう一緒に取り組む。

#2：体重・血圧測定を継続し，A氏自身が進んで食習慣改善に取り組める方法を一緒に考える。

#3：不安や困りごとの解決方法については，A氏が主体的に決められるよう一緒に考える。

気分障害：うつ病の急性期のケース

基本情報

氏名：A氏　**年齢**：60歳代前半　**性別**：女性
入院日：X年6月10日　**入院回数**：2回目　**現在の入院形態**：医療保護入院
現在の行動制限：閉鎖病棟，単独外出不可
主治医：B医師　**担当看護師**：C看護師
担当精神保健福祉士：D精神保健福祉士　**担当作業療法士**：E作業療法士
学生の受け持ち開始日：X年6月21日（入院11日目）

精神科診断名：うつ病
主訴・主症状：抑うつ気分，不安，意欲低下，下肢や腰部の疼痛，睡眠障害
治療方針：休息の確保，および再発予防策の検討を行い，3か月以内の退院を目指す。
身体合併症の既往歴：高血圧症

生育歴：
- F県（農村部）出身。5人きょうだいの第1子。両親の農作業や幼いきょうだいの世話をしながら育った。小学校～高校までの成績は中位。運動は得意でなかったが絵や裁縫が得意だった。高校卒業後，近隣の工場に作業員として就職。職場で出会った男性と25歳で結婚，2子をもうける。夫は仕事で家を空けることも多かったため，家事や育児はA氏が一手に担っていた。
- その後，子どもらは相次いで就職し，X－8年には長女が結婚して家を離れた。その頃より頭痛や倦怠感が続き，かかりつけ医より降圧薬と睡眠導入剤の処方を受けながら暮らしていた。
- X－5年に両親が立て続けに倒れ，介護のために実家に通う日々がはじまった。忙しい毎日のなかで服薬や通院が不規則になったが，大きく体調を崩すことなく家事や介護に奔走していた。

現病歴：
X－3年に父親が，X－1年7月に母親が亡くなり，葬儀を済ませた後，A氏は自宅でぼんやりと過ごすことが多くなった。家事もおっくうになり，横になって過ごす日々が続き，夫や息子に家事を手伝ってもらいながら様子をみていたが，次第に食事が摂れなくなり，更衣や入浴もせず，ほとんどの時間布団で過ごすようになった。声をかけると「みんなに迷惑をかけている」「両親のところへ行きたい」などと泣きながら話すため，X－1年12月に精神科を受診し，入院することになった。入院中は精神療法とともに薬剤調整が行われた。徐々に生活リズムを取り戻し，食事摂取量も増え，身の回りのことを自分でできるようになった。作業療法にも参加し，「死にたいという考えはなくなった」と話すようになったことから，3か月の入院を経て退院した。

今回の入院に至った経緯：
退院して1か月ほどは規則的な生活を続け，家族の協力を得ながら家事もできるようになっていたが，次第に食欲不振，不眠がみられはじめた。服薬が不規則となり，頭痛や足腰の痛みを訴えることが増え，家事もできなくなった。夫や同居している息子にも「何もできなくなってしまった」「私がいるとみんなの迷惑になる」などと話すようになったため，心配した家族に付き添われX年6月10日再入院となった。

身体所見・検査所見

身体所見：
［X年6月10日入院時］
・BT：37.1℃，P：84回/分，BP：136/96mmHg
・身長：153cm，体重：40kg
・身体欠損・障がいなし
・高血圧のためかかりつけ医より降圧薬の処方があるが入院前は服薬が不規則であった。
・足腰の痛みを訴えるため，歩行の際には介助が必要である。トイレや食事の際にはナースコールを鳴らし，看護師が付き添い移動している。日によっては立位を維持することが難しく，車いすを使用することもある。
［X年6月21日入院11日目］
・BT：36.5℃，P：72回/分，BP：112/72mmHg
・体重：41.5kg
・服薬は規則的に行い，血圧が標準範囲内に収まってきた。
・食事量が増え，体重が増加してきた。
検査所見（血液検査・画像検査）：
［血液検査］（入院時）
WBC：4,200/μL，RBC：410×10^4/μL，TP：6.2g/dL，Ab：4.3g/dL，Hb：13.0/dL
Na：140mEq/L，K：4.0mEq/L，Cl：103mEq/L，AST（GOT）：20U/L，ALT（GPT）17U/L，CPK：70U/L，CRP：0.05mg/dL，他一般検査項目，甲状腺機能（TSH，FT3，FT4）異常なし
［尿検査］尿蛋白（±），尿潜血（－），尿糖（－），尿ウロビリノーゲン（正）（入院時）
［画像検査］胸腹部・骨盤X線検査，および頭部CT検査の結果異常なし
心理検査所見：
長谷川式簡易知能評価スケール改訂版（HDS-R）：28点/30点（初回入院中に実施）
※3つの言葉の遅延再生・物品名の想起で1点ずつ減点

心理・社会的療法

療法・プログラム名	目的	スケジュール	経過・状況
認知行動療法	ものごとのとらえ方と気分，行動，身体症状のつながりに気づき，対処方法を検討する。	週1回 来週，説明と導入時面接を実施予定	
作業療法	日中の活動量の増加 痛みから注意をそらすことで苦痛の低減を図る。	週2回 来週より開始予定	主治医のすすめに「足が痛くて参加できないと思う」と話すが，前回入院時に関わっていたE作業療法士が説明に来た際には「よろしく」と笑顔を見せた。

薬物療法

薬剤名・規格単位	1日量・使用時点	処方の目的	留意すべき副作用
ミルタザピン （リフレックス） 30mg	就寝前　1錠	気分の落ち込みを改善するため 睡眠障害を改善するため 食事量を増加させるため	傾眠，口渇，倦怠感，便秘，体重増加，浮動性めまい，頭痛，肝機能障害，セロトニン症候群，無顆粒球症など
フルニトラゼパム （サイレース） 1mg	就寝前　1錠	入眠困難，中途覚醒を改善するため	ふらつき，眠気，倦怠感，依存性，呼吸抑制など
アムロジピンベシル酸塩 （アムロジン） 5mg	朝食後　1錠	高血圧を改善するため	顔面潮紅，頭痛，動悸，めまい，血圧低下，肝機能障害，房室ブロック，横紋筋融解症，脱力感など
ロキソプロフェンナトリウム水和物 （ロキソニン） 60mg	疼痛時頓用	足腰の痛みを緩和するため	胃粘膜障害，胃・十二指腸潰瘍，食欲不振，下痢，便秘，浮腫，貧血，腎機能障害，抗血小板作用など
レバミピド （ムコスタ） 100mg	疼痛時頓用 ※ロキソプロフェンと同時に服用	胃粘膜病変を改善するため	発疹，掻痒感など過敏症
ゾルピデム酒石酸塩 （マイスリー） 5mg	不眠時頓用	寝つきをよくするため	ふらつき，眠気，倦怠感，頭痛，悪心，依存，せん妄など

精神症状のアセスメント
(①外観，②意識，③記憶，④認知，⑤感情，⑥意欲，⑦思考，⑧知覚，⑨自我)

情報	アセスメント
・小柄でやせ型，地味で化粧はしていない。 ・表情は険しく眉間にしわを寄せていることが多い。 ・発言や行動は少なく活気がない。	①：表情が険しく，活気がないことから気分の落ち込みが持続していることがうかがえる。
・週1～2度不眠時頓用を使用するが，夜間は眠っている。昼は眠そうにしていることもある。 ・痛みによる苦痛が強いときには気分転換を促すが応じないか，応じてもすぐやめてしまうことが多い。	②：不眠時の頓用を使用しながらであるが，おおむね夜間の睡眠はとれている。しかし日中に眠そうにしていることもあり，向精神薬の影響か，うつ病による過眠傾向にある可能性がある。また「痛み」に注意が向くとそれを分散させたり，他の活動に集中することが困難である。
・行事の予定を忘れることもあるが，カレンダーを見るなど，きっかけがあれば思い出せる。 ・HDS-R：28点	③：年齢相応の物忘れはあるかもしれないが，気分の落ち込みに伴い，注意や集中，思考力の低下による可能性もある。見当識は保たれており，日常生活に支障はない。
・痛みにより移動に介助を求めながら，「歩けなくなるかもしれない」「私がいると迷惑をかける」と話す。	④：状況を悲観的にとらえたり，罪悪感に苦しむことがあり，情報収集や判断の視点が狭まっている可能性がある。
・表情は暗く，特に午前中や，痛みの強いときには，苦痛とともに「もうダメ」という言葉がよく聞かれる。	⑤：悲嘆，絶望感，不安などがみられ，その程度は時間帯により変動がある。また出来事や身体的な苦痛の影響を受けている可能性もある。
・食欲がないと話すが，促しによりほぼ全量摂取する。 ・活動を促すが，痛みもありおっくうであると話す。	⑥：意欲の低下がみられる。出来事や気分，身体症状と関連している可能性がある。
・入院初日は調子を尋ねるとしばらく黙ったり「わかりません」と答えていたが，現在はスムーズに返答する。「私がいると迷惑をかける」などの発言がある。	⑦：入院時には返答に時間がかかっていたことから思考抑制がうかがえたが，経過とともに改善しつつある。状況を極端に悲観視する発言がみられるが，確信の度合いは不明である。
・足腰の痛みがあるが，検査等で異常はみられない。	⑧：身体的な異常はみられないが強い痛みを感じており，うつ病による気分や行動に影響を受けた身体症状であると考えられる。
・希死念慮があったが，行動に移したことはない。 ・繰り返しナースコールで助けを求めることがある。	⑨：行動化はないものの，衝動のコントロールに課題がある可能性がある。また，依存的にみえる場面があり，退行していることがうかがえる。

生物学的アセスメントまとめ：うつ病の再発に伴う気分の落ち込み，身体症状の悪化により，食事量が減少し，服薬が不規則になったことから，一時的に体重減少や栄養状態の悪化，血圧コントロールの不良が生じていたと考えられるが，入院環境下では服薬や食事が規則的になり，これらの課題は改善しつつある。また，足腰の疼痛については身体的な病変がみられないことから，悲嘆・絶望感・不安などのつらい気分や考えが関連している可能性があるが，持続的な活動量の低下は気分の改善を阻み，またフレイル等のリスクにもなるため，本人の好む活動と組みあわせた離床や運動を促していく。記憶や見当識は年齢相応に維持され，心理検査・画像検査等の結果と合わせて，認知症やその他の器質的な疾患は否定されている。

3 事例

心理学的アセスメント

①認知と行動
足腰の痛みが強いと,「歩けなくなるかもしれない」「私がいると迷惑になる」と話す。
日中は横になっていることが多く,その間「私はもうダメなのかもしれない」と繰り返し考えているという。
②不安と防衛機制
横になっていても落ち着かず,将来への不安を繰り返し考えている。
痛みもあるが,日によってはADLの全面的な介助を求めることがあり,「退行」している可能性がある。
③喪失と悲嘆
子どもが独立し,それまで一人で抱え込んできた育児や家事の負担が減った際や両親の死後に調子を崩していることから,喪失感や空虚感があってもうまく表出・対処できずにいた可能性がある。
④発達段階
年齢的には老年期に入り,自分の生きてきたプロセスを振り返り,その意味を統合していく時期ではあるが,これまで家事や育児に奔走し自己犠牲的に生きてきたことから,その対象をなくした今,役割を失ったように感じ,生きる意味や目的を見つけづらくなっている可能性がある。
⑤障がい受容
初回入院時より何度か,病名と経過,治療についての説明を受けている。
病気についてどのように考えているか尋ねると,「うつ病と聞いています」「これから良くなることはあるんでしょうか」と答える。

心理学的アセスメントまとめ:幼少期より両親を手伝い,成人後も家事や育児,介護に奔走するなど,A氏はこれまでの人生の多くの時間と労力を家族のために使い生きてきた。元来のまじめな性格もあり,周囲に助けを求めることなく自分自身の力でやり遂げてきた経験から,「自分でなんとかすべき」「助けを借りてはいけない」という考え方のパターンが形成されていったものと考えられる。また,人生のなかで経験してきた喪失の場面においても,その悲しみやさびしさを表現・対処できず,活動することでそれを回避してきた可能性があるが,活動の機会が減るなかで新たな対処方法が見つけられず,気分や身体症状が悪化していったものと考えられる。このため,本人の経験ややり遂げる力を認めながら,今後の暮らしや本人の希望にフィットした対処方法の獲得を支援していく必要がある。

リカバリー・ストレングスのアセスメント

希望
・「これからも家族と一緒に家で暮らしたい」
・「家のことは自分でしたい」

ストレングス
・長年,主婦として家事や育児,そして両親の介護を一人でこなしてきた経験がある。
・手芸や絵が得意であり,前回入院時は作業療法プログラムを楽しみにしていた。
・夫や子どもたちは,A氏の病状や思いに理解があり,退院後は積極的に支えたいと考えている。
・同居している夫や息子には安定した給与収入があり,経済的な心配はない。

経済状態

健康保険：社会保険(家族)　**介護保険**：介護認定は受けていない
自立支援医療(精神通院)：　なし　**障害年金**：(なし)・　あり(　　　級)
精神障害者保健福祉手帳：(なし)・　あり(　　　級)
主な収入源：夫・息子(会社員)の給与収入

社会資源(フォーマル・インフォーマル)

入院前に利用していた社会資源と利用状況：
なし

本人を支えているインフォーマルな資源：
・両親が死亡する前までは，両親のケアマネジャーや，ケアに来ていた訪問看護師が介護の相談以外にも本人の話し相手になることがあり，良い関係であった。

3 事例

家族背景・人間関係

家族の支援体制・希望：
・同居している夫や息子は本人がつらいときに世話をしたり，家事を手伝っている。
⇒元のように元気になってほしい。
・離れて暮らす娘は電話で相談に乗っている。
⇒元気になって孫の顔を見に来てほしい。

家族の疾病理解・障がい受容：
・うつ病であること，薬物療法や精神療法，休息が有効であることは主治医から聞いている。
・元来のまじめな性格や，無理をしすぎたことが要因ではないかと考え，それに気づくことができなかったことを後悔している。

家族以外のキーパーソン：
なし

ジェノグラム・エコマップ

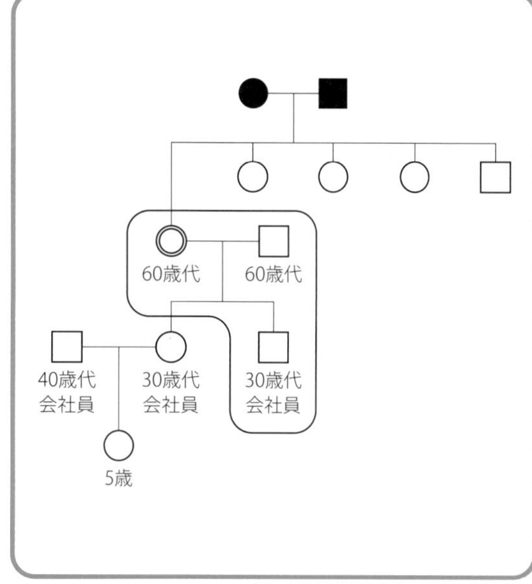

社会学的アセスメントのまとめ：幼少期より家族を助けることが当たり前の環境で暮らしてきたA氏にとって，結婚後も家事や育児に奔走し，仕事で多忙な夫を支えることは当然の役割として捉えられてきた可能性がある。その後降りかかってきた両親の介護についても同様であり，それを生きがいにしてきたものと考えられる。一方で，A氏がうつ病にかかることによって家事など多くのことができなくなったことは，家族のなかで大きな変化であったと考えられるが，同居している夫や息子は仕事を抱えながらも家事を分担してA氏を助けるなど柔軟に対応している。こうした家族の協力が得られるのは，A氏がもつ強みの1つであると考えられるが，A氏自身は家族の助けを得ることについて一層自分を責めるようになっている可能性がある。助けを得ながらも自分でできていることに注目できるよう支援していく必要がある。

セルフケアアセスメント

情報	アセスメントと看護の方向性
①空気・水・食物 ・身長：153cm，体重：40kg⇒入院11日目で1.5kg増 ・食事は促しによりほぼ全量摂取している。 ・入院時血液検査ではTP：6.2g/dL，Ab：4.3g/dL ・他一般検査項目，甲状腺機能（TSH，FT3，FT4）特に異常なし ・ミルタザピンなど口喝をもたらす薬を服用しているが飲水量は1日1,000mL程度である。 ・呼吸器系の合併症はない。	・入院前には食事がほとんど摂れておらず，体重の減少や低栄養がみられていたが，入院後促しにより食事量が増え，体重の増加もみられている。引き続き，食欲や食事摂取量，その他の身体症状，気分などとあわせて観察していく必要がある。 ・口渇感を伴う可能性がある薬剤を服用しているが，飲水量はやや少なめである。電解質バランスの異常はみられないが，飲水量の過不足については観察と評価が必要である。
②排泄 ・尿検査異常なし ・排泄行動は自立 ・排尿回数は1日5～6回，排便は2～3日に1度 ・腹部の膨満はなく，食事量の増加とともに頻度や量が増えてきているため，下剤は服用せず様子をみている。 ・閉経している。	・足腰の疼痛により移動に介助が必要であるため看護師がトイレまで誘導しているが，排泄行動は自立している。 ・排尿障害はなく，排便については経過を観察しているところであり，食事量・水分量・活動の状況とともに評価し，主治医と共有していく。
③個人衛生 ・入浴や更衣の際は声かけや誘導が必要であるが拒否はない。日によって一部介助を求めることがあるが，一人でできることもある。 ・普段から地味な服装で化粧はあまりしない。 ・鏡を見て「こんな年寄りになってしまって」と沈んだ表情で話したり，最近脱毛が増えたことを気にしている。	・足腰の疼痛など身体症状や気分により，個人衛生に関わる行動に対する意欲や自立度に変動がある。一方，体重の減少や脱毛などに伴う外見の変化を気にする様子もあり，これらが気分に影響している可能性がある。 ・心配事やつらさを抱く本人に寄り添いながらセルフケアの部分的支援をしていく必要があるが，一方で，できているところもあり，それを肯定的にフィードバックして強化するアプローチも同時に行っていく。

セルフケアアセスメント(つづき)

情報	アセスメントと看護の方向性
④活動と休息のバランス	
・足腰の痛みを訴えるため，歩行の際には介助が必要である。日によっては車いすを要求することもある。 ・就寝前薬を服用することで睡眠はとれているが，週に1，2回程度23時頃にナースコールを鳴らし，不眠時頓用を求めることがある。 ・午前中は自室のベッドで横になっていることが多いが，その間も「どうなってしまうんだろう」という考えが繰り返し頭に浮かぶという。一方で，午後からは起きてきて時々共有スペースのソファに座りテレビを見ていることもある。	・気分や身体症状の程度が強くなると，活動量が抑制され，その状況が一層気分や身体の苦痛を増強させたり，フレイルのリスクを高くする可能性がある。 ・日中横になっているときも，つらい気分を惹起する考えが繰り返し頭の中に浮かぶということであり，気分や身体症状が少しでも和らぐ過ごし方(本人が好むものであり，できれば離床や運動のきっかけになるような)を増やしていく。 ・夜間の睡眠はある程度とれているが，引き続き，睡眠のパターンや熟眠感についてモニタリングが必要と考えられる。
⑤孤独とつきあいのバランス	
・入院前より家族以外の人との交流は少なく，4人部屋で療養しているが，いつもカーテンを閉めており他の患者と話すことはない。 ・一方，連続してナースコールを鳴らし，痛みによる苦痛が強いことを話し，看護師に助けを求めることがあった。 ・本人は，これからも家族と一緒に暮らすことを望んでおり，家族の面会時には談笑している姿が見られるようになってきたが，入院前より家族を含め他者を頼ることはほとんどなく，今後も「家のことは自分でしたい」という考えをもっている。	・積極的な対人交流はないが，痛みが強いときには感情をあらわにして即座にそれを和らげてほしいと繰り返し助けを求めるなど，退行している様子もあり，強い不安を伴っていることが考えられる。定期的に訪室するなど，安心をもたらすような関わりが必要であると考えられる。 ・家族とともに暮らすことを望み，家族との関係は良好のようだが，入院前より家族を頼ることは少なく，退院後の暮らしを見据えて家族との関係性や役割分担についての希望を聞き，調整していく必要がある。

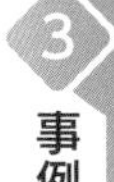

セルフケアアセスメント(つづき)

情報	アセスメントと看護の方向性
⑥安全を保つ能力	
・今は「死にたいという気持ちはない」と話す。 ・ただ,「どうなってしまうんだろう」「周りに迷惑ばかりかけて」など,将来を悲観視したり自分を否定するような発言が聞かれる。	・現在のところ希死念慮は否定しており,危険な行動もみられないが,不安や罪悪感が継続してみられており,それらは経過とともに変動する可能性があり,継続的な見守りが必要である。
⑦病気とのつきあい	
・2度目の入院であり,主治医から病名や治療内容についての説明は数回受けているが,その受け止め方について尋ねると,「本当に良くなるのでしょうか」「どうなってしまうんだろう」などと話す。 ・再発の契機や徴候について尋ねるが,「わかりません」と言う。	・病名等について一通りの説明を受けているようではあるが,その経過や治療効果について不安を抱えているようであり,必要な情報を提供するとともにできていることについてフィードバックしていく。 ・また,初回入院から間を置かず再入院となっており,再発予防策の検討が必要であると考えられるが,再発の契機や徴候についての情報が十分でなく,気分や行動,身体症状をモニタリングしながら,無理のないペースで検討していく必要があると考えられる。

全体像

幼少期より忙しい両親を手伝い，幼いきょうだいの世話をして過ごしたことから，自分は「誰かのために何かをする存在」であることを学習していった可能性があり，自分のためのことをしたり，自分の考えや感情を表現したりするという機会が乏しかったことが考えられる。

また成人期以降も，結婚し，育児や家事を一手に引き受け，こなしてきたことから，自己犠牲的に家族のために力を尽くしていた可能性が高い。

子どもたちがそれぞれ就職したり，家を出て独立したりしたタイミングで体調を崩したことから，本人はこれまでしていた多くの役割が自分の手から離れた喪失感を味わっていたかもしれない。

しかし，ほどなく両親が倒れ，介護を担うことになった。介護と家事に毎日忙しく動き回り，心身は消耗していったものと考えられる。そして両親の死後，しなければならない作業が減り，落ち着いた暮らしを取り戻すなかで，忙しくすることで回避し続けたつらい感情が徐々に心身に影響を及ぼしたのではないかと考えられる。

こうして初回入院となったが，入院中には薬物療法を受け，作業療法などに参加することで生活リズムが整い，気分が改善し，自宅退院となった。ところが，退院後日中は一人で過ごす時間も多く，一方でしなければならないことはあまりない状況のなか，再び不安や孤独感，空虚感が増していったものと考えられる。新たな対処法がないまま心身の苦痛が増幅し，自分でできないことが増え，家族の助けを得ることになったが，その状況により本人は自分を責めるようになった可能性がある。

今回の入院により，消耗した心身の回復を図るとともに，今後自宅での生活が続くことを見据えて，日中の過ごし方や，つらい気分・身体の痛みに対する対処方法を検討していく必要がある。また，家族をはじめ，周囲との関係のあり方，特に「助けが必要なときにサポートを受けること」について本人や家族の思いを確認しながら検討していく必要があると考えられる。

具体的には，不足しているセルフケアを補いながら，回復の状況にあわせて本人とともに気分と行動，身体症状のつながりについてセルフモニタリングし，どのような過ごし方や対処が効果的であるか一緒に検討していく。また自宅での暮らしについて具体的な情報を集めながら，入院中に試した方法が自宅で適用できそうか，外出・外泊訓練を通して評価していく。必要であれば社会資源の導入を視野に入れつつ，地域生活を継続できるような方法を多職種で検討していく。

入院長期化リスクのアセスメント（対象者が入院中の場合のみ記載）：
低栄養・活動量の低下が長期化することでフレイルやサルコペニア，せん妄の状態になるリスクがあり，ADL全般に介助が必要となれば入院が長期化する可能性がある。

コプロダクションリスト・看護計画リスト

#1：不足しているセルフケアについて支援を受けながら休息をとり，消耗した心身の回復を図る。
#2：気分と行動，身体症状のセルフモニタリングを行いながら，効果的な対処方法を一緒に検討する。
#3：退院後に望む暮らしを実現するための情報収集とサポート体制について一緒に考え，整備を行う。

3 事例

気分障害：双極性障害のケース

基本情報

氏名：A氏　**年齢**：40歳代前半　**性別**：女性
入院日：X年8月20日　**入院回数**：3回目　**現在の入院形態**：任意入院
現在の行動制限：閉鎖病棟，スタッフ同伴で院内外出可

主治医：B医師　**担当看護師**：C看護師
担当精神保健福祉士：D精神保健福祉士　**担当作業療法士**：E作業療法士
学生の受け持ち開始日：X年9月1日（入院13日目）

精神科診断名：双極性障害
主訴・主症状：お盆の親戚の集まりで娘の進路について話をしたことが頭から離れなくなった。夫には「眠れてないし，よく喋る」と言われるけど，私は元気になっただけだと思っている（本人談）。
治療方針：薬剤調整と入院環境のなかで休息をとり，外出泊を繰り返し，2か月以内の退院を目指す。
身体合併症の既往歴：高血圧症

生育歴：
きょうだい3名中，第1子長女として生まれた。出生に伴うトラブルはなかった。幼少期は，妹（第2子次女），弟（第3子長男）の世話を積極的に手伝っていた。小・中学校の頃より成績は学年で上位。明るく活発で友達は多かった。進学校の公立高校へ入学し，国立大学卒業。
公務員として働きはじめ，25歳で結婚。26歳で第1子出産。
現病歴：
第1子女児出産後，1年間育児休暇を取得。職場復帰を意識しはじめた頃より，眠りづらさが出現し，子どもの世話や家事を不眠で行うようになった。ふだんは穏やかな性格であるが，口調が強くなり，子どものために必要だと主張しては，不要な物を多量に購入してくるようになった。X－18年，夫とともに受診し，躁状態のため，気分安定薬と睡眠薬の薬物療法が開始された。子どもが小さいこともあり，近所に住む両親の協力を得て，自宅療養するなかで躁状態は安定した。家族や職場と話しあった結果，仕事は退職。外来通院で薬物療法を継続していたが，子どもの小学校進学を契機に不眠で入学準備を行い，夫の行動に対して，「今日はこの服の組みあわせのほうがいい」と納得するまでコーディネートし続け，「そこに座って」と事細かに指示するようになり，生活に支障をきたしはじめた。X－13年，睡眠リズムの回復と休息を目的に1か月任意入院した。退院後は，子育てや家事をしながら生活していた。X－6年，子どもの小学校の卒業式を終えた頃より，「自分はもう役に立たない」「消えてしまいたい」と夫に訴え，食欲低下，不眠を呈し，抑うつ状態となった。心配した夫とともに受診し，希死念慮が高まっていることから医療保護入院となり，3か月間入院治療を要した。
今回の入院に至った経緯：
X－6年，退院後から2年ほどデイケアを利用していた。X－4年からは両親が高齢になってきたこともあり，平日は実家で家事を手伝いながら生活していた。X年8月，お盆に親族が実家へ集まった。日頃より子どもの進路選択について気にかけていたが，「○○ちゃんなら△△大学に行けるわよ」と親族の期待を込めた言葉が頭から離れなくなり，徐々に睡眠時間が減少してきた。休む間もなく家事をし続け，多弁さも目立ってきたことから夫とともに受診した結果，任意入院することとなった。

身体所見・検査所見

身体所見：
［X年8月20日入院時］
・身長：158cm，体重：50kg
・BP：168/98mmHg，P：83回/分（不整なし），R：24回/分，T：36.6℃
・下肢には直径3cm大の皮下出血が5か所あり。家事をしている最中にぶつけたような気がする，痛みは気にならないとのこと。
［X年8月31日入院12日目］
・BP：138/78mmHg，P：78回/分（不整なし），R：16回/分，T：36.5℃
・下肢の皮下出血は消失。

検査所見（血液検査・画像検査）：
［血液検査］WBC：4300/μL，RBC：441×10^4/μL，Hb：13.7g/dL，Plt：21.3×10^4/μL，Dダイマー：0.42μg/mL，TP：7.3g/dL，ALB：4.8g/dL，TG：65mg/dL，GLU：103mg/dL，HbA1c：5.1%，Na：133mEq/L，K：4.1mEq/L，Cl：104mEq/L，AST：27U/L，ALT：19U/L，γ-GT：17U/L，LDH：85U/L，CK：353U/L，BUN：24mg/dL，Cr：0.8mg/dL，CRP：0.05mg/dL，バルプロ酸：60μg/mL，NH_3：52μg/dL（X年8月20日入院時）
［尿検査］尿蛋白（－），尿潜血（－），尿糖（－），尿ウロビリノーゲン（＋）（X年8月20日入院時）
［画像診断］頭部CT：頭蓋内に明らかな異常所見はなし（X年8月20日入院時）
［心電図］HR：63回/分，洞調律

心理検査所見：
［WAIS-Ⅳ］全検査IQ（FSIQ）：101，言語理解指標（VCI）：98，知覚推理指標（PRI）：101，ワーキングメモリー（WMI）：102，処理速度指標（PSI）：100
・IQは平均的であり，各分野に大きな差はない。発達特性を疑う所見はなし。

心理・社会的療法

療法・プログラム名	目的	スケジュール	経過・状況
作業療法	過活動を予防・改善し，適度な距離感で人と関わりながら生活をする。	月～金曜日　午前	毎回参加できている。作業途中に注意散漫となり，集中できないところがある。本人は他の患者に作業工程をアドバイスしているつもりであったが，ペースが乱れると苦情が来ることもあった。
心理教育プログラム	症状の悪化のきっかけやサインに気づき，対処法を見つける。	火・木曜日　午後	1回参加できたが，自分のことを話し続けてしまうところがあった。

3 事例

薬物療法

薬剤名・規格単位	1日量・使用時点	処方の目的	留意すべき副作用
バルプロ酸ナトリウム徐放錠A（デパケンR）	1日800mg 朝食後・寝る前	双極性障害の躁状態に対して，気分安定を図るため	肝機能障害，高アンモニア血症を伴う意識障害，溶血性貧血，傾眠，失調，頭痛，嘔吐，倦怠感，食欲不振など
スボレキサント錠（ベルソムラ）	1日15mg 寝る前	不眠に対して，中途覚醒を予防・改善するため	傾眠，頭痛，疲労，悪夢，浮遊性眩暈，入院時幻覚，動悸，睡眠時随伴症など
アムロジピンベシル酸塩口腔内崩壊錠（アムロジピンOD錠）	1日5mg 朝食後	高血圧症に対して，血圧を下げるため	劇症肝炎，肝機能障害，黄疸，無顆粒球症，白血球減少，房室ブロックなど

精神症状のアセスメント
(①外観，②意識，③記憶，④認知，⑤感情，⑥意欲，⑦思考，⑧知覚，⑨自我)

情報	アセスメント
・口調が強くなり，不要な物を多量に購入する(X－18年)，夫の衣類や行動を事細かく指定し，不眠，過活動があった(X－13年)。 ・自殺企図の計画や行動化はなかったが，「自分はもう役に立たない」「消えてしまいたい」と希死念慮が出現し，食欲低下と不眠を呈した(X－6年)。 ・娘の進路について話をしたことが頭から離れなくなり，夫から不眠・多弁を指摘されたが，私は元気になっただけだと思っている(今回入院時)。 ・「娘には大学を出て，一生働ける職場に就職してほしい。私は働き続けられなかったから。もし，大学に受からなかったら，私と同じ思いをするのではないかと，すごく不安になる」(入院10日目) ・入院して以降，日中は真っ赤な口紅を塗るなど派手な化粧をしている。1日に数回着替えをしている(入院13日目)。 ・休む間もなく家事をし続け，多弁さも目立ってきた(今回入院時)。 ・作業療法へ参加しているが，集中できない。他の参加者に対して，作業工程をアドバイスすることがある。A氏は好意と捉えているが，周囲からは苦情が来ている(入院11日目)。 ・入院時より内服が開始となったスボレキサント錠を服用し，夜間は1度起きることはあるが，7時間程度の睡眠を確保できるようになった(入院12日目)。 ・下肢には直径3cm大の皮下出血が5か所あり。「家事をしている最中にぶつけたような気がする。痛みは気にならない」(今回入院時)。	⑤⑥：職場復帰を契機に発症し，娘の進学の時期になると不調となる傾向がある。過去2度，夫への過干渉や過活動，浪費，不眠があり躁状態を呈している。また，希死念慮や食欲低下，不眠を主訴に抑うつのエピソードもある。今回は不眠や多弁，過活動を呈しており，双極性障害の躁状態と考えられる。 ④⑦⑨：今回のエピソードも娘の進学に関する話題が契機になっており，娘の将来への不安や焦燥感が高まり，気分変動をきたした可能性がある。A氏は叶わなかった自分の人生像を娘に投影し，同一化しているため，進学や就職がうまくいかなかったときのことを考えると，自分のことのように不安が強くなると考えられる。もともと，防衛機能が脆弱なうえに，躁状態に伴い，判断機能も低下している状態と考えられる。 ②③④⑧：A氏は不注意によって打撲しているが痛みを感じておらず，気分高揚により感覚鈍麻となっていると考えられる。入院生活や作業療法への参加の様子から，時間・場所・人物など見当識は保てている。 ①②④⑥：不眠は改善されつつあるが，注意散漫で活動過多は続いており，依然として躁状態と考えられる。病識や病感は乏しく，社会的認知も低下していることから，他患者への干渉も生じていると考えられる。他患者から苦情も出ており，トラブルが生じる可能性も懸念される。

生物学的アセスメントまとめ：A氏は，双極性障害の躁状態であり，過干渉・過活動，多弁，不眠などの症状を主に入院した。既往に高血圧症を有しており内服治療中であるが，入院時は血圧高値となっていた。入院時より開始となったスボレキサント錠を内服しはじめ，睡眠を確保できるようになりつつある。依然として躁状態ではあるが，入院環境に伴う刺激の減少と睡眠の確保によって，血圧の値は正常値へ安定したと考えられる。入院時採血では，Na値がやや低値であり，気分高揚に伴い飲水過多になっている可能性が考えられる。過度な飲水は低Na血症を呈する危険性があるため，飲水行動についてさらに情報収集していく必要がある。バルプロ酸ナトリウムを内服中であるが，血中濃度は有効域であり，NH_3値も正常範囲内である。CK値も正常値より高値であったが，頭部CTや心電図の異常は認めず，肝機能・腎機能の血液データは正常範囲内であるため，横紋筋融解症の可能性は低く，身体の打撲による影響と考えられる。また，心理検査からは知的障害や発達障害を疑う所見はない。

心理学的アセスメント

①認知と行動
A氏は，産後に発症してから娘の進学時期になるたび不調をきたしている。娘を自立した人間に育てなければならないと考えており，進学時期になると不安が強くなる。A氏は，不安に感じていることを自覚しているが，すべき思考があるという自己の認知傾向に気づいておらず，不安に対してもうまく対処できず，病状へ影響をきたしている。

②不安と防衛機制
A氏は，娘には自分と同じ経験をしてほしくない，就職して立派な社会人になってほしいと強く思い，進学や学校生活に適応できるかなど，不安に感じている。A氏は，娘に対して，自己投影・同一化していると考えられる。

③喪失と悲嘆
A氏は，かつて生涯働いていきたいと思い，公務員の職についたが，産後に発症し復職をやむなく断念した。A氏にとって，社会的役割の喪失体験だったと考えられる。

④発達段階
A氏は，40歳代前半であり，壮年期である。この時期はエリクソン（Erik H. Erikson）の心理社会的発達段階において，子どもの自立や年老いた両親との離別など人生を一変する時期である。歩んできたライフサイクルを受け入れ，目標や価値観を再設定し，残された人生を“楽しむ”という姿勢が大切となる。A氏も娘の成長と両親の老いに直面しており，夫を含む重要他者からのフィードバックを大切にし，自己の目標や価値を再設定する時期にある。

⑤障がい受容
A氏は，双極性障害であり，通院・薬物療法を継続していく必要があると理解している。しかし，病状が悪化した際に，不調さに気づき，他者へ相談し，受診を早めることはできず，夫のサポートが必要となる。

心理学的アセスメントまとめ：A氏は，発病を機に生涯働きたいという思いを断念することとなった。その社会的役割の喪失体験から，A氏は娘に対して自己投影し，同一化していると考えられる。そのため，娘の進学時期になると，不安が強くなり，不調をきたす傾向にある。今までは夫のサポートを経て受診・入院しており，セルフモニタリング，ストレスコーピングに課題がある。今後は，病状の変化をきたしやすい出来事，不調のサインにあわせた対処行動を獲得していく必要がある。また，A氏は妻・母として家事や育児を続け，娘も成長し自立する時期が近づいている。さらに，両親の老いに応じて実家に手伝いに行くこともできている。A氏が今まで家庭のなかで果たしてきた役割について振り返り，肯定的に受け止めることで，新たな今後の目標や価値を設定することにつながると考えられる。

リカバリー・ストレングスのアセスメント

希望
・「娘を自立した大人に育て，家族と幸せに暮らしたい」

ストレングス
・A氏は，娘・母・妻としての役割を担っている。母として娘を育て，妻として夫を支え，娘として両親の老いを受容し，変化に適応しながら生活を支えてきた。家事遂行能力は高いこと，家族間の関係も良好であることは，強みである。
・抑うつ状態における病識・病感は得られているが，躁状態においては爽快な気分なのに周りはなぜか困っていたという自覚にとどまっている。A氏は，入院することで家族と離れたくないと思っている。病状の安定のためには薬物療法が必要だと認識し，内服継続できており，服薬アドヒアランスは良好と考えられる。
・A氏は，発病によって働き続けられなかったことを後悔しており，娘に自己投影している。娘の自立や，家族の幸せというA氏のイメージは具体的である一方で，不安や心的葛藤が生じる可能性がある。

経済状態

健康保険：健康保険組合　**介護保険**：対象外（介護度　　）
自立支援医療（精神通院）：上限20,000円　**障害年金**：（なし）・　あり（　　級）
精神障害者保健福祉手帳：　なし　・（あり）（　3級）
主な収入源：夫の収入

社会資源（フォーマル・インフォーマル）

入院前に利用していた社会資源と利用状況：
・X－6年の入院時に担当だったD精神保健福祉士と外来通院中も相談するなど頼りにしている。
・入院・通院で利用しているY病院のデイケアをX－6年から2年利用していた。そのとき，デイケア担当のF作業療法士のことも信頼しており，病状にあわせた対処方法など相談していた。

本人を支えているインフォーマルな資源：
・娘と幼なじみの子の母親Gさんとは，月に数回ランチをしている。A氏が双極性障害であることは知っており，家族間で交流がある。A氏の調子が悪いときには娘の世話を担ってくれていたこともある。
・自宅と実家の近くにあるZスーパーマーケットが便利で利用している。

3 事例

家族背景・人間関係

家族の支援体制・希望：
夫は日中仕事で不在。娘は受験勉強に集中したい。両親も高齢のため本人が実家に来て一緒に過ごすことは可能。妹・弟も家庭を築いており，日中は仕事もあるため，直接的な支援は難しい。

家族の疾病理解・障がい受容：
夫・娘・両親・妹・弟は，A氏が双極性障害であることを理解している。病状の変化にあわせて対応していく必要があると受け止めている。

家族以外のキーパーソン：
・D精神保健福祉士・F作業療法士
・ママ友Gさん

ジェノグラム・エコマップ

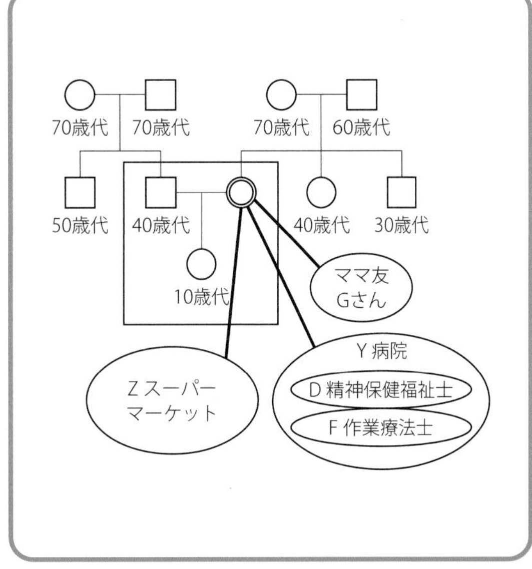

社会学的アセスメントのまとめ：A氏は，夫の収入のもとで家事をこなし，両親の身の回りの世話をすることを役割として生活していた。娘もふだん買い物に一緒に行くなど関係は良いが，受験を控えており，今は勉強に集中したいと思っている。家族の病気に対する理解は得られており，関係も良好で心理的なサポートも得られている。しかし，夫や妹・弟にも仕事や家庭があり，両親は高齢のため，病状が悪化した際の直接的なサポートについては困難な状況にある。家族以外のサポート者として，娘の幼なじみの母親Gさんと長年親交を深めている。Gさんは，A氏が通院治療していることも知っており，病状の変化があっても本人の調子にあわせてつきあいを続けている。また，発病当初より入院・通院しているY病院のD精神保健福祉士，F作業療法士を信頼しており，生活面での変化が生じた際には，外来を機に相談をしている。

セルフケアアセスメント

情報	アセスメントと看護の方向性
①空気・水・食物 ・BP：168/98mmHg，P：83回/分（不整なし），R：24回/分，T：36.6℃（入院時） ・［血液検査］Hb：13.7g/dL，TP：7.3g/dL，ALB：4.8g/dL，TG：65mg/dL，GLU：103mg/dL，HbA1c：5.1%，Na：133mEq/L，K：4.1mEq/L，Cl：104mEq/L，バルプロ酸：60μg/mL，NH_3：52μg/dL（入院時） ・BP：138/78mmHg，P：78回/分（不整なし），R：16回/分，T：36.5℃（入院12日目） ・薬物療法：バルプロ酸ナトリウム徐放錠A（デパケンR）800mg/日，アムロジピンベシル酸塩口腔内崩壊錠（アムロジピンOD錠）5mg/日	・入院時は血中ナトリウム値がやや低値であり，躁状態によって飲水過多だった可能性があるため，飲食の状況や採血データをモニタリングしていく必要がある。栄養状態は良好である。 ・バルプロ酸ナトリウム徐放錠Aを服用中であるが，血中濃度は有効域であり，肝機能の異常は認めていない。 ・高血圧症のためアムロジピンベシル酸塩口腔内崩壊錠を内服中であるが，入院時は血圧高値であったが，睡眠状況が改善するにつれて安定しつつある。
②排泄 ・［血液検査］AST：27U/L，ALT：19U/L，γ-GT：17U/L，LDH：85U/L，CK：353U/L，BUN：24mg/dL，Cr：0.8mg/dL，K：4.1mEq/L（入院時） ・［尿検査］尿蛋白（－），尿潜血（－），尿糖（－），尿ウロビリノーゲン（＋）（入院時） ・排尿：12回/日（入院時），7回/日（入院12日目） ・排便：2回/日（入院時），1回/日（入院12日目） ・薬物療法：バルプロ酸ナトリウム徐放錠A（デパケンR）800mg/日	・入院時のCK値が上昇していたが，活動量の増加と打撲による影響が考えられる。肝・腎機能のデータは正常範囲内ではあるが，ミオグロビン尿の有無など経過は観察していく必要がある。 ・排尿回数が入院時は12回と多く，飲水量が多かった可能性がある。現在は7回と減少しているが，飲水状況とあわせて，排尿の回数・量もモニタリングしていく必要がある。
③個人衛生 ・平日は実家で家事を手伝いながら生活していた。 ・入院して以降も，日中は真っ赤な口紅を塗るなど派手な化粧をしている。就寝時には化粧を落として寝ることはできている（入院13日目）。 ・1日に数回着替えをしている（入院13日目）。 ・毎日入浴またはシャワー浴をすることができている。 ・洗濯物は病棟で自己にて行うが，1日に数回着替えをしているため，洗濯物の量が多い。	・A氏は自宅や実家で家事をしており，もともと個人衛生を保つことはできていた。現在，躁状態をきたしているが，整容・入浴・洗濯など衛生を保つことはできている。化粧に関しては，派手な印象を周囲に与えるものではあるが，夜間化粧を落として寝ることはできていることから，経過を見守っていく。化粧が奇抜すぎ，他者との関係を損ねることが懸念された際には，調整できるよう声かけを行っていく。

セルフケアアセスメント(つづき)

情報	アセスメントと看護の方向性
④活動と休息のバランス ・入院前は，自宅の家事と実家で両親の家事手伝いをしていた。 ・通常は22時頃就寝し，6時に起床していたが，入院前には2時間ほどで中途覚醒し，再入眠できずに家事をし続けていた。 ・薬物療法：スボレキサント錠(ベルソムラ)15mg1錠/日 ・消灯時に入床し，途中1度中途覚醒するが，22時〜6時まで睡眠確保できている(入院12日目)。 ・入院後，日中は作業療法や心理教育プログラムへ参加している。それ以外の時間は，ホールや中庭で過ごしており常に動いている状態，自室へ戻ることはほとんどない。	・入院時より内服開始となったスボレキサント錠の効果が得られ，入院12日目には7時間程度の睡眠時間を確保できるようになっている。 ・昼夜を問わず家事をし続けていたが，入院に伴い自宅より活動量は抑えられている。作業療法や心理教育プログラムへの参加はできているが，休息を保つ時間は夜間以外なく，躁状態により依然として活動過多な状態と考えられる。単独で行える塗り絵などへ活動を転換することで刺激と活動量をコントロールしていくことが有用と考えられる。また，活動状況をセルフモニタリングし，その後の行動を適切に判断して実行に移せるよう支援していく必要があると考える。
⑤孤独とつきあいのバランス ・夫の衣類を指定し，行動を事細かく指定することがあった(X－13年)。 ・作業療法へ参加しているが，他の参加者に対して，作業工程をアドバイスすることがある。A氏は好意と捉えているが，周囲からは苦情が来ている(入院11日目)。 ・心理教育プログラムへ参加したが，自分のことを話し続けてしまうところがあった。 ・X－6年の入院時に担当だったD精神保健福祉士と外来通院中も相談するなど頼りにしている。 ・入院・通院で利用しているY病院のデイケアをX－6年から2年利用していた。そのとき，デイケア担当のF作業療法士のことも信頼しており，病状にあわせた対処方法など相談していた。 ・娘と幼なじみの子の母親Gさんとは，月に数回ランチをしている。A氏が双極性障害であることは知っており，家族間で交流がある。調子が悪いときには娘の世話を担ってくれていたこともある。	・A氏は躁状態になると過干渉になる傾向がある。現在も他患者に対する過干渉を認める場面がある。A氏は好意と捉えているが，周囲の受け止めとは差異がある。また，話しはじめると止まらなくなり，他の参加者への配慮に欠く場面がある。行き過ぎた過干渉や多弁さは，トラブルに至るリスクが懸念される。対人交流が亢進した状態であり，適度な対人的距離を保つことができるよう声かけ見守りを要する状態と考える。 ・病状を理解している家族やGさんは，A氏の状態にあわせて適度な距離を保っている。A氏側の対処が難しいときも，周囲からの適切なサポートを得ることができている。 ・D精神保健福祉士やF作業療法士に対して信頼を寄せており，相談することもできている。家族以外の医療者と信頼関係を構築する力を有しており，必要時に援助希求することもできている。

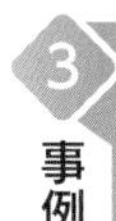

セルフケアアセスメント(つづき)

情報	アセスメントと看護の方向性
⑥安全を保つ能力	
・「自分はもう役に立たない」「消えてしまいたい」と話し，食欲低下と不眠を呈して入院。漠然と消えてしまいたい気持ちはあったが具体的な計画や行動化はなかった(X－6年)。 ・躁状態になると，夫や他患者に対して，過干渉となる傾向がある。 ・作業療法に参加中，革細工に取り組む他患者に対して，作業工程や方法などをA氏は良かれと思ってアドバイスしていた。その後，他患者から作業療法士に「ペースが乱れるからなんとかしてほしい」と相談があった(入院11日目)。 ・過去の暴力歴はなし ・食事は常食1,800kcal ・義歯なし，嚥下機能の低下なし	・A氏は，過去に抑うつ状態となった際に，希死念慮を認めた。具体的な計画や行動化はなかったが，抑うつ状態へ移行した際には，再燃する可能性が考えられる。A氏が過去の経験から，不調時の傾向やそれにあわせた対処を習得できているか確認していく必要がある。 ・現在は躁状態であり，多弁・過干渉がある。A氏は爽快感に満ちており，好意としてふるまっているが，周囲の受け止めや認識とは異なる。A氏は好意として接近しており，危険回避することが困難な状態と考えられる。A氏の状態にあわせて，対人トラブルのリスクを評価し，環境調整や対処の方法についてともに検討し実践していく必要がある。
⑦病気とのつきあい	
・X－18年に双極性障害を発症し，今回で3回目の入院である。内服や通院の中断はなく，継続できている。しかし，娘の進学の時期になると，入院を要するほどに躁状態または抑うつ状態となる傾向がある(現病歴)。 ・「お盆で娘の進路について話をしたことが頭から離れなくなった。夫には『眠れてないし，よく喋る』と言われるけど，私は元気になっただけだと思っている」(入院時) ・「薬は飲み忘れないように気をつけています。飲まないと調子を崩して，入院になると嫌なので。やっぱり家族と一緒に過ごすのがいいでしょ」(本人談) ・心理教育プログラムへ参加中。	・不眠に対する自覚はあるが，過活動や多弁さ，過干渉に関する自覚は乏しい。心理教育プログラムへ参加しているが，今は自分のことばかりを話してしまい他の参加者への影響が懸念される。躁状態が落ち着くまでは，個別に症状の評価や対処に関する心理教育を行い，多弁さを自己コントロールできた後に，集団プログラムへ参加していくことが望ましいか。 ・A氏の不調になりやすい時期や不調時の症状と対処の状況をA氏とともに整理し，今後も早期に対処できるように心理教育していくことで，セルフケア能力の向上を支えることにつながると考えられる。 ・薬効など理解が得られているかは不明であるが，病状安定のためには服薬が必要と捉え，内服は継続できており，服薬アドヒアランスは良好と考えられる。

全体像

A氏は，40歳代前半の女性。X－18年，産休から復職調整をする時期に躁状態となり，発症。双極性障害と診断されている。その後，2回入院歴があり，子どもの進学時期に躁状態や抑うつ状態となる傾向がある。A氏は生涯働きたいと思っていたが，発病を機に退職することとなり，社会的役割の喪失体験になったと考えられる。そして，A氏は娘に自己投影し同一化しているため，娘の進学時期になると不安が増強し，不調となる傾向がある。今回は娘の進路に関して，親戚から期待する言葉かけがあり，それを契機に不眠・多弁・多動を呈したことから，夫のすすめで任意入院となった。

入院時よりスボレキサント錠の服用が開始となり，睡眠状態は改善し，血圧の値も安定しつつある。また，躁状態に伴う多動と注意散漫によって，A氏は打撲したことを気づかずに過ごしており，入院時採血にてCK値が上昇していた。複数認めていた皮下出血も，現在は消失している。さらに，Na値が低値で排尿回数も多かったことから，多飲傾向にあったと考えられる。排尿回数は減少しているものの，飲水行動や採血データのモニタリングを継続していく必要がある。

現在入院13日目であるが，依然として派手な化粧や多弁・多動，他患者への過干渉があり，躁状態は続いている。社会的認知が低下しており，他者との関係を適切に維持していくことが課題と考える。対人交流の状況を見守り，トラブルが懸念される際には声かけを行い，適切な距離を保てるよう援助していく。また，過干渉や多弁さが問題となる場面は，集団での作業療法や心理教育プログラムへの参加である。そのため，躁状態が落ち着くまでの間は単独で行える作業内容へ変更し，心理教育も個別で対応していくことが有効と考える。主治医・作業療法士と病状評価を行いながら，刺激と活動量をコントロールし，活動と休息のバランスのセルフケアを維持・向上できるよう支援していく。そして，躁状態が改善した後に，集団プログラムへの参加を目指す。A氏は抑うつ状態の病識や病感は得られているが，躁状態においては爽快な気分なのになぜか周りは困っているという自覚にとどまっている。そのため，心理教育を通して不調になりやすい時期や不調の徴候を知り，セルフモニタリングを行いながら，対処行動を実践していくことが，病気とのつきあいのセルフケアの向上につながると考えられる。

A氏は，「娘を自立した大人に育て，家族と幸せに暮らしたい」と希望している。家族と一緒に生活をするためには，病状を安定させる必要があるとA氏は捉えており，内服継続する動機となっている。そのため，服薬アドヒアランスは良好である。家族との関係も良好で，病気に対する理解も得られている。A氏は，発症後働き続けられなかったことを現在も後悔している。しかし，家庭内で母や妻，娘としての役割を十分に果たすことができている。娘の成長を含め，家庭内での役割を振り返り，重要他者からフィードバックを受けることで，自己の価値を再認識する重要な機会になると考えられる。自己価値の再認識をしたうえで，A氏の希望のイメージを具体化して，実現できるようA氏とともに取り組んでいく。

入院長期化リスクのアセスメント（対象者が入院中の場合のみ記載）：
A氏の病状が抑うつ状態へと転じた場合，希死念慮が再燃する恐れがある。そのため，症状に変化を認めた場合，再度アセスメント・ケアプランを修正し，状態にあわせた環境調整やケア提供に努め，早期に病状の安定を図る必要がある。

コプロダクションリスト・看護計画リスト

#1：意識的に休息をとりながら，個別にできる折り紙や塗り絵をして穏やかな気持ちで過ごしてもらう。
#2：調子が変化しやすい時期と症状を一緒に振り返り，症状にあわせた対処を考える。
#3：A氏のセルフモニタリングを行い，それに応じた対処行動を実践し，一緒に評価する。
#4：家庭内での役割について振り返り，家族と共有したうえで，今後の役割について一緒に考える。

物質使用障害：アルコール依存症のケース

基本情報

氏名：A氏　**年齢**：40歳代前半　**性別**：男性
入院日：X年6月11日　**入院回数**：1回目　**現在の入院形態**：任意入院
現在の行動制限：特になし

主治医：B医師　**担当看護師**：C看護師
担当精神保健福祉士：D精神保健福祉士　**担当作業療法士**：E作業療法士
学生の受け持ち開始日：X年7月4日（入院24日目）

精神科診断名：アルコール依存症
主訴・主症状：「アルコールを飲みたい」と話す。
治療方針：アルコール依存症に対する治療動機を高める。
身体合併症の既往歴：特記なし

生育歴：
きょうだい3名中，第3子として生まれた。出生時特に問題はなかった。父親は家でよくビールや日本酒を飲んでいた。小学校，中学校，高校と公立に通った。高校2年生のとき，万引きをしたり，アルコールを飲酒するなどして退学となった。

現病歴：
退学後，左官屋で働きはじめ，その頃から父親とビールを飲むようになった。職場の仲間との飲酒機会も多かった。20歳代前半には父が他界し，毎日飲酒（日本酒3，4杯/日）するようになった。20歳代後半に結婚し，しばらくの間は飲酒量が減少した。子どもはいない。30歳代前半，昼間から飲酒するようになり（日本酒4，5杯/日），妻から飲酒について注意されたり，職場の健康診断で肝機能障害や脂肪肝を指摘されたが自覚症状はなく，飲み方は変わらなかった。その後，仕事前にも飲酒するようになり，職場の同僚からアルコール臭を指摘されたり，通常の仕事ができなくなったが，飲酒量は増えていった（ウイスキー水割り7，8杯/日）。同時期，手指振戦が出現しはじめ，夜間同僚の家に何度も電話するようになったが，電話していたことは覚えておらず，また二日酔いも重度になり仕事に行けないようになった。

今回の入院に至った経緯：
- X年－1か月，妻に付き添われ，当院を受診した。医師によりアルコール依存症と診断され，入院をすすめられたが，A氏は入院を拒否し，「もう飲まない」と繰り返し主張していた。妻も「入院まではかわいそう。夫がこのように言うし，私がしっかりとみるので大丈夫です」と話し，通院治療が開始された。しかし，2回受診したのち，通院しなくなった。
- X年の9時頃，A氏は母親と妻に付き添われ受診した。受診中は母親がよく話し，「受診しなかったのは酒を飲んでいたから」「仕事にまったく行けなくなってしまった」「手の震えがひどかったり，汗も異常にかいていることがある」「（A氏の）父親と同じよう……」と話した。妻は「私のせいだ。ちゃんとみてあげられなかったから」と話し，A氏はつらそうな表情で終始無言だったが，つぶやくように「入院します」と話し，任意入院となった。最終飲酒は当日3時頃であった。

身体所見・検査所見

身体所見：
［X年6月11日　入院時］手指振戦（軽度），発汗，動悸
［X年6月12日　入院2日目］手指振戦（重度），異常な発汗，動悸
［X年6月18日　入院7日目］手指振戦（軽度）

検査所見（血液検査・画像検査）：
［血液検査］
・X年6月11日 入 院 時　WBC：7200，RBC：522，Hb：14.8，TP：7.4，ALB：4.9，FBS：92，Na：142，K：3.8，AST：154，ALT：148，γ-GTP：353，T-CHO：264，LDL：201，CK：112，CRP：0.10
・X年7月1日　WBC：7100，RBC：482，Hb：14.6，TP：7.2，ALB：4.7，FBS：91，Na：140，K：3.7，AST：152，ALT：145，γ-GTP：340，T-CHO：261，LDL：200，CK：114，CRP：0.11
［尿検査］
・X年6月11日入院時　尿蛋白（＋），尿潜血（－），尿糖（＋），尿ウロビリノーゲン（＋）
・X年7月1日　尿蛋白（＋），尿潜血（－），尿糖（＋），尿ウロビリノーゲン（＋）
［画像検査］
MRI：異常所見なし（X年6月15日　入院5日目）

心理検査所見：
CAGE 4点中4点（CAGE：Cutting down・annoyance by criticism・guilty feeling・eye-openers：4つの質問項目から構成されているアルコール依存症のスクリーニングテストで2項目以上あてはまる場合はアルコール依存症の可能性がある。A氏は明らかな依存症であるが，A氏のアルコール依存に対する認識を高めることを目的にCAGEを実施した）

心理・社会的療法

療法・プログラム名	目的	スケジュール	経過・状況
断酒指導	アルコール依存症を知る。断酒と抗酒剤服用の動機づけが高まる。	週1回，継続	3回目を終了。「私は酒を飲んでも大丈夫」「抗酒剤は飲まない」と話している。
家族教室	妻がアルコール依存症への理解力を高め，A氏と適切な距離をとることができる。また，妻自身が悩みを吐露できる。	週1回，継続	2回目を終了。理解力は良く「私が悪かったのかしら」と述べる一方で，「私がしてあげないと……」と過度に関わってしまう可能性が高い。

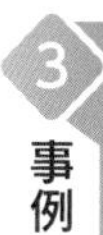

薬物療法

薬剤名・規格単位	1日量・使用時点	処方の目的	留意すべき副作用
ロラゼパム(ワイパックス)	2mg　朝・夕	不安を軽減するため	薬物依存，けいれん発作，せん妄，振戦，不眠，不安，幻覚，妄想，離脱症状，刺激興奮

精神症状のアセスメント
（①外観，②意識，③記憶，④認知，⑤感情，⑥意欲，⑦思考，⑧知覚，⑨自我）

情報	アセスメント
・入院時は入浴していない様子で衣類も汚れていた。現在は清潔感が保たれている。洗濯もできている。 ・振戦や発汗，動悸などの離脱症状はあったが，意識，記憶は保たれていた。 ・入院時から明らかな焦燥感はなかったが，「仕事を続けることができるのか」といった将来に対する不安を述べていた。 ・肝機能障害について，「数値は悪いが，症状はない。飲まなければ数値もすぐに良くなる」と話している。 ・スタッフから依存症であることや禁酒に関する話題を出すとイライラし，時に「ほっといてくれ」「大丈夫だと言っているだろう」と怒ることがある。また，「妻は毎日酒を飲むなと口うるさいが，結局は飲ませてくれるし，助けてくれる。妻も認めてくれている」と話す。 ・「早く退院したい」と話し，アルコールは「飲んでも大丈夫」「今すぐ飲みたいと思っていないし，いつでもやめることができる」「抗酒剤は飲まない」と話す。 ・同僚に夜間繰り返し電話していたエピソードについては，「知らない。そんなことはしていない」と話す。また，仕事に二日酔いで行ったことや，酒を飲んでいて行けなかったことについては，「そこまでひどい状態ではなかった」と怒ることがある。	①：飲酒中は個人衛生に関するセルフケアが低下していたが，飲まなければ清潔を保つことができる。 ②③④：軽度の離脱症状はあったが，重症化はせず，意識や記憶，認知機能は保たれていた。 ⑤：離脱症状による不安感や焦燥感はなかったが，将来に対する不安感が継続している。また，禁酒につながるワードが出ると，その話題を回避したいことから，イライラしたり，時に怒ると考えられる。 ⑥⑦：アルコール依存症に関する病識は乏しく，治療意欲も低い。これは，底つき体験をしていないことや，現在強いアルコール欲求（強い精神依存）がないことも影響していると考えられる。さらに，妻の関わり方や肝機能障害の症状のなさも影響していると考えらえる。これらの意欲，認識が，イライラや怒りにつながる要因にもなっていると予測される。

生物学的アセスメントまとめ：

・A氏はアルコール依存症治療のために入院している。肝機能が低下しており脂肪肝から肝炎で移行していくリスクはあるが，自覚症状がないため，病識は乏しい状態である。

・入院後，断酒に伴う離脱症状はロラゼパム服用もあり，悪化しなかった。X年7月現在，強い精神依存もなく，A氏は飲酒をコントロールできると考えている。しかし，再飲酒によって容易に常習飲酒に至ると考えられる。また，病識のなさやベースにあるアルコールに対する精神依存が，治療や禁酒に対してイライラを生じやすくさせ，医療や禁酒に対する強い拒否や言語的暴力リスクを高めていると考えられる。

心理学的アセスメント

①認知と行動

断酒指導プログラムに継続して参加しているが，アルコールについて「私は飲んでも大丈夫。やめようと思ったらすぐにやめることができる」「抗酒剤は飲まない」と話す。

②不安と防衛機制

将来，仕事に対して不安感を抱いているが，「まぁ，大丈夫です」と楽観的な面もある。医療者から，アルコールは飲んではいけない，抗酒剤が必要，といった話題を出すと，A氏はイライラし，怒り，「私は大丈夫だ」と否認する。過去の，夜間同僚に何度も電話したことや二日酔いで仕事に行けなかったことに対しても「そんなことはなかった」と述べているが，本当に覚えていないのか，覚えているが意図的に話さないのか不明である。

③発達段階

現在壮年期の段階である。結婚した経験から親密性が深まっていると考えられる。しかしその後，アルコール依存症になっていることから，孤独や自己没頭が優位になっており，十分な発達を遂げることができていない可能性がある。

④障がい受容

アルコール依存症という診断に対して「私は違う。飲んでもすぐにやめることができる」といったことを話し，時に怒る。肝機能障害に対する病識も乏しい。離脱症状に関しても，「もう二度とない。ほどほどにする」といったことを話す。

心理学的アセスメントまとめ：

A氏はアルコール依存症であるが，病識に乏しい。これは肝機能障害による症状がないこと，重度な離脱症状を経験していないこと，入院中の現在は強い精神依存がないことが影響していると考えられる。一方，強い精神依存はないものの，退院後は酒を飲みたいという思いはある。これらのことから，治療や禁酒というワードが出ると，防衛機制として抵抗が生じ，時に怒ることがある。「飲みたい」「でも飲まないほうがよい」といった両価性に関しては情報が不足して評価できていないが，少なからず存在していると予測される。

リカバリー・ストレングスのアセスメント

希望

・「仕事をしたい」

ストレングス

・まじめである。意味がないと思っているプログラムにも継続して参加できている。
・社会人経験が20年以上あり，現在も在職中である。

経済状態

健康保険：社会保険（X－24年受給開始）　**介護保険**：なし
自立支援医療（精神通院）：なし　**障害年金**：（なし）・　あり（　　　級）
精神障害者保健福祉手帳：（なし）・　あり（　　　級）
主な収入源：給与

社会資源（フォーマル・インフォーマル）

入院前に利用していた社会資源と利用状況：
特になし

本人を支えているインフォーマルな資源：
妻が同居している。A氏の生活に関しては妻がすべて支えている。
母は自宅から1時間程度のところに住んでいる。母が自宅に来ることはほとんどなかったが，A氏が通院するようになってから家に時々来るようになった。

家族背景・人間関係

家族の支援体制・希望：
妻と母が支援者である。妻は「かわいそうな人。なんとかしてあげたい。飲まないといい人なんだけど」「仕事はしてほしい」と話す。母は「飲まないようにしてほしい」と話す。

家族の疾病理解・障がい受容：
妻は「最初は依存だとは思わなかった。でも，仕事ができなくなるのはさすがに良くないと思った」「私が支えないといけない」と話す。母は「お父さんと似ている。でも仕事に行かないほどじゃなかった」と話す。

家族以外のキーパーソン：
特になし

ジェノグラム・エコマップ

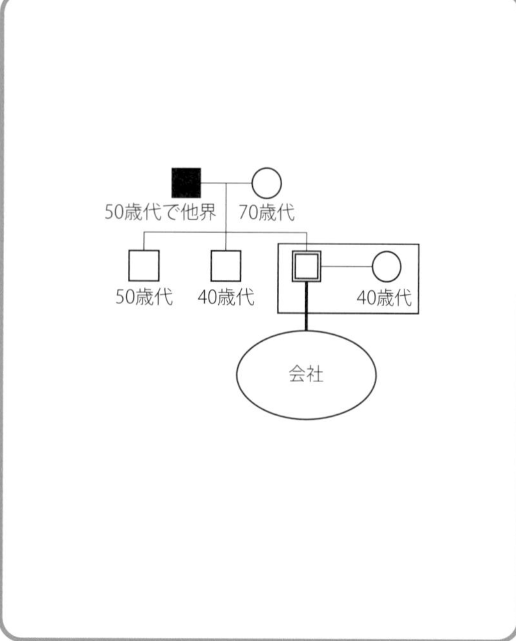

社会学的アセスメントのまとめ：
A氏にとって，妻と母が支援者であり，得られる支援は多い。しかし，妻が共依存の状態である可能性が高い。つまり，妻の関わりがA氏のアルコール依存症を悪化させている可能性があり，妻がA氏にどのように関わっているのかさらなる評価が必要であると考えられる。仮に，共依存の状態であるとするならば，妻に対しても多職種による丁寧な家族教育を実施する必要がある。また，場合によっては退院先に関して検討する必要もある。

セルフケアアセスメント

情報	アセスメントと看護の方向性
①空気・水・食物 ・料理はほとんどしたことがなく，妻がすべて準備していた。現在，アルコールに対する精神依存があり，入院環境でなければ常習的に飲酒する可能性が非常に高い。	・アルコールに関するセルフケア能力が非常に低い。 ・退院場所によっては，食事の準備に関するセルフケア能力を上げる必要がある。
②排泄 ・特に問題はない。	
③個人衛生 ・ADLは良好だが，アルコールを常習飲酒するようになってから，清潔観念が低下した。仕事に行かないときは，まったく入浴や歯磨きをしなくなり，髭も剃らない状態だった。入院1週後頃から，入浴や歯磨きをするようになり，髭も声をかければ剃っている。	・飲酒していなければ問題はない。個人衛生に関するセルフケア能力を高めるよりも，再飲酒リスクを下げる看護が必要である。
④活動と休息のバランス ・入院前の活動は1日中アルコールを飲んでいるか，アルコールを買いに行くのみであった。入院後1週間は部屋で過ごすことが多かった。1週後からは，治療プログラムへ参加するようになった。	・活動性のなさは飲酒リスクを高める。活動の場があれば参加する可能性があるため，退院後も参加できる場をつくる必要性が高い。活動の場はAA（アルコホリック・アノニマス）を含め，拒否感も強い場合も考慮し幅広く検討する。 ・飲酒中は，睡眠を含め適切に休息もとれていなかったと考えられる。よって，日常生活を整え，良い休息ができるように退院後の環境調整や行動獲得を促す。
⑤孤独とつきあいのバランス ・入院前はアルコールを飲んで過ごし，妻以外の人とのつきあいはなかった。入院後1週間，スタッフ以外との会話はなかったが，徐々に他患者とも話すようになり，笑顔も出てきた。	・孤独は飲酒リスクを高める。社会参加できる場を設定し，アルコール依存に関する仲間を含め孤独にならない環境となるよう調整していく。 ・同時に飲酒につながる環境を減らす調整も行う。

セルフケアアセスメント(つづき)

情報	アセスメントと看護の方向性
⑥安全を保つ能力	
・妻がアルコールを控えるように説明すると怒る。また入院後も，アルコール治療に関して話をする際にイライラや怒りを呈すことがあるが暴力リスクに発展することはない。 ・アルコール摂取中に転倒したことがある。入院中はない。	・飲酒に伴い安全を保つ能力が低下すると考えられる。退院後の住環境に関する情報はないが，リスクを高める環境があれば調整していく。
⑦病気とのつきあい	
・アルコール依存症や治療に対して「依存症ではない」「飲んでもすぐにやめることができる」「抗酒剤は飲まない」と話す。肝機能障害に関しても「症状もないし，飲まなければすぐに数値は良くなる」と話す。 ・妻が支援していることもあり，底つき体験がない。	・病識が乏しい。このため，コンプライアンスやアドヒアランスが低く，飲酒リスクが高い。これはイライラや怒りを高める要因にもなっている。よって，病識を高める関わりが必須である。 ・妻が支援することで底つき体験ができていない。妻に対する心理社会教育が必要である。 ・「飲みたい」「飲まないほうがよい」といった両価的な認識については情報が不足しているが，なんらかの両価的状態にあると予測される。動機づけ面接を通して，コンプライアンス，アドヒアランスを高めていく。

全体像

A氏，男性，40歳代前半。アルコール依存症。初飲酒は高校時代で，退学後，左官屋に就職。その後，父の他界，結婚を経ていくなかで飲酒量が増加し，肝機能障害や仕事ができない状況が続いても改善しなかった。X年－1か月，いったん通院で様子をみたが改善せず，X年に任意入院した。

入院時，手指振戦や発汗が認められたが，入院後すぐに離脱症状の予防目的にロラゼパムが処方され，その後明らかな離脱症状は出現しなかった。入院24日目現在，酒を飲みたいという欲求はあるが自制内で著明な精神依存はない。また，身体依存も呈していない。

精神状態は将来に対する不安があるものの，アルコール依存症に対する病識は乏しく，退院後再飲酒する可能性が非常に高い。病識の乏しさは，底つき体験をしていないことや肝機能障害の症状が出ていないこと，離脱症状を経験していないことも関係していると考えられる。一方，両価的な側面もあり，飲んではいけないという思いも内面に存在していると考えられ，治療や抗酒剤，禁酒に関する面談の場面で怒ることも防衛反応としての否認ではないかと推測される。

セルフケア能力については，アルコール依存症が関連したセルフケア能力が阻害されており，「病気とのつきあい」が重度である。また「活動と休息のバランス」「孤独とつきあいのバランス」が中等度に障がいされており，アルコール依存症を継続，悪化される要因になっていると考えられる。その他のセルフケア能力は，仕事をしていたこともあり，妻と同居を前提に考えればおおむねセルフケア能力は保たれている。もし仮に妻とは別に過ごすことになれば，食事に関するセルフケア能力を高める必要がある。

家族はキーパーソンが妻である。支援の量は問題ないと考えられるが，質に関しては共依存の可能性を含めて情報収集が必要である。共依存は再飲酒のリスクを非常に高めるため，妻に対する家族教育を検討していく。

治療の方向性はまずは禁酒が必須であり，抗酒剤の服用やAAなどの自助グループへの参加が必要と考えられる。しかし，ベースにある精神依存や病識の乏しさが影響し動機づけが困難な状況であり，両価的な側面を考慮に入れた動機づけ面接を行っていく。また，妻との共依存関係を念頭に，情報収集および家族教育を計画していく。さらにA氏は仕事を継続できていたことから，社会生活を送るうえで必要な能力がある。これは大きな強みであり，真の希望を一緒に考えながら，社会的役割を再構築できるように，エンパワメントしていく。

入院長期化リスクのアセスメント（対象者が入院中の場合のみ記載）：
動機づけが困難な場合と，妻と共依存の関係にある場合は，退院調整も含めて3か月を超えるリスクがある。また，再飲酒による入退院を繰り返すリスクがある。

コプロダクションリスト・看護計画リスト

#1：将来どうなりたいか，大切にしていることを一緒に考え，言葉にする。
#2：「飲まないほうがよいかどうか」を一緒に考え，言葉にする。
#3：過去を振り返り，今後どうしていくかを一緒に考え，言葉にする。
#4：退院後の生活の仕方，飲酒，抗酒剤，AA参加について一緒に考え，決める。

8 パーソナリティ障害(境界性パーソナリティ障害)のケース

基本情報

氏名：A氏　**年齢**：20歳代後半　**性別**：女性
入院日：X年2月15日　**入院回数**：3回目　**現在の入院形態**：任意入院
現在の行動制限：開放病棟，外出可，カミソリ等危険物の自己管理不可

主治医：B医師　**担当看護師**：C看護師
担当精神保健福祉士：D精神保健福祉士　**担当薬剤師**：E薬剤師
学生の受け持ち開始日：X年2月19日(入院5日目)

精神科診断名：境界性パーソナリティ障害
主訴・主症状：「誰も助けてくれない。切っちゃう」と話す。自傷行為への衝動が亢進している状態。
治療方針：休息，飲酒制限，1か月程度の入院予定
身体合併症の既往歴：なし

生育歴：
きょうだい2名中，第1子。周産期に問題なし。幼少期はおとなしい性格。両親は共働きで不仲であったため，弟の面倒をよくみていた。高校まで成績は上位。高校在学中，いじめにあい，保健室登校をしていた時期があるが，友人の助けもあり，卒業，進学する。

現病歴：
X－10年，大学へ進学。一人暮らしをはじめ，学業に問題なく，アルバイトやサークル活動にも積極的であった。X－8年，就職活動の相談をした先輩F氏と気が合い，交際に発展した。その後，F氏が既婚者であることが発覚し，大学を休みがちになる。就職活動にも行き詰まり，「いい顔するの疲れた」「消えたい」「Fが見捨てる」とF氏や友人に執拗に連絡するようになる。このため，F氏より関係解消を伝えられると，その日にはじめてリストカットする。その際，すぐにF氏が駆けつけてくれ，安らかな気持ちを覚えた。その後もリストカットをやめられず，傷の写真をF氏へ送ったり，SNSにアップしたりした。また，飲酒してF氏宅に行き大声で騒いだため，F氏が大学へ相談したところ，大学から両親へ連絡が入った。母親は「Aがそんなことするわけない。大学生活は順調と聞いている」と述べたが，A氏が事実と肯定したため，学校側の提案により休学，同居した。同居後，A氏は，両親や弟に対し「お前らのせいで人生めちゃくちゃ」「いつも私が犠牲になる」と昼夜問わずなじった。ある日，深夜に飲酒，リストカットをして，自室で倒れているところを母親が発見。救急搬送後，精神科を受診し，初回入院。入院中，目立った問題はなく，2か月程度で自宅へ退院した。家族への暴言やリストカットは時々ありながらも，大学へ復学し，X－6年に卒業，事務として就職した。就職後，職場の上司と交際したが，相手が裏切るのではと常に気になり，不安を消すためにリストカットを再開した。X－4年，前回の入院時同様自宅で倒れ，2回目の入院。自宅退院を目指すが，家族が同居に応じられず，独居で退院した。退院後，職場に迷惑をかけたと退職し，現在は訪問看護を受けながら，アルバイトと両親からの仕送りで生活している。

今回の入院に至った経緯：
独居のさびしさからSNSやアプリで知りあった男性と交際，破局を繰り返している。最近，飲酒，リストカットが増え，疲れており，外来主治医より休息と飲酒制限のための入院を提案され，任意入院する。

3 事例

身体所見・検査所見

身体所見：
［X年2月15日入院時］
・身長：155cm，体重：48kg，BMI：20
・BT：37.0℃，R：20回/分，P：77回/分，BP：99/67mmHg
・腹痛の訴えあり。最終排便は2月13日。腹部やや膨満。腸蠕動音は良好。食事は「お菓子とか少しだけど食べてる」と話す。生理周期はやや不順。嘔気なし。腹痛について「毎日ロキソニン飲んでたから飲みたい」と希望する。
・最終飲酒2月14日夜，缶ビール500mL×2本
［X年2月19日入院5日目］
・BT：36.8℃，R：18回/分，P：75回/分，BP：97/67mmHg
・腹痛の訴えで，疼痛時薬を1日の指示量すべて使う。「本当はロキソニンが効くんだけど，カロナールでもまぁまぁ良くなってる」と話す。病院食は3～5割程度の摂取。「炭水化物は女の敵だよね」と米飯は残すが，間食に菓子類を摂取している。

検査所見（血液検査・画像検査）：
［血液検査］ WBC：$5.11 \times 10^3/\mu L$，RBC：$399 \times 10^4/\mu L$，Hb：11.9g/dL，Plt：$28.4 \times 10^4/\mu L$，Dダイマー：0.0μg/mL，TP：6.2g/dL，ALB：3.89g/dL，TG：63mg/dL，GLU：101mg/dL，HbA1c：5.3％，Na：138mEq/L，K：3.7mEq/L，Cl：104mEq/L，AST：27U/L，ALT：18U/L，γ-GT：20U/L，LDH：145U/L，CK：116U/L，UN：10.3mg/dL，Cr：0.65mg/dL，CRP：0.1mg/dL（X年2月15日入院時）
［尿検査］ 尿蛋白（－），尿潜血（－），尿糖（－），尿ウロビリノーゲン（－）（X年2月15日入院時）
［画像検査］ X線：（X年2月15日）胸部：陰影なし。腹部：便，ガスの貯留がみられる。
頭部CT：前頭葉，頭頂葉に軽度萎縮がみられる。
［心電図］ 洞調律

心理検査所見：WAIS-Ⅳ（X－4年実施）IQ：87，言語性IQ：84，動作性IQ：92

心理・社会的療法

療法・プログラム名	目的	スケジュール	経過・状況
心理社会的プログラム	ストレス，不調のサイン，睡眠，服薬に関する学習をする。	週1回30分（日曜日）集団で実施	導入の説明済，今後参加予定
お薬教室	薬についての説明や相談方法について学ぶ。	入院中適宜実施	市販薬の濫用傾向があるため，医師からの提案で実施予定
自分の回復プラン（Wellness Recovery Action Plan：WRAP）	不調のサインを知り，日々の回復のためのプランをつくる。	週1回30分（水曜日）集団で実施	導入説明し，1回参加

薬物療法

薬剤名・規格単位	1日量・使用時点	処方の目的	留意すべき副作用
ロラゼパム（ワイパックス）	0.5mg　眠前	脳の興奮を抑え不安や緊張を和らげるため	薬物依存，けいれん発作，せん妄，振戦，不眠，不安，幻覚，妄想，離脱症状，刺激興奮
ラメルテオン（ロゼレム）	8mg　眠前	入眠困難を改善するため	頭痛，倦怠感，眩暈，眠気，発疹，便秘，悪心，悪夢，血中プロラクチン上昇
酸化マグネシウム（マグミット錠）	330mg　眠前	便の水分バランスなどを改善させ排便を促すため	消化器症状，下痢など
アセトアミノフェン（カロナール）	300mg 1回1錠　腹痛時 前の内服から4時間以上空ける	熱を下げ，痛みを抑えるため	チアノーゼ，血小板減少，血小板機能低下，出血時間延長，悪心・嘔吐，過敏症，ショック，アナフィラキシー，呼吸困難
ピコスルファートナトリウム水和物（ピコスルファートナトリウム内用液）	10～20滴/回 便秘時1日1回まで	便秘の予防，改善のため	腸閉塞，腸管穿孔，虚血性大腸炎など

精神症状のアセスメント
（①外観，②意識，③記憶，④認知，⑤感情，⑥意欲，⑦思考，⑧知覚，⑨自我）

情報	アセスメント
・交際相手との別れをきっかけに，対人関係や情緒の不安定さが出現，リストカットを開始（X－7年）。	⑤⑦：見捨てられ体験から，情動の不安定さ，思考過程の偏りの症状が発生している。
・「疲れた。もう生きてても意味ない」と泣く。濃い目の化粧をしているが，汚れのあるスウェット，スニーカー姿。表情は暗い（入院時）。	⑦：入院時に希死的な発言，思考過程に偏りのある状態。 ①⑥：化粧はしており，外観を整えているように見えるが，衣類は汚れ，意欲低下がうかがえる。
・担当看護師Bが最近の様子について聞くと，「昔から聞き分けが良かった。親や弟に迷惑かけないのが大事だったから」「私を独りにした家族を恨む気持ちはずっとある」と身の上話をし，「こんなに話を聞いてくれたのはBさんがはじめて」と，笑顔が見られる（入院2日目）。	③⑨：過去の抑圧された体験をつい最近のように語り，つらい記憶が固着している。また，家族への葛藤が強く，家族に対する攻撃性が持続している。 ②⑧：受け答えは可能で意識は清明，知覚，見当識に問題ないといえる。 ④：他者との距離の取り方に極端さがあり，味方と感じると理想化する傾向がある。
・「患者のGに汚いってバカにされた」「ひどいこと言われたのに，私の具合が悪いって言うの」と泣く。G氏に確認すると，「肩に髪の毛ついてるよって言っただけだよ」という（入院4日目）。	④⑤：日常的と考えられる会話を貶められたと感じ，他者に対して敵意をもちやすい。
・その夜，「ねぇ，Bさん。切りたくなった，カミソリちょうだい」「このまま（スタッフルームに）入り込んで盗ってもいいんだけどね」「いいよ。閉鎖病棟でも隔離でも」と思い詰めた表情で話す。頓服薬を促すと「Bさんは，Gが悪いんじゃなくて私が病気だって言いたいんだね」「切る以外役に立たないんだけど」と言うが，内服し，朝まで断眠で経過する。	⑤⑦：思考過程に飛躍がみられ，つらさがつのると自傷行為に結びつく。自傷行為が隔離処遇などの行動制限につながる可能性があることは理解しており，入院環境下では自制できる。 ④：自身のつらい体験を理解されない思いがある。
・回診時，主治医や看護師長に対して「昨日は本当に最悪。Gって患者，閉鎖病棟にやってよ！」とベッド上でふさぎ込んだまま話す（入院5日目）。	④：敵とみなすと極端な評価が持続する。他者を敵味方に分け，敵は排除する傾向がある。

生物学的アセスメントまとめ：X－7年，交際相手との別れを契機に，自傷行為，他者への攻撃性が現われている。今回の症状悪化のきっかけもSNSで出会う異性とうまくいかず，孤独感，空虚感を飲酒や自傷行為で埋め，疲弊した状態といえる。入院後，担当看護師への理想化や他患者への攻撃性も，安定した人間関係の構築が困難な境界性パーソナリティ障害の特性といえる。また，以前の心理検査の結果から知的水準に大きく問題はないが，頭部CTでは前頭葉萎縮が指摘されており，衝動的な言動への関与が考えられる。

入院時より腹痛の訴えあり。2日間排便のない状態。腹部平坦，腸蠕動は良好。悪心なし。腹部X線で便の貯留がみられる。食事内容に偏りがあり，水分や食物繊維の不足で便秘傾向になっていると考える。また，本人によると毎日ロキソプロフェンナトリウム水和物（ロキソニン）を内服しており，副作用による胃部の不快感があり，その解消のためにまた内服し，慢性的に身体に不快感を抱えている状態と推察される。

心理学的アセスメント

①認知と行動

通常の会話でも傷つけられたと認識しやすい。患者G氏に対して，暴言・暴力はないが，主治医や看護師長に他病棟への転棟を訴えており，攻撃対象を排除する行動をとっている。また，つらいときにはリストカット以外は「役に立たない」と述べ，強い負荷がかかるときは認知・行動ともに柔軟さに欠ける。

②不安と防衛機制

障がい特性から他者を良い面，悪い面のみで捉えやすく，現実検討力が低い側面がある。また，不安の高まりで自傷行為をすることがあり，衝動の抑制耐性が低く，自我機能の未熟さがうかがえる。

③喪失と悲嘆

他者と安定した関係を築きにくく，SNSを通して知りあった異性との交際，別離を繰り返しており，孤独を感じることが多い。その結果，気分の落ち込み，悲しみを常に感じている状態。

④発達段階

思春期には，両親の忙しさや不仲から心配かけまいと成績上位を維持しながら，弟の世話をした。現在は，良い子でいなければならないという思いや大事に扱われなかった記憶が固着している状態である。このため，自分は何のために生きるのか，自分が何者なのかという感覚が不明瞭で，常に空虚感のある状態といえる。

⑤障がい受容

境界性パーソナリティ障害という診断には，「わかる気がする」と述べており，診断は受容していると考える。一方で，G氏の言葉でつらい思いをしたことを「具合が悪い」と病状として扱われることに苦しみを感じており，自らのつらさを理解されない思いがある。

心理学的アセスメントまとめ：
幼少期から思春期を通じて，家庭内の安定を保つために自由のない生活を送ったと感じている。このため，良い子でいなければならない自分がつきまとい，アイデンティティが十分に確立できず，空虚感に苛まれている。また，他者を極端に敵と味方に分け，通常は些細なことであっても自身が大事にされないように感じ，傷つきやすい。加えて，敵とみなした相手を排除しようとする傾向にあり，孤立しやすい。これらの空虚感や孤独感から逃れるために自傷行為を行い，さらに他者と関係を築きにくくなっている。このような不安定な対人関係や，攻撃性，自傷行為は境界性パーソナリティ障害の診断基準にもあてはまる。この診断についてA氏本人は理解を示す一方で，本人の感じるつらさや自傷行為が周囲に理解されない感覚があり，さらに孤独感，空虚感を強めているといえる。

リカバリー・ストレングスのアセスメント

希望

・「経済的な自立。正社員になりたい」

ストレングス

・両親は直接的な関わりを拒否しているが，経済的な援助をしている。
・アルバイトをしており，収入を得ている。
・大卒であり，事務職の経験がある。
・学生時代より一人暮らしの経験があり，生活を成り立たせる力がある。

経済状態

健康保険：国民健康保険　　**介護保険**：なし
自立支援医療(精神通院)：上限0円　　**障害年金**：(なし)・あり(　　級)
精神障害者保健福祉手帳：(なし)・あり(　　級)
主な収入源：両親の仕送り，アルバイト

社会資源(フォーマル・インフォーマル)

入院前に利用していた社会資源と利用状況：
- Y病院に通院，主治医Bは相談しやすいと述べている。
- 週1回の訪問看護は自傷行為や多量飲酒へのセーフティネットとなっている。
- 地域担当の保健師とは顔見知りで，生活上の困りごとを時々話す。

本人を支えているインフォーマルな資源：
- 行きつけの美容院の美容師は「良い距離感で話せるので楽しい」と言う。
- 週3日10時～16時にコンビニアルバイト。店長は心身の不安定さに理解を示してくれる。

家族背景・人間関係

家族の支援体制・希望：
同居できない。経済的な援助も本当は苦しいが，仕方がない。

家族の疾病理解・障がい受容：
急に性格が変わったので，何かの病気なんだろうとは思う。会うと，幼かった頃に傷ついたと延々と言われる。さびしい思いをさせたのは申し訳ないが，今さら言われてもと感じる。

家族以外のキーパーソン：
- Y病院の外来主治医B
- 地域の保健師
- 訪問看護師

ジェノグラム・エコマップ

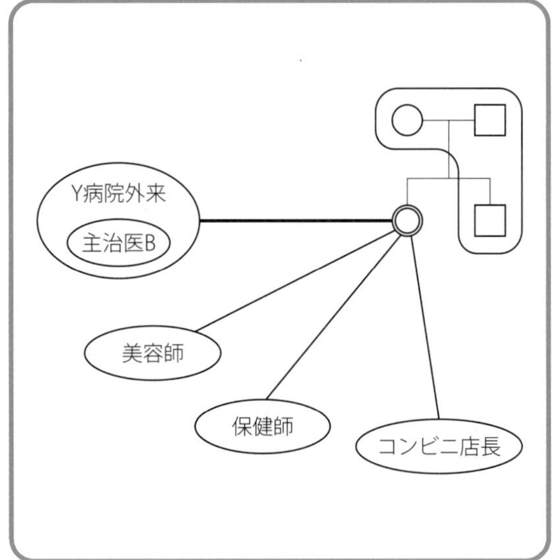

社会学的アセスメントのまとめ：
フォーマルな立場では主治医，訪問看護師，保健師が関わっており，相談やセーフティネットの役割がある。一方で，入院時に「誰も助けてくれない」と話しており，実際にあるソーシャルサポートを助けに感じていない場合がある。インフォーマルな立場では，家族は疲労し別居しているが，経済的な支援をしている。また，関係づくりが不得手なA氏であるが，美容師やアルバイト先の店長といった適度な距離の関係もあり，すべての関係が不安定というわけではない。一方で，SNSやアプリによる出会いは不安定な関係に陥りやすく，一層の孤独を感じ，飲酒や自傷行為が増加する原因となっている。このため，SNSやアプリとのつきあい方や，不調時の対処，援助希求の方法を一緒に検討する必要があると考える。

セルフケアアセスメント

情報	アセスメントと看護の方向性
①空気・水・食物 ・身長155cm，体重48kg，BMI：20 ・BT：37.0℃，R：20回/分，P：77回/分，BP：99/67mmHg ・最終飲酒2月14日：缶ビール500mL×2本 ・入院前の飲酒は，ほぼ毎日夜に飲んでいた。 ・AST：27U/L，ALT：18U/L，γ-GT：20U/L ・1日の水分摂取：2L程度 ・入院前は，アルバイト先や近所のスーパーでサラダやお惣菜，スープを買って食べていた。炭水化物は体型維持のため避けているというが，菓子類は摂取している。 ・入院後，食事は毎食3～5割程度の摂取。 ・甘いものは脳に良いからと，外出で購入したお菓子類を毎日摂取	・ALT，γ-GTが高めであり，飲酒による上昇と考える。今後，精神的な負荷がかかるにつれて，飲酒量が増えれば肝機能に影響が考えられる。 ・食事摂取量は少なく，炭水化物を避ける傾向にある。一方で，脳に良いからと甘い物を食べがちで，食事摂取内容に偏りがみられる。 ・体重は標準体重といえるが，栄養バランスの良い食事ができるように提案していく必要はある。
②排泄 ・便秘傾向，4日排便がないこともある。 ・腹痛あり，X線上，便，ガスの貯留がみられる。 ・腹痛で市販薬のロキソニン60mgを毎日内服(入院時)。 ・疼痛時薬を1日の指示量すべて使う。「本当はロキソニンが効くんだけど，カロナールでもまぁまぁ良くなってる」と話す(入院3日目)。 ・眠前に酸化マグネシウム(マグミット)330mg 1錠を内服。 ・定時薬で酸化マグネシウムを内服，頓用でピコスルファートナトリウム水和物を10～20滴内服している。	・便秘傾向にあり，内服薬で対処しているが，画像所見から排便コントロールは十分にできていない状態といえる。 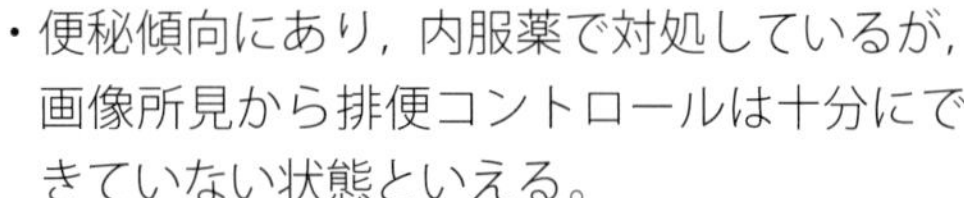 ・また，腹痛時にロキソニン内服を好み，不適切な使用により胃の不快感が出現している。 ・慢性的にロキソニンを内服しているため，便秘による腹痛とロキソニンによる胃部の不快感が判然とせず，適切な排便，疼痛のコントロールが効きにくい状態。 ・便秘や市販薬の内服についての情報提供を行い，適切な対応について話しあう必要がある。
③個人衛生 ・濃い目の化粧をしているが，スウェット，スニーカー姿で衣類は汚れている(入院時)。 ・疲労感により家事ができないと話す。 ・化粧は好きなため，入院中もしている(入院時より継続)。 ・入浴時，「身体が動きにくいから洗ってほしい」「洗濯してほしい」と看護師に言う。	・化粧を好み，外観に気を遣える。一方で，衣類の汚れはそのままでアンバランスな状態。また，清潔行動を他者にゆだねる発言がある。 ・生活上の疲労感と，疾病特性と考えられる自我境界の曖昧さから，個人衛生に関するセルフケアレベルが軽度に障がいされているといえる。

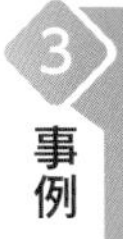

セルフケアアセスメント(つづき)

情報	アセスメントと看護の方向性
④活動と休息のバランス	
・調子が良いときは週3日10時～16時にコンビニでアルバイト，疲労を理由に急に休むことがあった(入院前)。 ・眠れるときと眠れないときの差が激しい。眠れないときは睡眠薬を飲んでも全然眠れない。眠れるときは10時間以上寝続けてしまう(入院前)。 ・入院は休息目的だからと日中はベッド上で過ごし，夜間起きていることが多い。	・好調，不調時の活動量に落差がある。 ・睡眠も同様に不安定で，生活リズムが崩れやすいといえる。 ・「入院目的は休息」と言語化できるが，活動とのバランスをとる意識は低い。 ・活動と休息のバランス，睡眠についての情報提供を行い，入院中に生活リズムを整えられるように援助する必要がある。
⑤孤独とつきあいのバランス	
・交際相手との破局を契機に，リストカットを開始。その写真を送ったり，SNSにアップしたりした(X－7年)。 ・家族と同居中，家族への攻撃が激しく，両親が距離をとりたいと本人と別居を希望，その後独居(前回退院時)。 ・SNSやアプリで知りあった異性と交際，破局を繰り返す(入院前)。 ・担当看護師に「こんなに話を聞いてくれたのはBさんがはじめて」と笑顔が見られる(入院2日目)。 ・「患者のGに汚いってバカにされた」と泣く。G氏に確認すると，「肩に髪の毛ついてるよって言っただけだよ」という(入院4日目)。 ・回診時，主治医や看護師長に対して「昨日は本当に最悪。Gって患者，閉鎖病棟にやってよ！」とベッド上でふさぎ込んだまま話す(入院5日目)。	・親密な関係からの別離は本人に耐え難い衝撃を与え，関係継続のために衝動的な行動をとる。 ・家族に対して，自分の人生を犠牲にされた思いがあり，適度な距離でのつきあいが困難である。 ・一人暮らしで孤独を感じ，軽率なつながりを求める傾向にあり，安定した人間関係の構築が苦手である。 ・自分の思いが伝わったと感じると過度に理想化してしまう。一方で，通常些細なことでも傷つけられたと感じ，相手を敵とみてしまう。他患者の病棟移動といった要望からは，ストレッサーを回避することを対処とする傾向にあるといえる。 ・短期間での対人関係への安定性を求めることは困難。まずは，本人と不調のサイン，引き金を探り，適切な健康行動がとれるように相談していく必要がある。

セルフケアアセスメント(つづき)

情報	アセスメントと看護の方向性
⑥安全を保つ能力	
・自傷行為は「減ってる。週1くらい。でもどうしようもなく切りたいときはあるし，3日続けてとかもある。やめたほうがいいのはわかるけど，やめることは考えてない」と話す。 ・方法はカッターナイフや食器の破片で主に左前腕や上腕を切る。複数の傷跡。傷は浅く，新鮮な切創は少ない。 ・ほぼ毎日の飲酒(ビール1,000～2,000mL)がある。 ・過量服薬はないが，ロキソニンの常用がある。 ・夜，「ねぇ，Bさん。切りたくなったから，預けてるカミソリちょうだい」と話す(入院4日目)。	・自傷行為は7年前より継続。新鮮な切創が少ないため，実際の頻度は減っていると考える。 ・入院後，夜間に自傷行為のためカミソリを要求するが，実際には実施せず。言動から，不調時に自傷行為以外の選択をすることは難しく，入院環境により防げたともいえる。自傷行為は「やめたほうがいいのはわかるけど，やめることは考えてない」と考えており，両価的な思いがある。このため，自傷行為を単純に危険であるからやめるように指導するよりも，本人の思いやその意味を理解する必要がある。また，調子の良いときに他の対処を模索する。 ・過去のエピソードから，適量以上の飲酒が自傷行為の引き金の一つとなっているといえる。酒類とのつきあい方についても自傷行為と同様，思いに寄り添いながら，他の対処法を増やせるようにする。
⑦病気とのつきあい	
・境界性パーソナリティ障害という診断は，自分の傾向と合っていると思う。 ・つらい思いをしたことに対して症状といわれると，自分を責められているようで納得いかない，と言う。 ・「ひどいこと言われたのに私の具合が悪いって言われた」と泣く(入院3日目)。	・ある程度，自己の特性を理解している。一方で，他者に傷つけられる思いが強く，通常の会話からも他者を責める理由にしてしまい，安定した関係を保ちづらいことがわかる。

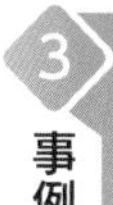

事例

全体像

A氏20歳代後半，境界性パーソナリティ障害をもつ女性。X－7年に交際相手との別れをきっかけに，情緒の不安定さが出現，リストカットを開始する。また，他者への攻撃性も高まり，安定した人間関係の構築が困難な状態が持続している。今回の入院のきっかけは，さびしさから，SNSやアプリで知りあった異性と交際，破局を繰り返し，孤独感が強まり，空虚感を埋めるため飲酒やリストカットが増え，疲弊したためである。

休息と飲酒制限を目的に，現在，入院5日目である。入院時は疲労や希死念慮の訴えがあり，衣類も汚れた状態で，特に個人衛生のセルフケアレベルが障がいされている状態とみられた。身体的には便秘傾向であり，腹部の不快感の訴えが続いた。これは，もともとの便秘傾向に加え，入院前，腹痛時にロキソニンを常用していたため，腹部の不快感につながっていると考える。このような慢性的な腹部の不快感も情動安定の妨げになっているといえる。

入院後，担当看護師に対し身の上話をし，聞いてくれたことに大げさに感謝する。一方で，他患者に不満を感じた夜に自傷をしたいと訴える。結局，入院環境により自傷に至らなかったが，翌日，主治医や看護師長に患者G氏への嫌悪感を述べ，G氏の転棟を要望する。このように他者への過度の理想化や攻撃性の目まぐるしい変化は，安定した人間関係の構築につながらず，障がい特性である空虚感，孤独感をより助長させているといえる。この空虚感や孤独感が持続するのは，現在まで，思春期に両親の不仲から自由のない生活を送らされたという感覚が強く固着しており，自分は何のために生きるのか，自身が何者であるかというアイデンティティの確立が不十分であるためと考える。

A氏は，現在の希望を「正社員になること，経済的に自立すること」と述べており，正規雇用と家族からの自立を目指している。A氏の周囲には，主治医，訪問看護，保健師，アルバイト先の店長，顔見知りの美容師といったフォーマル，インフォーマルによらず，ソーシャルサポートの存在がある。これらは，家族との関係修復が容易でないA氏にとっての強みである。しかし，障がい特性である強い空虚感から，実際にあるサポートが感じにくくなり，孤独感を強め，SNSやアプリを通じて安易な出会いと別れを繰り返してしまっている。また，不安が強い状態では飲酒，自傷行為が習慣となっており，訪問看護のセーフティネットが適切に機能しなければ，危険な状態になり得る。このような自傷行為に対してA氏は「やめたほうがいいのはわかるけど，やめることは考えてない」と両価的な思いがある。このため，単純に道徳的規範をもち出してやめるように指導するのではなく，まずは，フォーマルな支援者が，A氏にとっての自傷行為の意味を理解するように努め，A氏の生きづらさに対して社会的な受容がなされる必要がある。A氏にとって，その成育歴にみられる家族への葛藤から，アイデンティティの確立を達成することは容易ではない。しかし，A氏の目標に向けて，支援者と少しずつ安心な関係を構築していくことで，A氏にとってのリカバリーを一緒に模索していくことができると考える。

入院長期化リスクのアセスメント（対象者が入院中の場合のみ記載）：
今回の入院は任意入院であり，休息目的，期間は1か月程度ということを本人は理解している。長期化のリスクは低いが，トリガー不明の激しい自傷行為が起きた場合，医療保護入院への切り替え，閉鎖病棟への転棟が考えられる。

コプロダクションリスト・看護計画リスト

#1：お薬教室により疼痛時薬を含め，内服薬の適切な使用方法について一緒に学ぶ。
#2：SNSやアプリといった他者と出会うためのツールとのつきあい方を一緒に検討する。
#3：自傷行為に対し，道徳的，否定的でない関係を基盤とし，不安感への対処方法を一緒に検討する。

9 神経性やせ症：入院治療のケース

基本情報

氏名：A氏　**年齢**：10歳代前半　**性別**：女性
入院日：X年9月4日　**入院回数**：1回目　**現在の入院形態**：任意入院
現在の行動制限：閉鎖病棟，病棟内での行動はフリー。通信・面会の制限なし。
室内レクリエーション（火曜日10：00～）への参加可能。作業療法（花壇）（月・火・木・金15：30～）にはスタッフ付き添いにて参加可能。外出・外泊はその都度医師の許可が必要。
主治医：B医師　**担当看護師**：C看護師
担当精神保健福祉士：D精神保健福祉士　**担当作業療法士**：E作業療法士
学生の受け持ち開始日：X年9月10日（入院6日目）

精神科診断名：神経性やせ症
主訴・主症状：体重が減少した。運動していたほうが気分が紛れる。イライラすることがある。
体格：身長：158cm，体重：34.2kg，BMI：13.7
治療方針：体重40kg（BMI：16.0）を目指し治療を開始する。行動範囲は病棟内から開始し，身体状態の改善にあわせて拡大していく。食事は，1日1,000kcalからはじめ，飲料の制限はなし。
身体合併症の既往歴：特記なし

生育歴：きょうだい2名中，第1子長女として生まれた。小学校では，どんなことでもまじめに取り組み，成績は優秀であった。高学年になり，周りと比較されて体格が良いといわれていた。中学校に入り，積極的に人と話すほうではないが，仲の良い友達はおり，勉強や部活動に熱心に取り組んだ。
現病歴：
中学校では陸上部に所属。X－1年，中学2年生のときに，部活でユニフォームを着ている友人が自分より細く見え，羨ましく感じはじめた。友人は学業の成績も良く，チームでも最速のランナーであったため，「自分も体重を減らしたら，友人のように完璧になれるかもしれない」と思うようになった。
同年，学校での身体測定の際に，友達同士で体重について話をしたことで，一層，体重を気にするようになった。また，そのとき，スタイルの良い友人の食事量が自分より少ないことを知ったため，運動量や食事量を極端に気にしはじめた。体重を減らすために，部活をしているにもかかわらず運動量を増やそうと走りこむようになり，食事量も減らし，特に炭水化物を控えるようになった。運動や食事制限の効果により，中学2年生の冬には目に見えて体重は減ったものの，めまいを感じ，イライラするようになった。
中学3年生になると，受験のためにより深夜まで熱心に勉強をするようになったが，運動や食事制限は続けていた。体重の減少が緩やかになってきたため，やせる方法として自己誘発嘔吐について知り，時々実施するようになった。この頃から，「思うようにやせられない。自分は価値がない人間だ」と考えるようになった。母親は，A氏が摂取カロリーを計算しながら1日に数回体重を測り，便秘を訴え頻繁に下剤を服用していることや，食事量が少なく，月経が止まり，イライラして引きこもることが多いことに気づき，心配していた。
今回の入院に至った経緯：X年8月，母親はトイレでA氏が嘔吐をしているところや，腕や大腿部を切りつけた痕を発見した。すぐに助けたいことを伝えると，A氏は戸惑いながら，「体重が増えるのが怖い」「体重を減らそうと頑張っているのに，うまくいかない」「受験に対して不安が募っている」「勉強も体重も思った通りにならない」と打ち明けた。その後，母親の促しにより精神科外来を受診し，本人の同意を得てX年9月4日に任意入院となった。

身体所見・検査所見

身体所見：
［X年9月4日入院時］
・身長：158cm，体重：34.2kg，BMI：13.7（ダイエットをはじめる前の体重：50kg）
・BP：85/50mmHg，P：55回/分，R：18回/分，BT：35.4℃
・表情に乏しく，皮膚は乾燥し，四肢の冷感が強い。るい痩が目立つ。
［X年9月10日入院6日目］
・体重：34.8kg，BMI：13.9
・BP：87/54mmHg，P：57回/分，R：19回/分，BT：35.6℃

検査所見（血液検査・画像検査）：
［血液検査］ WBC：3,100/μL，RBC：370 × 10^4/μL，Plt：14.5 × 10^4/μL，TP：5.8g/dL，ALB：3.3g/dL，TG：40mg/dL，GLU：60mg/dL，Hb：9.1g/dL，Ht：31.5%，Na：150mEq/L，K：3.4mEq/L，Cl：97mEq/L，P：2.4mg/dL，AST：75U/L，ALT：72U/L，γ-GT：38U/L，LDH：183U/L，CK：190U/L，BUN：28mg/dL，Cr：0.6mg/dL，CRP：0.02mg/dL（X年9月4日入院時）
［尿検査］ 尿蛋白（＋），尿潜血（－），尿糖（－），尿ウロビリノーゲン（±）（X年9月4日入院時）

心理検査所見：
［WAIS-Ⅳ（IQ）］ 96（X年9月）
知能検査の結果は「平均」であり，全体的な知的能力や記憶・処理に関する能力に異常はみられない。

心理・社会的療法

療法・プログラム名	目的	スケジュール	経過・状況
室内レクリエーション	気分転換および心身の機能，行動，社会性の改善をする。	火曜日の午前	参加可能であるが，参加していない。
作業療法（花壇）	患者同士のコミュニケーションの機会を得ることで，社会性を養う。日中の活動を維持し，生活リズムを調整する。作業は屋外で行うため，季節感の獲得やリフレッシュ効果も期待できる。	月・火・木・金の午後	スタッフ付き添いにて参加可能だが，参加していない。

薬物療法

薬剤名・規格単位	1日量・使用時点	処方の目的	留意すべき副作用
スボレキサント（ベルソムラ錠）20mg	1錠　就寝前	夜間の入眠困難，中途覚醒を予防・改善するため	傾眠，頭痛，疲労など
リン酸二水素ナトリウム一水和物・無水リン酸水素二ナトリウム（ホスリボン配合顆粒）100mg/包	6包　朝・昼・夕（毎食後）	リン製剤。低リン血症の改善を図るため	腹痛，下痢，アレルギー性皮膚炎など
グルコン酸カリウム（グルコンサンK細粒）4mEq/g	6包　朝・昼・夕（毎食後）	カリウム製剤。低カリウム血症の改善を図るため	食欲不振，悪心・嘔吐など

精神症状のアセスメント（①外観，②意識，③記憶，④認知，⑤感情，⑥意欲，⑦思考，⑧知覚，⑨自我）

情報	アセスメント
①外観 ・皮膚は乾燥し，四肢の冷感が強い。るい痩が目立つ（入院時）。 ・髪はきっちりとまとめられ，身なりはきれいに整えられているが，長袖を重ねて着こんでいる（入院時）。 ・表情が乏しく，話しぶりは一定で抑揚がない。一方，会話の際には毎回目を合わせて話すことができ，会話の辻褄は合っている（入院時）。 ・看護師と話すとき以外は，ほとんど自室のカーテンを閉め切っている。「人と関わりたくないから部屋から出ない」（入院1日目）。 ・レクリエーション等の集団療法には不参加。 ・食事は食事療法として決められた量はすべて食べきるが，最後にかきこむ様子がある。	①：会話は自然であり，意思疎通はできている。しかし，自室のカーテンを閉め切っていることや，レクリエーションに参加しない様子から，できるだけ人との会話や関わりを避けていると考えられる。他者と関わることに対して拒否的な様子がうかがえる。 　衣服を着こんでいるのは，自分の体型を隠すためや，低体重により寒気を感じているためであると考えられる。
②意識 ・「夜ベッドに入って1人でいると将来のことについて考えて眠れない」「夜は全然眠れなかった。3時くらいに目が覚めて，そこからは眠りが浅いと感じる」（入院2日目） ・スボレキサント20mgが処方された（入院3日目）。 ・「朝まで眠れるようになったけど，いろいろ考えてしまい寝つけない」（入院6日目）	②⑤：入眠時に将来のことについて考えて眠れないことから，今後の学業や家族関係についての不安が大きい様子がうかがえる。また，入院時からの入眠困難感は継続しているものの，睡眠薬の処方により熟眠感は改善されている。情動不安定な状態，抑うつ的な状態が睡眠に影響している可能性があるため，睡眠状況，服薬状況と効果を継続して観察する必要がある。

精神症状のアセスメント(つづき)

情報	アセスメント
⑤感情 ・母親との電話中に感情的になり，口論となっている。「お母さんにはわからないでしょ」「いちいちうるさい。早く退院したい」(入院2日目)。 ・家族に対しては「嫌なことがあってもうまく言えないから言わない。一人でイライラしてしまう」(入院3日目)。 ・「体重40kgを超えるのが怖い」「体型が変わるのが怖い」「無理やり体重を増やされた」(入院5日目) ・「食べたくないけど，退院するために体重を増やさなければいけない」「太るのは怖い」(入院6日目) ・「勉強も体重も思った通りにならない」(入院前)「どんなに頑張っても自分はダメだ」(入院時)	①⑤：自分の気持ちをうまく表出できず，易怒性や易刺激性が高まりやすい状態であり，母親に対して攻撃的な態度がみられている。 　また食事は，食事療法として決められた量を完食できているが，本人は無理やり食べさせられていると感じており，退院するために仕方なく食べている状況である。早く退院するために体重を増やさなければならないという思いと，体重を増やしたくないという相反する思いが混在し，アンビバレンツ(両価的)な感情を抱いている。 　これらから，母親や医療者に対して，自分の本音や要求を表現することができないことにより，自らの欲求に対する充足感が得られにくく，情動不安定な状態を引き起こしていると考えられる。 ①②⑤：入院時の表情の乏しさや話の抑揚のなさ，不安による入眠困難から睡眠障害がみられ，抑うつ傾向があると考えられる。抑うつ的な症状がある場合，治療に励む能力が損なわれ，集中力や判断力を減退させる。また，「どんなに頑張っても自分はダメだ」といった自己否定的な発言にもあるように，無価値観を示唆する感情も引き起こす。抑うつ状態が神経性やせ症の治療に影響を及ぼすことがあるため，注意して観察していく必要がある。
⑥意欲 「運動していたほうが気分が良いし安心する」(入院時)。スタッフが制止しても廊下を歩き続ける過活動がみられ，日中はほとんど立位で過ごし，ベッド上でも隠れて腹筋を繰り返している。	⑥：安静の指示があるにもかかわらず，肥満恐怖からの「動きたい」という欲動が強く，過活動な状態である。

生物学的アセスメントまとめ：入院時，A氏は食事制限による低栄養状態が主な症状であった。また，入院前からの食事制限や嘔吐，下剤の乱用により，皮膚の乾燥，BUN高値(入院時)であり，脱水状態の可能性も示唆された。低カリウム血症，低リン血症が認められ，低血圧，低体温，徐脈の他，低体重による無月経や貧血，肝機能障害も生じている。入院後は，食事をなんとか完食しているが，入院前に比べて食事量が増えたこと，6日目には体重が微増していることから，肥満恐怖をさらに強く感じるようになり，食事後の嘔吐や過活動がみられている。また低栄養状態，情動不安定な状態，抑うつ状態が睡眠に影響している。神経性やせ症では抑うつ，不安などの精神症状を伴うことが多いため，観察を継続していく必要がある。

　栄養療法の開始直後にリフィーディング(再栄養)症候群(著しい低栄養状態の患者に対して急激に栄養を投与した際に発生する，一連の代謝合併症のこと。細胞内への急激な糖・電解質の移動により，体内の水・電解質異常(低リン血症，低カリウム血症，低マグネシウム血症)をきたし，不整脈や心不全，呼吸不全，肝機能障害などのさまざまな症状を引き起こす)を起こしやすいため，薬物療法としてビタミンやミネラルの補充がされている。P，K，Mgなどの電解質のモニタリングを継続する必要がある。

　急激な体重減少をきたしたことから，生命維持に関わるだけでなく，理解力，思考力の低下に伴う認知の修正が難しく，肥満恐怖が強く，体重増加や食事へのこだわりが強い状況である。入院治療には同意しているものの，体重を増やすことに対して十分に納得していない様子である。

　A氏の不満や欲求が攻撃的な態度として表現されていること，“体重を増やさなければならないが，太りたくはない”という相反する感情が存在していることを十分理解し，A氏の訴えを聞きながら，それらの思いを表出することを支援していく必要がある。

心理学的アセスメント

①認知と行動

中学校では，スタイルが良く勉強や運動ができる友人に憧れを抱き，中学2年時の学校の身体測定の際に友達同士で体重の話をしたことで，自分の体重が気になり，食事のカロリー制限や過度な運動をはじめた。入院前には，カロリーを毎回計算するようになり，毎日体重を測り，その変化に敏感で過剰に反応していた。

入院後の「疲れやすくなったとは思うが，やせているとは思わない。体重40kgを超えるのが怖い。10の位が変わる瞬間が嫌」「39kgあれば体調は大丈夫だと思う」「体型が変わるのが怖い。お腹が出ているのが気になる」（入院5日目）という発言から，自分のやせ状態を正常に判断することができていない。体型については，自分の身体の太っていると思う部分ばかりを何度もチェックしたり，一方で，時には太っていると思う部位から意識的に目をそらしたりしている。実際の体型にかかわらず，太っていると繰り返し考えることは，自分が本当に太っていると思い込んでしまう傾向があるとともに，体型へのこだわりを一層強くし，ボディイメージの歪みや肥満恐怖を生じさせていると解釈できる。これらの認知の歪みにより，スタッフが制止しても廊下を歩き続ける過活動がみられ，日中はほとんど立位で過ごし，ベッド上でも隠れて腹筋を繰り返している。

「太りたくないから炭水化物は食べない」「カロリーを必ず量る」（入院前）などの自己のルールを厳格に守っているが，体重が減らないことで「こんなに努力しているのに，思うように体重が減らないなんておかしい。自分は何をやってもうまくいかない。生きている価値がない」と自己否定的な発言がみられる。A氏は，厳格なカロリー計算やダイエットにより体型や体重をコントロールすることで，自己統制感を得て，そこに価値を見出している。つまり，自分の体重や体型，外見が，自分を評価するすべての価値観となっている。

強迫的なまでの完璧主義，思考の柔軟性の欠如により，少しでもうまくいかないことがあると自己評価や自尊感情が低下しやすい。

②不安と防衛機制

BMI 13.7であるにもかかわらず，自分が神経性やせ症であることが受け入れがたく，やせている現実を否認している。中学では，スタイルの良い友人が学業の成績も良く，チームでも最速のランナーであったことから，「自分も体重を減らしたら，友人のように完璧になれる」と感じたことが，ダイエットをはじめたきっかけとなっている。これは同一化の状態であると解釈できる。

④発達段階

患者は青年期にあり，エリクソン（Erik H. Erikson）の発達課題では，自己を確立し自分を受け入れていく時期である。A氏は「体重を減らしたら完璧になれる」「思うようにやせられない。自分は価値がない人間だ」といった発言から，自己認識の十分な発達がなされない可能性がある。そのため，アイデンティティの確立ができずに，「自我同一性（アイデンティティ）vs. 同一性拡散」の危機を乗り越えられない可能性がある。

⑤障がい受容

「やせていると思わない」との発言から，自分の病気に対して受容ができていない。また治療方針の体重40kgは超えたくないとの思いも強く，今後の治療に支障をきたす可能性がある。患者の行動や態度をよく観察しながら，障がい受容の段階のどのプロセスにいるのかを明らかにし，適切な関わりをする必要がある。

心理学的アセスメントまとめ：
BMI 13.7と明らかな低体重であるにもかかわらず，体重と体型についての認知の歪みから，病的なやせ願望，肥満恐怖を生じ，入院前には極端な食事制限・自己誘発性嘔吐・下剤の乱用が生じていた。また入院6日目には，食事を完食できているものの，肥満恐怖が強く自己誘発嘔吐や過活動がみられている。さらにボディイメージの歪みのために，「自分はやせていない」と認識しており，病気の深刻さに対する認知がなされていない。
「こんなに努力しているのに，思うように体重が減らないなんておかしい」といった発言から，これまで体重をコントロールすることによって得られていた自己の価値や自信が低下している状態である。また，強迫的なまでの完璧主義と思考の柔軟性の欠如によって，思い通りにならないことに対して自己評価の低下や自尊感情の低下がもたらされていると考えられる。
青年期は自己を確立していく時期であるが，自己認識の十分な発達がなされていないことからアイデンティティが確立できずに自己同一性獲得の危機を乗り越えられない可能性がある。また，偏った理想体型や理想体重へのこだわりが強く，理想とのギャップが大きくなり，自己効力感が低下することで自己評価の低下を助長している。
入院6日目の現在，食事は完食できており，体重も微増しているが，A氏自身の認知の歪みや自尊心および自己評価の低下の改善には至っておらず，今後も衝動的な自傷行為が継続され，肥満恐怖による嘔吐や過活動も亢進する可能性がある。A氏の精神的不安に寄り添い，思いを受け止めながら支持的に支援していくことが必要である。

リカバリー・ストレングスのアセスメント

希望

- 「希望の高校に合格するために早く退院して，学校に戻りたい」
- 「尊敬できる先生がいるから，教師になりたい」

ストレングス

- 将来の展望があることから，夢や目標に向かい治療を乗り越えていくことができると考えられる。入院中も勉強に励んでおり，治療中でも自分の夢の実現を果たすための努力ができていることはA氏の強みである。
- 嘔吐は繰り返されている様子であるが，看護師からの嘔吐や下剤の服用の代替法の提案について素直に聞き入れることができ，食事も全量摂取できている。

経済状態

健康保険：社会保険（家族）
介護保険：介護認定は受けていない
自立支援医療（精神通院）：なし
障害年金：（なし）・　あり（　　　級）
精神障害者保健福祉手帳：（なし）・　あり（　　　級）
主な収入源：父親の給料収入

社会資源（フォーマル・インフォーマル）

入院前に利用していた社会資源と利用状況：学校の養護教諭が，身体測定の結果から家族に対して体重に関する情報を提供している。入院に至る過程では学校生活や心身両面のサポートをしてくれている。
本人を支えているインフォーマルな資源：なし

家族背景・人間関係

家族の支援体制・希望：父親は会社員で忙しく，会話が少なく，一緒に食事を摂る機会はあまりない。母親は専業主婦でA氏の世話を担っている。妹は小学生で，姉に起こっていることがよくわかっていない様子。
家族の疾病理解・障がい受容：母親は「どうして食べられないの？　そんなに大変なことなの？　身体のために食べなきゃダメじゃないの」と干渉する。A氏に何が起こっているのか，理解できない状態である。一方で，入院後は，A氏が食べることに苦しむ様子を目のあたりにし，無理に食べさせられている苦しい様子を見ると「そんなにつらい思いをするなら，退院させてほしい。つらい姿は見たくない」と言う。母親自身も今のどうしたらよいかわからない状況に苦痛を感じ，自信を失っている。父親は仕事が忙しく，A氏と会話はあまりないうえ，母親に「子育ては任せているんだから」と干渉せず，無関心である。A氏はそんな父親に対して「私のことはどうでもいいんだと思う」と言う。
家族以外のキーパーソン：なし

ジェノグラム・エコマップ

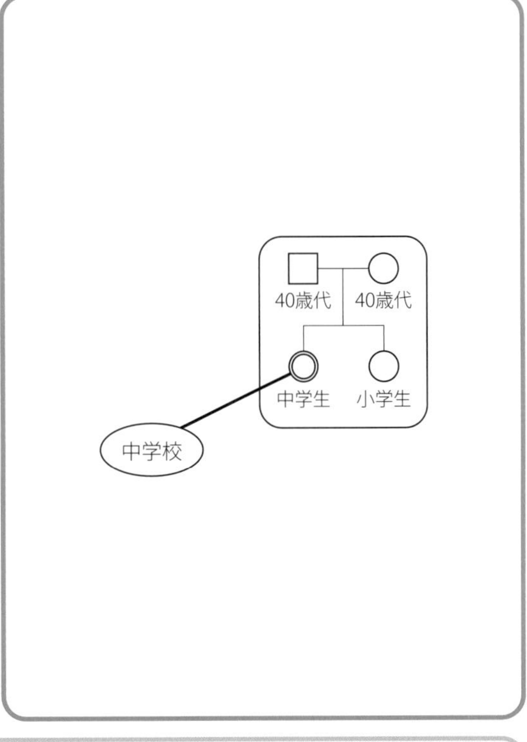

社会学的アセスメントのまとめ：
A氏は4人家族であるが，父親は仕事が忙しく，主に母親がA氏の世話をしていることからキーパーソンは母親である。A氏は父親と会話する機会が少なく，父子関係は希薄である。母親は父親の無関心な態度に不満はあるものの，母親が父親への不満を直接本人へ向けることはなく，娘への世話や過干渉に置き換わっている可能性がある。
A氏は両親の夫婦関係がうまくいっていないことや，父親が無関心であることと母親の過干渉について漠然とした不安や不満があるようだが，言葉で表わすことができず，イライラ感や母親への攻撃的な態度として表出されている。A氏が家族に対して直面する思いを表出し，一緒に整理していく必要がある。
治療者としての役割を担う家族においても，神経性やせ症について病気の知識や対処方法が十分に理解されていないと考えられることから，家族教育を取り入れ，本人とともに病気に向きあうことができるように促していく必要がある。

セルフケアアセスメント

情報	アセスメントと看護の方向性
①空気・水・食物	
・中学2年生より炭水化物を控え，中学3年生になるとカロリーを計算しながら食事を選択していた。入院直前には栄養ゼリーや野菜中心の生活となり，炭水化物を摂らずに過ごしていた。 ・入院1日目，食事1,000kcal/日，飲水制限なし。食事中，おかずは吟味し小さく割いて眺めてから口に運ぶ。 ・昼食後，トイレにこもって嘔吐しているのを看護師が見かけ声をかけると，「食べると胃が気持ち悪くて，中のものを出したくなってしまう。今は入院前よりも食事量が増えて，余計に吐きたくなっちゃう」（入院3日目）。 ・「体重が増えるのが怖い。でも体重40kgになるまで退院は難しいと言われた。早く退院したいから食べてる」（入院3日目） ・「体重40kgを超えるのが怖い。10の位が変わる瞬間が嫌」（入院5日目） ・検査値（p238：検査所見参照）	・BMI 13.7は「やせ（低体重）」に分類される。入院前はカロリーの低いものを選択し，食事量を減らしていたことから，現在の1,000kcal/日の食事には抵抗がみられ，身体的にも精神的にも苦痛が大きいと考えられるが，食事療法を守り毎回全量摂取できている。しかし，肥満恐怖から食後に嘔吐がみられている。食事に対するつらさを傾聴するとともに，今後体重が増加していくにあたり，体型の変化への受容に寄り添い，精神面における支援を行う必要がある。 ・入院時の検査では低栄養状態であり，脱水傾向を示している。その他，血糖値やカリウム，リンなどの電解質も低値であり，低栄養による身体面への影響がみられるため，今後もモニタリングが必要である。また食事療法開始後に，上腸間膜動脈（Superior mesenteric artery）症候群（SMA症候群）が生じることがあるため，腹痛や嘔吐の状況を注意して観察していく。
②排泄	
・排尿5回/日，排便1回/日（入院2日目） ・ナースコールにて下剤を要求。「入院前は1日便が出ないと下剤を飲んでいた」「お腹が張っている」と訴える。聴診にて腸蠕動音あり，触診にて腹部膨満感なし。看護師が温罨法や腹部マッサージの代替案を提案すると素直に応じた（入院4日目）。 ・月経が停止している。	・入院前には下剤を頻繁に服用しており，入院4日目には看護師への要求がみられたが，腹部マッサージや温罨法などの代替案を受け入れる様子もみられている。聴診や触診では問題はみられておらず緊急の対処は不要であるが，今後は食事量の増加に伴い，排泄状況にも変化がみられる可能性がある。排泄状況の観察を行いながら，徐々に排便コントロールできるよう援助をしていく必要がある。 ・長期にわたる無月経は不妊の原因にもなりかねない。体重低下に伴う続発性無月経に対しては，必要な栄養摂取ができるように支援が必要である。

セルフケアアセスメント(つづき)

情報	アセスメントと看護の方向性
③個人衛生 ・るい痩が目立つ。皮膚は乾燥し，四肢の冷感が強い(入院時)。 ・食後に嘔吐がみられ，時折スクラッチングの自傷行為がみられる。	・るい痩による皮膚の乾燥，自傷による皮膚の衛生状態についての観察とケアが必要である。また，嘔吐時に胃液が口腔内へ逆流することで歯の酸蝕を起こしやすいため，口腔ケアの様子やう歯の状態について観察していく必要がある。
④活動と休息のバランス ・行動範囲はしばらくは病棟内，部屋で読書や創作・勉強をして過ごしましょう，と医師から指示があるが，日中座位や臥床している時間が少なく，食事後は廊下を黙々と歩いている。また，夕食後に病室内を歩き回ったり，隠れてベッド上で腹筋などの運動をしている。看護師が制止するが改善せず(入院2日目)。 ・「運動をしていると気分が紛れる。動いてないと不安になる」(入院時) ・作業療法やレクリエーションへの参加なし ・スボレキサント20mg内服し中途覚醒は改善したが，入眠困難が継続している。	・医師から自室内での安静の指示があるにもかかわらず，肥満恐怖から隠れて運動をしたり，廊下を黙々と歩くなど過活動状態であり，「運動をしていると気分が紛れる」という発言がみられる。さらに，入眠困難がみられ，十分な休息がとれていないことから活動と休息のバランスが保たれていない。一方で，治療目的である室内レクリエーションや作業療法には参加していない。まずは医療者との関わりを深め，段階的に集団療法への参加について希望を聞き，可能な範囲での参加を促していく。
⑤孤独とつきあいのバランス ・友人は多いほうではなく，自分から積極的に話しかけるタイプではない。 ・イライラして引きこもることが多い(入院前)。 ・看護師と話すとき以外は，ほとんどの時間は自室のカーテンを閉め切っていて，他患者と話す様子なし。「人と関わりたくないから部屋から出ない」(入院1日目)。 ・レクリエーション等の集団療法には不参加。 ・家族に対しては「嫌なことがあってもうまく言えないから言わない。一人でイライラしてしまう」(入院3日目)。	・ほとんどの時間は自室のカーテンを閉め切り，他者との接触を避ける様子から，他の患者との関係を自ら築いていこうという様子はみられない。看護師にも自分の気持ちを表出できていない。積極的な関心を向けることで気持ちを表出しやすい安心感のもてる環境を整えるとともに，本人の希望にあわせてレクリエーションや作業療法などを取り入れ，適切な自己表現ができるように援助していく。 ・家族に対する不安や不満に対して自ら言葉に表わすことや，伝えることが困難な状態から，家族(特に母親)に対する気持ちを傾聴し，A氏自身が気持ちを整理できるような支援を行っていく。

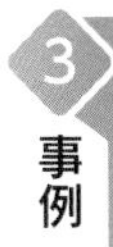

セルフケアアセスメント(つづき)

情報	アセスメントと看護の方向性
⑥安全を保つ能力 ・食後に時折スクラッチングの自傷行為がみられる。看護師が制止してもやめられない。	・受験へのプレッシャーや家族関係に対する不安や不満，食事へのストレスから衝動行為に及んでいると考えられる。不満や葛藤を感じても表現することができず，抑え込んだ衝動を自分に向けてしまっている。自傷の程度を観察するとともに，A氏の葛藤を受けとめつつ，自傷に替わる対処方法を一緒に考えるなど，安全を守っていく必要がある。
⑦病気とのつきあい ・X－1年の中学2年時に，友人への憧れがきっかけで食事制限や過度な運動を行うようになり，徐々にエスカレートしていった。中学3年生になると，受験への不安や，体重や体型のコントロール不良によるストレスから自己誘発嘔吐や自傷をするようになり，肥満恐怖も強くなっていった。 ・「体重が増えるのが怖い」（入院前，入院3日目）「体型が変わるのが怖い。お腹が出ているのが気になる」（入院5日目） ・スタッフが制止しても廊下を歩き続けている。日中はほとんど立位で過ごし，ベッド上でも隠れて腹筋を繰り返している。 ・「希望の高校に合格するために早く退院して，学校に戻りたい」「教師になりたい」	・神経性やせ症の症状が出はじめて約1年であり，入院前は過度の食事制限と自己誘発嘔吐，腕や大腿部への自傷行為がみられた。入院後は，食事は完食できているが，肥満恐怖やボディイメージの歪みが顕著であり，過活動がみられる。また，自分は病気であるという認識に乏しい状況である。一方で，「希望の高校に合格するために早く退院して，学校に戻りたい」「教師になりたい」という目標があることは強みである。この強みを活かして，本人の抱える葛藤や不安に対して傾聴し，表出を促していくことが必要である。また，精神症状を悪化させる要因を整理し，イライラ感の軽減や感情の安定に向けた対処方法を一緒に考えていく。

全体像

A氏，女性，10歳代前半，神経性やせ症。中学校での友人へのあこがれや，体重測定時に友達同士で体重の話をしたことで，自分の体重が気になり，ダイエットをはじめるきっかけとなった。もともと頑張り屋で，何にでも一生懸命取り組むタイプであり，中学3年生になると受験への不安もあり，勉強は深夜に及んだ。同時期に，食事制限，過活動など，過度のダイエットがみられ，「勉強も体重も思った通りにならない」とつらい思いを母親に打ち明けた。その後も，食事パターンの変化や不適切な食習慣がみられ，体重の低下が著しく，母親に説得され入院に至った。

現在入院6日目であり，日常生活動作における問題はなくセルフケアは自立している。食事は食事療法のルールを守ってなんとか完食できているが，「体重が増えるのが怖い」「体型が変わるのが怖い」と肥満恐怖があり，廊下を何往復もするといった過活動が続いている。また，食事後に隠れて嘔吐する様子もみられている。食事に対するつらさを傾聴するとともに，今後体重が増加していくにあたり，体型の変化への受容に寄り添い，精神面における支援を行う必要がある。入院時の検査では低栄養状態であり，脱水傾向を示していることや，血糖値やカリウムなどの電解質も低値であり，低栄養による身体面への影響がみられるため，今後もモニタリングが必要である。食事を完食できていることを評価し，食事の摂取を継続して取り組めるよう，一緒に工夫していく。

入院前に比べて食事量が増え，6日目には入院時からの体重増加は＋0.5kgであり微増している。「やせているとは思わない。お腹が出ているのが気になる」とボディイメージの歪みがみられるとともに，強迫的なまでの完璧主義，思考の柔軟性の欠如により，少しでもうまくいかないことがあると，「自分は価値のない人間だ。何をやってもうまくいかない」と，自己評価や自尊感情が低下しやすい状態である。今後治療が進むにつれて，体重増加や体型の変化を受け止めきれず，肥満恐怖や自傷行為がさらに強く現われる可能性がある。本人は病気であるという認識に乏しく，看護師にも自分の気持ちを表出できていないことから，食事に対する強いストレスやつらい気持ち，不安による過活動や，嘔吐，自傷行為をしたい気持ちを表出できるよう，一緒に取り組む。また，これらの非代償性の行動（過活動や嘔吐）や自傷行為に対する対処方法を一緒に考え，実践できるように取り組んでいく。

家族に対しては，両親の夫婦関係がうまくいっていないと感じており，父親が無関心であることや母親の過干渉について，漠然とした不安や不満があるようだが，言葉で表わすことができていない。A氏が家族に対して直面する思いを表出し，一緒に整理できるよう支援していく必要がある。

A氏は，「希望の高校に合格するために早く退院して，学校に戻りたい」という希望があり，将来についても「教師になりたい」という夢がある。今後は夢や目標に向けて治療を乗り越えられるように支援していく。また，現在も嘔吐はみられるものの，嘔吐や下剤の服用への代替法の提案について拒否することなく素直に受け入れる姿勢がみられ，食事も全量摂取できていることはストレングスである。これらのストレングスを活かして，自ら不安やストレスへの対処が可能となるように思いを表出できること，低栄養状態の改善のために食事摂取が続けられることに焦点をあてて一緒に取り組んでいく。

入院長期化リスクのアセスメント（対象者が入院中の場合のみ記載）：A氏は中学3年生であり，受験を控えている。今後，体重が思うように増えないことで退院に支障が出ることや，治療の見通しがつきにくいことにより焦りや不安が増強し，治療に影響を及ぼす可能性がある。

コプロダクションリスト・看護計画リスト

#1：栄養状態のモニタリングを継続し，食事の摂取が継続して取り組める方法を一緒に考える。
#2：自己肯定感を高められるように，できていることを共有し，一緒に振り返る。
#3：食事に対する強いストレスやつらい気持ち，不安による過活動や，嘔吐，自傷行為をしたい気持ちを表出できるよう取り組む。
#4：情動の変化に配慮しながら，過活動や嘔吐，自傷行為をしたい気持ちに対する対処方法を一緒に考え，実践する。
#5：家族に対して直面する思いの表出を促し，A氏と一緒に整理する。

統合失調症で長く療養し，認知症疑いのあるケース

基本情報

氏名：A氏　**年齢**：70歳代前半　**性別**：女性
入院日：X－2年1月10日　**入院回数**：8回目　**現在の入院形態**：医療保護入院
現在の行動制限：閉鎖病棟，スタッフ同伴で外出可

主治医：B医師　**担当看護師**：C看護師
担当精神保健福祉士：D精神保健福祉士　**担当作業療法士**：E作業療法士
学生の受け持ち開始日：X年4月15日（入院3年目）

精神科診断名：統合失調症
主訴・主症状：「神様のお告げが聞こえる」と言い出し，幻聴と会話するようになった。家族の声かけにも応じられず，ぶつぶつ言いながら落ち着きなく自宅内を歩き回り，不安を訴え続けた（家族談）。
治療方針： 薬物調整を行うことで精神状態の安定を図り，日常生活を支障なく過ごせるようにし，早期退院を目指す。
身体合併症の既往歴：糖尿病，高血圧

生育歴：きょうだい3名中，第2子長女として生まれた。出生時，特に問題はない。小学校～高校まで通い，成績は標準だった。
現病歴：高校卒業後，会社事務員として3年間勤務。23歳で結婚し，2男1女をもうける。第3子出産後，家事をしないという理由から離婚になり，第3子のみ引き取り実家へ戻った。実家の離れに住んでいたため，普段家族とは顔をあわせず，実質二人暮らしだった。家事はほとんどできず，部屋に引きこもり，子どもにお菓子ばかり与えて食事をさせない，壁に向かって話し続けるなど奇行がみられたため，不思議に思った家族が付き添い，X－45年に精神科をはじめて受診，5か月間入院した。退院後，自己判断で治療中断してしまい，支離滅裂な発言やお菓子のみ食べ続けるという奇妙な行動をとるなど症状がみられ，X－43年，再入院した。入院中は医師から言われたことを守り，落ち着きを取り戻すが，退院して自宅に戻ると内服を自己中断してしまったり，決められた処方量を守れなかったりすることがあった。家族の支援を受けながら，なんとか通院や内服を行うが，育児には手が回らず，X－41年，第3子は元夫のもとへ引き取られた。その後，40年間で入退院を5回繰り返した。X—24年には父親，X－3年には母親が他界している。また，もともと甘いものが好きで，お菓子ばかり食べていたこともあり，X－6年，糖尿病を発病した。糖尿病に対する理解は低く，自宅でA氏が思うままに食べていたときには，GLUは300mg/dLを超えることもあった。入院している間は，医師や看護師の管理のもと，食事療法と薬物療法で血糖コントロールできており，定期的に内科受診している。
今回の入院に至った経緯：X—5年に退院してからは，通院しながら自宅で過ごしていた。X－3年11月に母親が他界すると，その頃から調子を崩し始めた。弟が面倒をみていたが，だんだん夜間の睡眠がとりづらくなり，「神様のお告げが聞こえる」「お父ちゃんに怒られる」と言い出し，幻聴や妄想が強くなっていった。家族の声かけにも応じられず，ぶつぶつ言いながら落ち着きなく自宅内を歩き回り，「私はどうしたらいいの」「何したらいいのかわからない」と訴え続けた。家族付き添いで病院受診，診察の結果，医療保護入院となった。

身体所見・検査所見

身体所見：
［X―2年1月10日入院時］
・BP：130/88mmHg，P：96回/分，R：20回/分，BT：37.1℃
・身体欠損・障がいなし
・じっとすることができず，焦燥感や不安感が強く室内をずっと歩いている。歩行状況に問題はないが，手の振戦があり，名前を書くときやお茶を飲むときなど，何かしようとすると震えが大きくなり，薬剤の副作用による錐体外路症状が出ていると考えられる。
［X年3月13日入院3年目］
・BP：110/67mmHg，P：90回/分，R：19回/分，BT：36.0℃
・ホールの椅子から動かず，殿部に発赤ができている。褥瘡に発展しないように注意していく。

検査所見（血液検査・画像検査）：
［血液検査］ WBC：$5.5 \times 10^3/\mu$L，RBC：$401 \times 10^4/\mu$L，Hb：12.3g/dL，Plt：$20.7 \times 10^4/\mu$L，Dダイマー：0.39μL/mL，TP：6.3g/dL，ALB：3.9g/dL，TG：200mg/dL，GLU：151mg/dL，HbA1c：8.5 %，Na：137mEq/L，K：4.7mEq/L，Cl：98mEq/L，AST：20U/L，ALT：18U/L，γ-GT：28U/L，LDH：153U/L，CK：101U/L，UN：15mg/dL，Cr：0.6mg/dL，CRP：0.08mg/dL（X－2年1月10日入院時）
［尿検査］ 尿蛋白（±），尿潜血（－），尿糖（－），尿ウロビリノーゲン（－）（X－2年1月10日入院時）
［画像検査］ MRI：海馬とその周囲に軽度萎縮がみられる。SPECT検査：頭頂連合野で脳血流量がやや低下している（X－1年12月24日）。

心理検査所見：
［HDS-R］ 20点（X－1年11月）：認知症の疑いあり
［GAF］ 30点（X－2年1月）：行動は妄想や幻覚に相当影響されている。または，意思伝達か判断に粗大な欠陥がある。または，ほとんどすべての面で機能することができない。

心理・社会的療法

療法・プログラム名	目的	スケジュール	経過・状況
作業療法	生活のメリハリをつけ，他者と交流をする。本人がもっている力を伸ばす。	月～金，午前か午後	声かけで毎日参加できるが，自発性はなく，いつ行われているのか理解できていない。

3 事例

薬物療法

薬剤名・規格単位	1日量・使用時点	処方の目的	留意すべき副作用
リスペリドン（リスパダール錠）3mg	3mg　就寝前	統合失調症の幻覚妄想状態，感情や意欲の障がいを改善するため	悪性症候群，遅発性ジスキネジア，麻痺性イレウス，抗利尿ホルモン不適合分泌症候群，横紋筋融解症，不整脈，脳血管障害，高・低血糖，無顆粒球症，白血球減少症など
ゾテピン（ロドピン錠）50mg	200mg　就寝前	統合失調症の幻覚妄想状態，興奮や不安を改善するため	悪性症候群，麻痺性イレウス，けいれん発作，無顆粒球症，白血球減少症，肺塞栓症，遅発性ジスキネジア，抗利尿ホルモン不適合分泌症候群など
スボレキサント（ベルソムラ錠）15mg	15mg　就寝前	夜間の入眠困難，中途覚醒を予防・改善するため	傾眠，頭痛，疲労感，悪夢，睡眠時麻痺，入眠時幻覚など
クロナゼパム（リボトリール錠）0.5mg	0.5mg　就寝前	てんかん発作，自律神経発作を改善するため	眠気，ふらつき，過敏症状，喘鳴，長期使用による依存や耐性など
センノシドA・Bカルシウム塩（センノシド錠）12mg	36mg　就寝前	抗精神病薬の副作用による便秘を予防・改善するため	腹痛，吐き気，下痢など
シダグリプチンリン酸塩水和物（ジャヌビア錠）50mg	100mg・朝食後・夕食後	2型糖尿病の血糖値を改善するため	アナフィラキシー反応，皮下粘膜眼症候群，剥脱性皮膚炎，低血糖，肝機能障害，急性腎障害，急性膵炎，間質性肺炎，腸閉塞，横紋筋融解症など
メトホルミン塩酸塩（メトグルコ錠）250mg	1,000mg　朝食後・夕食後	2型糖尿病の血糖値を改善するため	乳酸アシドーシス，低血糖，肝機能障害，横紋筋融解症など
アムロジピンベシル酸塩（アムロジピンOD錠）5mg	5mg　朝食後	血圧を下げ，狭心症を予防するため	劇症肝炎，肝機能障害，無顆粒球症，房室ブロック，横紋筋融解症など

精神症状のアセスメント
(①外観，②意識，③記憶，④認知，⑤感情，⑥意欲，⑦思考，⑧知覚，⑨自我)

情報	アセスメント
・引きこもり，子どもにお菓子ばかり与えて食事をさせない，壁に向かって話し続ける(X－45年頃)。 ・自己判断で治療中断，支離滅裂な発言やお菓子のみ食べ続ける(X―43年頃)。 ・糖尿病を発病したが，病気に対する理解は低く，自宅ではA氏が思うままに食べていた。 ・母親が他界すると，夜間の睡眠がとりづらくなり，「神様のお告げが聞こえる」「お父ちゃんに怒られる」と落ち着きなく部屋中歩き回り，「私はどうしたらいいの」「何したらいいのかわからない」と訴えた(X－2年12月)。 ・自室に閉じこもり，時々独り言がみられる。目を合わせないが，なんとか話しかけには応じる。身だしなみは比較的整っている(X－2年1月)。 ・ナースステーションと自室の行き来を繰り返す。看護師を見ると「私どうしたらいいですか」「退院させてください」と後を追い訴える(X－2年5月)。 ・「父や母がいつも励ましてくれます。頑張れって声が聞こえます。嫌なことを言うときもありますけどね。神様のお告げは毎日あります」(X－2年12月) ・「甘いもの食べたら病気は治ります。家に帰って好きなものを好きなだけ食べたいです」(X－1年2月) ・「あなたはB先生ですね」と看護師に言い，主治医の顔と名前が一致せず，「私ごはん食べましたか。何食べましたっけ」と繰り返す(X－1年11月)。 ・誘導すると作業療法に参加するが，声かけがないと「神様が座っていろと言うので」と椅子に座りぼーっとしている。殿部に発赤(X年3月)。 ・「今日は3月3日ですね。明日家に帰りますね」(X年4月)	⑦⑧⑨：発病時から陽性症状である幻覚や妄想に左右された行動がみられ，お菓子に強いこだわりをもつ。主には両親や神様からの幻聴があり，その言葉を信じ，命令に従っていることから，現実との区別がついていないと考えられる。思路障害により，計画立てて自己管理することが難しく，内服や血糖コントロールができていない可能性がある。 ⑤⑥⑧：今回の入院では，母親の他界で調子を崩していることから，悲嘆や環境の変化により症状の悪化へつながった可能性がある。何をしたらいいのかわからない不安から常同症がみられ，他者への依存がみられる。また，意欲低下や感情鈍麻から幻聴による指示に従い，殿部に発赤ができてしまっているため，日中の行動観察を行い，ある程度活動できるよう適宜声かけをしていく必要がある。 ①②④：勝手に治療中断したり，糖尿病について自分のいいように解釈したり，帰宅要求があることから，統合失調症や糖尿病に対する病識の欠如が考えられる。入院時，目線は合わないが話しかけには反応があり，身だしなみは比較的整っていて，社会認知，一定の判断力は保たれていたと思われる。何もすることがないと，幻聴に聞き入り，思考停止となるため，本人の興味あることをすすめていく。 ③④：もともと実行機能低下や固執があったが，入院して3年経ち，近時記憶障害や見当識障害，人物誤認がみられてきた。MRI検査で海馬付近に軽度萎縮，SPECT検査で頭頂連合野の脳血流量がやや低下し，HDS-R 20点であった。現在認知症の診断はないが，進行していく可能性があるため，幻覚妄想状態や施設症による影響も含め観察していくことが必要である。

生物学的アセスメントまとめ：約45年間統合失調症を患い，入退院を繰り返しながら生活してきた。今回の入院は母親の他界がきっかけで，幻覚や妄想から現実との区別がつかず，精神状態の悪化となっている。長年の療養生活による認知機能低下や病識の欠如がみられ，入院時のGLU，HbA1cが高値であることから，自己による統合失調症や糖尿病の疾患管理や内服コントロールが難しいといえる。入院後，幻聴による運動心迫や固執，他者への依存，不安が強くなっていたが，少しずつ落ち着きを取り戻した。以降，大きく不安定になっていないが，「座っていろ」という幻聴に聞き入り，殿部発赤になるまで指示に従うなど，病的な部分は続いている。また，感情鈍麻や意欲低下など，陰性症状や長期入院による影響が考えられ，適宜活動ができるよう声かけをしていく。最近は，近時記憶障害や見当識障害とみられる発言が増え，画像診断・心理検査からも認知症が疑われており，精神状態とともに日常生活行動への影響がないか観察していく必要がある。

心理学的アセスメント

①認知と行動
A氏は統合失調症による幻覚や妄想に関して症状としては捉えられず，実際存在するものとして認識している。そのため，幻聴を不思議に思うことなく信じ，命令に従っている。糖尿病については「お菓子を食べたら病気は治る」と話す。また，高齢による認知機能低下もあり，病識を獲得することや対処行動をとることは難しい。

②不安と防衛機制
入院時，「私はどうしたらいいですか」と何度も看護師に詰め寄ったり，自室とナースステーションの行き来を繰り返している。自我の脆弱性や認知機能の低下によって不安感が高まりやすく，その不安を解決するために看護師に何度も確認していると考えられる。

③喪失と悲嘆
X―24年に父親，X－3年に母親が他界している。悲嘆の4段階〔パークス（Colin M. Parkes）〕では，入院時は「混乱と絶望」であったが，少しずつ落ち着き，父親や母親のことを自分から話せてきたことから，現在では「回復と再建」にあるといえる。

④発達段階
A氏は70歳代，老年期である。エリクソン（Erik H. Erikson）によると，自我の統合vs絶望が発達課題だが，A氏は病気に左右され，自分自身を振り返ることは難しく，達成されていない。発病当時は20歳代で青年期，親密性vs孤独が課題だが，離婚や病気によって育児はうまくいかず，課題は達成されていないといえる。

⑤障がい受容
心理的回復過程〔コーン（Nancy Cohn）〕では，障害受容のプロセスが順に示されているが，A氏には幻覚妄想による病識の欠如や発達課題の未達成があることから，うまくプロセスを踏めていないと考えられる。

心理学的アセスメントまとめ：A氏は両親が他界しており，今回の入院では，母親が亡くなったことがきっかけで調子を崩している。母親の存在は大きく，喪失した痛みは精神状態に影響しやすいと考えられる。長年，統合失調症を抱えていることから，幻覚・妄想の症状がみられ，思路障害や認知機能低下により，病識の獲得と障がい受容に至っていない。また，糖尿病についても自己中心的な誤った理解になっており，統合失調症の幻覚・妄想によって思考過程の混乱が生じているなど影響は少なからずあるといえる。病識の欠如があっても日常生活に支障なく今後過ごせるようにしていくことが必要である。離婚し育児ができなかったA氏が学生を受け持つことで，子ども，もしくは孫との関わりをもつという一つの体験を経験することができ，自信をもつことや自己効力感の向上につながる可能性がある。

リカバリー・ストレングスのアセスメント

希望
・「自宅に帰りたい」
・「甘いものを食べたい」

ストレングス
・「私どうしたらいいですか」と一方的に看護師に訴えてしまう反面，他者を頼ったり，困りごとを聞いてほしいと伝えることができている。
・指示的な幻聴に従ってしまうが，声かけをすると作業療法には毎回参加できていることから，誘導したり声かけによって，A氏のできる範囲で行えることや興味のあることが見つかればその作業に集中することができると考えられる。
・入院中は医師や看護師を拒絶することなく，言われたことを守るなど，治療に拒否がないことから，周りのきちんとしたサポートがあれば内服コントロールが可能と思われる。

経済状態

健康保険：国民健康保険（X－49年受給開始）　**介護保険**：（介護度　　　　　）
自立支援医療（精神通院）：入院中のためなし　**障害年金**：　なし　・（あり）（　2　級）
精神障害者保健福祉手帳：　なし　・（あり）（　2　級）
主な収入源：障害年金

社会資源（フォーマル・インフォーマル）

入院前に利用していた社会資源と利用状況：

- 現在入院しているF病院の訪問看護を週に1回利用していた。訪問看護師Gは10年前から担当しており，一番の相談相手だった。
- 週に2回，ホームヘルプサービスを利用，家事や通院など手助けをしてもらっていた。

本人を支えているインフォーマルな資源：

- 自宅隣に住む知人Hさんが見かけるたびに声をかけてくれた。家族全員，昔からよく知っているため，警戒することなく話せる存在である。
- 民生委員I氏が様子を見に時々訪問しに来てくれた。少しずつ心を許し，世間話ができるようになった。

家族背景・人間関係

家族の支援体制・希望：
両親は他界。兄は高齢者施設へ入所している。弟が主にA氏の世話をしており，協力的であるものの，高齢になってきたことから自宅への退院は難しいと考えている。

家族の疾病理解・障害受容：
弟はA氏が統合失調症であることを理解しており，受け入れている。兄はアルツハイマー型認知症のため，現在はほとんど理解できていない。

家族以外のキーパーソン：

- 訪問看護師G

ジェノグラム・エコマップ

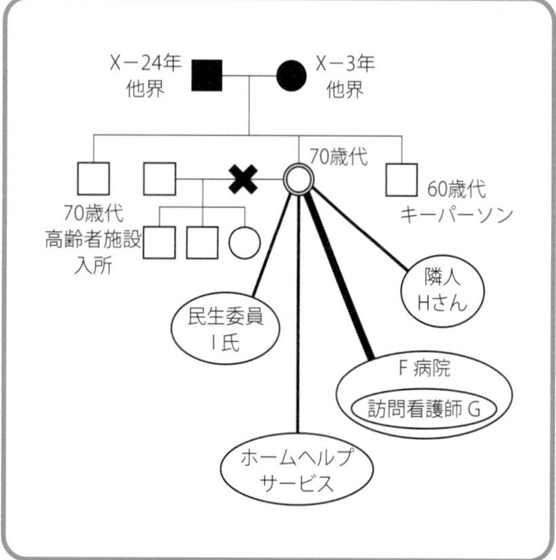

社会学的アセスメントのまとめ：A氏は，X－24年に父親，X－3年に母親が他界し，弟がキーパーソンとなり面倒をみてくれている。弟は高齢者施設にいる兄の面会にも行き，兄とA氏，2人の世話をしている。弟が高齢となってきた今，精神症状が悪化したときのA氏への対応が難しくなってきており，入院が3年目に入った。主な経済的社会資源は障害年金，精神障害者保健福祉手帳であるが，弟の収入からも手助けしてもらっている。認知症の疑いがあることから介護保険の申請を行い，今後の退院先をA氏や弟と相談しながら決定していく必要がある。また，人的な社会資源としては，訪問看護師Gやホームヘルパー，隣人Hさんや民生委員I氏などがあげられるが，現在退院先が決まっていないため，精神保健福祉士Dに相談しながら，今後の生活する場所をどこにするかによって援助への協力者を選択していく必要があると考える。

セルフケアアセスメント

情報	アセスメントと看護の方向性
①空気・水・食物 ・もともと甘いものが好きで，お菓子ばかり食べ，糖尿病発病。病気への理解は低く，自宅で思うままに食べていた。 ・お茶を飲むときなど手の震えが大きくなる（入院時）。 ・TP：6.3g/dL，ALB：3.9g/dL，TG：200mg/dL，GLU：151mg/dL，HbA1c：8.5％（入院時） ・「甘いもの食べたら病気は治ります。家に帰って好きなものを好きなだけ食べたいです」（X－1年2月） ・BP：130/88mmHg（入院時）→BP：110/67mmHg（X－1年7月） ・「私ごはん食べましたか。何を食べましたっけ」と繰り返す（X－1年11月）。 ・HDS-R：20点（X－1年11月） ・入院中，医師や看護師の管理のもと，食事療法と薬物療法で血糖コントロールでき，定期的に内科受診している。 ・MRI：海馬とその周囲に軽度萎縮，SPECT検査：頭頂連合野で脳血流量がやや低下（X－1年12月） ・薬物療法：リスペリドン（リスパダール錠）3mg/日	・抗精神病薬による作用で代謝異常や口渇を引き起こし，甘いものが好きなことからも，ジュース類の大量摂取の可能性がある。抗精神病薬を内服することで鎮静による活動性の低下，生活習慣の乱れ（過食・運動不足・体重増加）につながっていることから，糖尿病になったことが考えられる。 ・幻覚妄想や思路障害，認知機能低下により，糖尿病への理解が低く，自己中心的な解釈をしている。入院時の血圧は高め，血液データは血糖値など高値となっていたことから，血糖コントロール不良といえる。精神状態悪化による影響は大きく，内服ができていなかったことや，好き勝手に食べ，糖尿病の悪化しやすい状況ができていた可能性がある。 ・薬剤の副作用による錐体外路症状が出ているため，他にも症状が出ていないか観察していく。 ・入院中は内服コントロールができていることから，サポート体制を整えることが必要と思われる。
②排泄 ・CK：101U/L，UN：15mg/dL，Cr：0.6mg/dL（入院時） ・尿蛋白（±），尿潜血（－），尿糖（－），尿ウロビリノーゲン（－）（入院時） ・排尿6回/日（X年4月） ・排便1日おき（X年4月） ・薬物療法：リスペリドン3mg/日，ゾテピン（ロドピン錠）200mg/日，シダグリプチンリン酸塩水和物（ジャヌビア錠）100mg/日，センノシドA・Bカルシウム塩（センノシド錠）36mg/日	・排泄に関する血液データや尿検査結果，排尿便回数からは特に問題はない。 ・排便はセンノシド錠でコントロールしている。抗精神病薬や糖尿病薬の副作用で麻痺性イレウスや腸閉塞のリスクがあげられるため，排便回数や自覚症状の有無，腹部観察を続けていく。 ・糖尿病であることや抗精神病薬を内服していることから，口渇になりやすく多飲となる可能性があるため，検査データや排尿回数など注意していく。
③個人衛生 ・入浴することは好きだが，入院する1週間前より入浴できていなかった。 ・身だしなみは比較的整っている（入院時）。 ・歩行状況問題なし。手指振戦あり，何かしようとすると震えが大きくなる（入院時）。 ・入院後は看護師見守りで入浴できている。3回/週 ・ホールの椅子から動かず，殿部に発赤ができている（X年3月）。	・精神状態は悪化しても，比較的身だしなみには気を遣えている。 ・入院時前後は幻覚妄想や焦燥感，不安感が強く，入浴することが難しかったが，現在は入浴できている。手指振戦があることから，清潔に関するADLの状況を確認し，必要があれば手助けを行っていく。 ・殿部発赤から褥瘡形成となっていないか，殿部の観察を入浴時その都度行っていく。

セルフケアアセスメント(つづき)

情報	アセスメントと看護の方向性
④活動と休息のバランス ・家事はほとんどできず，部屋に引きこもり，壁に向かって話し続けるなど奇行がみられた(X－45年)。 ・入院前夜間の睡眠がとりづらくなり，独語しながら落ち着きなく自宅内を歩き回る(X－2年12月)。 ・じっとすることができず，焦燥感や不安感が強く室内をずっと歩いている(入院時)。 ・自室に閉じこもり，時々独り言がみられる。目を合わせないが，なんとか話しかけには応じる(X－2年1月)。 ・ナースステーションと自室の行き来を繰り返す。看護師をみると「私どうしたらいいですか」「退院させてください」と後を追い訴える(X－2年5月)。 ・誘導すると作業療法に参加するが，声かけがないと「神様が座っていろと言うので」と椅子に座りぼーっとしている。殿部に発赤(X年3月)。 ・夜間の睡眠は毎日6～8時間とれている(X年4月)。 ・薬物療法：スボレキサント(ベルソムラ錠)15mg	・調子が悪くなると，睡眠がとりづらく，自室に引きこもり，独語しながら徘徊する傾向にあり，精神状態悪化のサインと思われる。幻覚妄想状態が強くなり，一時的に過活動になっていると考えられる。 ・焦燥感や不安感が続くと，運動心迫や常同症，他者への依存がみられ，一方的ではあるが，自分の思いをどうにか伝えようとしている。A氏の思いに寄り添い，安心できるように関わり，適宜休息を促していくことが必要である。 ・感情鈍麻や意欲低下など陰性症状が強くなってくると，幻聴の指示に従い，病的な時間が増え，殿部に発赤ができるほど動かなくなった。A氏が興味をもてることを一緒に考え，はじめは一緒に行うなど工夫し，活動と休息のバランスをとっていく。 ・現在は睡眠薬を使用しながら夜間の睡眠はとれている。副作用のふらつきに注意していく。
⑤孤独とつきあいのバランス ・23歳で結婚，2男1女をもうけ，第3子出産後離婚。X－41年，唯一引き取った第3子は元夫のもとへ引き取られた。 ・X―24年には父親，X－3年には母親が他界，以降，弟がキーパーソンとなっている。 ・入院前は訪問看護とホームヘルプサービスを利用していた。訪問看護師やヘルパーを信頼していた。 ・自宅隣に住む知人Hさん，民生委員I氏が気にかけてくれ，気心を許す存在。 ・入院している間は，医師や看護師の管理のもと，食事療法と薬物療法で血糖コントロールできている。 ・看護師をみると，「私どうしたらいいですか」「退院させてください」と後を追い訴える(X－2年5月)。 ・「父や母がいつも励ましてくれます。頑張れって声が聞こえます。嫌なことを言うときもありますけどね。神様のお告げは毎日あります」(X－2年12月) ・「あなたはB先生ですね」と看護師に言い，主治医の顔と名前が一致していない(X－1年11月)。 ・声かけがないと「神様が座っていろと言うので」と椅子に座りぼーっとしている(X年3月)。	・20歳代で結婚し，3人の子どもに恵まれたものの，同時期に統合失調症を発症したと思われ，離婚し，子どもにも会えない状況となった。これはA氏にとってつらい出来事であり，夫とうまくいかなかった，育児ができなかった，と自己肯定感が低くなってしまった可能性がある。 ・現在は弟がA氏を助けている。弟も高齢になってきたこともあり面倒をみるのが大変で，A氏は退院できていないが，A氏にとって弟は良き理解者である。弟が負担を抱え込まないようサポートしていく。 ・入院中は拒否することなく治療を受けられている。A氏は心を開き，医療者を頼ることができるが，認知機能低下から他者との関係性が結びにくくなる可能性がある。A氏が混乱しないように介入する必要がある。 ・病棟内では仲の良い患者はおらず，幻聴の声に聞き入りやすい。幻聴を頼っていることも考えられ，A氏にとっては安心できるものかもしれない。幻聴があっても影響を受けすぎず，日常生活に支障なく過ごせるように精神状態を観察していく。

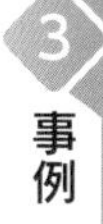

セルフケアアセスメント(つづき)

情報	アセスメントと看護の方向性
⑥安全を保つ能力 ・退院して自宅に戻ると自己判断で治療中断したり，決められた処方量を守れなかったりすることがあった。 ・糖尿病への理解は低く，自宅で思うままに食べていたときは，GLUは300mg/dLを超えていたが，入院中は医師や看護師の管理のもと，血糖コントロールできている。 ・歩行状況に問題はないが，手指振戦あり，何かしようとすると震えが大きくなる(入院時)。 ・薬物療法：スボレキサント(ベルソムラ錠)15mg，クロナゼパム(リボトリール錠)0.5mg(就寝前) ・「父や母がいつも励ましてくれます。頑張れって声が聞こえます。嫌なことを言うときもありますけどね。神様のお告げは毎日あります」(X－2年12月) ・「甘いもの食べたら病気は治ります。家に帰って好きなものを好きなだけ食べたいです」(X－1年2月) ・ホールの椅子から動かず殿部に発赤(X年3月)。 ・過去に自傷他害はなく，暴力行為もない。 ・障害年金，精神障害者保健福祉手帳で生計を立てる。	・幻覚妄想状態，思路障害，認知機能低下により，治療の必要性が理解しづらく，病識が欠如していることからも，A氏の思うままに解釈をしてしまっている。副作用により自己中断してしまう可能性がある。統合失調症，糖尿病ともに，内服コントロール不良であると症状悪化のリスクは高い。入院中は管理されることで内服でき，サポートがあれば治療継続は可能，内服し忘れがないよう介入していく。 ・スボレキサント，クロナゼパムを内服していることから，副作用にふらつきの恐れがあるため，夜間の転倒がないよう歩行状況など観察していく。高齢のため，転倒すると骨折につながる可能性がある。 ・自傷他害，暴力のリスクは低いと考えられるが，幻聴の指示に従っていることから，他者とのトラブルの可能性はある。また，幻聴による影響から殿部に発赤ができていたため，褥瘡形成や悪化がないよう注意していく必要がある。
⑦病気とのつきあい ・X－45年頃，統合失調症を発症し，今回の入院は8回目である。入院中は医師から言われたことを守るが，退院して自宅に戻ると自己判断で治療中断したり，決められた処方量を守れなかったりすることがあった。 ・「父や母がいつも励ましてくれます。頑張れって声が聞こえます。嫌なことを言うときもありますけどね。神様のお告げは毎日あります」(X－2年12月) ・「甘いもの食べたら病気は治ります。家に帰って好きなものを好きなだけ食べたいです」(X－1年2月) ・「あなたはB先生ですね」と看護師に言い，主治医の顔と名前が一致せず，「私ごはん食べましたか。何食べましたっけ」と繰り返す(X－1年11月)。 ・声かけがないと，「神様が座っていろと言うので」とずっと椅子に座り幻聴の声に従う(X年3月)。 ・「今日は3月3日ですね。明日家に帰りますね」(X年4月) ・声かけで毎日作業療法に参加できるが，自発性はなく，いつ行われているのか理解できていない。	・20歳代で発症してから長年統合失調症とつきあってきた。陽性症状である幻覚妄想，思路障害により，病気に対しての理解は低く，幻聴に左右されやすい。また，高齢による認知機能低下，見当識障害や近時記憶障害，帰宅要求などがみられるようになってきた。以上から，A氏自身が治療の必要性を感じることは難しく，今後，今以上の病識を獲得することは考えにくい。 ・精神状態悪化となると，病的な世界を感じてしまい，幻覚妄想に左右されやすい状態となってしまう。一方で，幻聴の声に聞き入り指示に従ってきた(頼ってきた)A氏にとって，幻聴は今まで何十年もともに過ごしてきたA氏の一部であり，必要不可欠なものともいえる。そのため，A氏自身に病識がなくとも，幻聴がありながら日常生活に支障がなく生活することができるようにサポートしていくことが必要であると考えられる。

全体像

A氏，70歳代前半。統合失調症，糖尿病，高血圧。高校卒業後，会社事務員として3年間勤務。23歳で結婚，2男1女をもうけたが，第3子出産後離婚。第3子と実家の離れに住んだが，奇行がみられ，X－45年に統合失調症と診断された。病院にいる間は医療者を拒否することなく治療を受けて精神状態は安定，自宅に戻ると自己判断での治療中断などで精神状態が悪化していた。X－41年，第3子は元夫に引き取られている。その後，40年間で入退院を5回繰り返した。X－6年，糖尿病を発病。好きなように食べていたとき，GLUは300mg/dLを超えていたが，入院中は，食事療法と薬物療法で血糖コントロールできている。今回は8回目の入院で，X－3年11月母親の他界がきっかけで調子を崩し始め，夜間の睡眠がとりづらくなり，幻聴や妄想が強くなった。ぶつぶつ言いながら落ち着きなく自宅内を歩き回り，「私はどうしたらいいの」「何したらいいのかわからない」と訴え続け，薬物調整目的で医療保護入院となっている。

入院後は焦燥感や不安感が強く，運動心迫，常同症，他者への依存などがみられたが，少しずつ精神状態は安定していった。長年，統合失調症とつきあい，幻覚妄想状態はA氏の主な症状で，幻聴の指示に聞き入り従う傾向にある。加えて，思路障害，疾患や高齢による認知機能低下があり，統合失調症や糖尿病に対する理解を得ることは難しく，今後さらなる病識の獲得をするとは考えにくい。治療の必要性を理解しづらく，自己中心的な解釈をしており，内服薬の副作用があることからも，自宅に戻ると内服を自己中断してしまう可能性が高く，内服コントロールや血糖コントロールが継続できないことが予想される。しかし，入院中は医療者を拒否することなく関係構築はできており，地域サポート体制を整えることで治療継続は可能と思われる。

現在入院3年目，幻覚妄想は常にあり，感情鈍麻や意欲低下など陰性症状もみられる。幻聴の指示に従うことは続き，A氏にとって幻聴は病的な世界を感じさせ，日常生活に支障がある状態となりやすい。その一方で，幻聴は今まで何十年もともに過ごしてきたA氏の一部であり，頼ってきたものでもある。幻聴がありながらも日常生活に支障がなく生活することができるようサポートしていくことが必要である。また，最近は，長期間の入院，高齢であることからか，近時記憶障害や見当識障害，人物誤認を認めている。画像診断では海馬付近に軽度萎縮，頭頂連合野の脳血流量がやや低下し，HDS-Rは20点。認知症の診断はないが，進行していく可能性が考えられ，認知機能が低下することなく脳に刺激を少しでも与えられる取り組みを一緒に見つける。自発性はないものの声かけで作業療法に参加できることから，A氏の好きなこと，興味のあることを一緒に探し，E作業療法士に相談しながら病棟でもできることを取り入れていく。

A氏の希望は「自宅に帰りたい」「甘いものを食べたい」であるが，自宅への退院は難しい状況にある。A氏の思いや家族の希望に寄り添い，本人を含めたチームで今後について考え，A氏が安心して生活できる場所を探し，できる限りの早期退院を目指していくことが必要である。

入院長期化リスクのアセスメント（対象者が入院中の場合のみ記載）：入院3年目になっている。A氏，キーパーソンである弟が高齢になってきていることや高齢者施設に入所している兄の世話も弟がしていることから，弟への負担を考えると，今後自宅への退院は難しいと考えられる。A氏にとって生活の場をどこに置くとよいのか，本人，家族の希望をもとに，D精神保健福祉士に相談しながら退院先を決めていく必要がある。精神状態が安定して入院生活を送れるようにサポートし，少しでも早期退院できるよう介入していく。

コプロダクションリスト・看護計画リスト

#1：内服など治療継続ができる方法や工夫を一緒に考える。
#2：神のお告げ（幻聴）とつきあいながら，日常生活が支障なく過ごせるように一緒に取り組む。
#3：好きなことや興味のあることを中心に作業療法へ参加できるよう工夫する。
#4：A氏が今後安心して生活できる場所を見つけられるように一緒に取り組む。

11 BPSDが激しく，精神科に入院している認知症のケース

基本情報

氏名：A氏　**年齢**：80歳代前半　**性別**：女性
入院日：X年6月23日　**入院回数**：1回目　**現在の入院形態**：医療保護入院
現在の行動制限：閉鎖病棟，スタッフ同伴で外出可

主治医：B医師　**担当看護師**：C看護師
担当精神保健福祉士：D精神保健福祉士　**担当作業療法士**：E作業療法士
学生の受け持ち開始日：X年7月23日（入院30日目）

精神科診断名：アルツハイマー型認知症
主訴・主症状：焦燥感・興奮・徘徊・下剤の乱用
治療方針：薬剤調整，非薬物療法による行動心理症状（BPSD）の改善と退院後の住環境の調整を図る。
身体合併症の既往歴：高血圧・白内障
60歳代後半，70歳代後半に二度，腸閉塞で入院している。

生育歴：
きょうだい4名中，第3子次女として生まれた。中学を卒業後，地元の企業に事務職員として就職し，20歳代前半で現在の夫と結婚し，2人の子どもをもうけ，専業主婦となる。現在，子どもは独立し近県に在住し，夫と二人暮らし。

現病歴：
X－4年頃より，物忘れがひどくなり，同じことを何度も繰り返し聞くようになった。ふだん行っている料理などの家事に支障が出はじめ，近医の物忘れ外来を受診，アルツハイマー型認知症と診断された。現在は，HDS-R：17点，FAST（アルツハイマー型認知症重症度分類）：4（軽度）である。診断後は，A氏は，要介護認定で要介護2と認定を受け，週1回デイケアに通い，夫が家事全般を担い，長女が週1回買い物の代行をし，夫婦で自宅で生活を継続していた。X－3年頃より，便秘がひどくなり，かかりつけのGクリニックで下剤を処方してもらいはじめたが，便が出ないと下剤を頻回に服用するようになり，夫に注意されると夫に対して怒鳴ったり，落ち着かなくなり家のなかや近所を徘徊するようになっていた。

今回の入院に至った経緯：
X年4月頃より，自宅で下剤を乱用し，腹痛のため近医の医療機関の受診を繰り返していた。日常生活では，夫に対して大声で怒鳴る，睡眠障害が目立ち，日中は，近所の家に勝手に入り込みトラブルを起こし問題になっていた。夫が長女に相談し，両名でA病院を受診し，担当医から，入院し薬剤調整および住環境の調整が必要である旨の説明を受け，家族の同意を得てA病院に医療保護入院となった。

身体所見・検査所見

身体所見：
[X年6月23日入院時]
・BP：146/78mmHg，P：74，R：24，BT：36.4℃
・身長154cm，体重46kg
・身体欠損・障がいはなし。
・腹部に帝王切開の痕がある。
・ややすり足歩行気味であるが，ふらつきはなく歩行できる。
・白内障のため明るい場所が苦手であり，新聞など細かい文字は見えにくい。
・やや難聴気味であり，左側から話しかけると聞こえづらそうな表情が見られる。
・「便が出ない」といった訴えがあるが，腹部膨満感はなく，腸蠕動運動音も聴取可。
[X年6月30日入院7日目]
・BP：136/72mmHg，P：72，R：24，BT：36.2℃
・便は毎日出ている（センノシドA・B 1錠内服中）。
　食欲もあり毎食ほぼ全量摂取できており，消化器症状の出現はない。

検査所見（血液検査・画像検査）：
[血液検査] WBC：4.9/μL，RBC：4.4/μL，Hb：13.5，Plt：224，Dダイマー：1.0μg/mL未満，TP：7.2g/dL，ALB：3.8g/dL，TG：98mg/dL，GLU：102，HbA1c：5.2，Na：145，K：3.8，Cl：100，AST：13IU/L，ALT：14IU/L，γ-GT：21U/L，LDH：124IU/L，CK：74U/L，UN：10.5mg/dL，Cr：0.7mg/dL，CRP：0.8以下（X年6月23日入院時）
[尿検査] 尿蛋白（−），尿潜血（−），尿糖（−），尿ウロビリノーゲン（−）（X年6月23日入院時）
[画像検査] MRI・SPECT：（X年6月25日）脳の側頭葉を中心とした萎縮と海馬の萎縮が目立つ。脳血流の低下が頭頂葉皮質と後部帯状回から楔前部（脳の後方上外側および後方上内側部）にみられる。

心理検査所見：
HDS-R：17点（即時記憶・見当識・遅延再生の障がいの疑いあり）

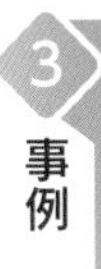

心理・社会的療法

療法・プログラム名	目的	スケジュール	経過・状況
集団レクリエーション（作業療法）	他者との交流や作業を通して日中の活動量を増やし，夜間の入眠の促進や認知機能の低下を予防する。	週5回（毎日午前・午後）	入院後より参加を促し声かけをすると参加できるが，体操など運動系のプログラムには参加せず，ぬり絵や折り紙，切り絵などの作業には積極的に参加している。

薬物療法

薬剤名・規格単位	1日量・使用時点	処方の目的	留意すべき副作用
ドネペジル塩酸塩（アリセプト錠）	5mg　1錠1×（朝）	認知機能の低下に伴う中核症状の進行を遅らせるため	吐き気や嘔吐などの消化器興奮や徘徊等の過活動や不眠。 高齢のため，QT延長・徐脈失神・呼吸困難・けいれんなどの重篤な症状の出現に注意する。
抑肝散（ツムラ抑肝散エキス顆粒）	7.5g　3包3×（毎食）	神経の高ぶりを抑え，イライラや不眠などの精神症状を改善するため	高齢のため間質性肺炎や偽アルドステロン症などの重大な副作用や肝機能の低下に注意する。
センノシドA・B（センノシド錠）	12mg　1錠1×（就寝時）	便秘を改善し，自然な排便を促すため	消化器症状（腹痛，悪心・嘔吐）による不調や下痢に伴う電解質バランス（低ナトリウム血症・低カリウム血症）に注意する。
スボレキサント（ベルソムラ錠）	15mg　1錠1×（就寝時）	夜間の睡眠を促すため	傾眠・頭痛・疲労・浮動性眩暈・悪夢（異常な夢）幻覚・動悸などの症状の出現に注意する。
アムロジピンベシル酸塩（アムロジピン錠）	5mg　1錠1×（就寝時）	末梢血管や冠動脈を広げることで血圧の管理を行うため	劇症肝炎・肝機能障害・ALT上昇・房室ブロックなどの重篤な症状の出現に注意する。
ピレノキシン（カタリンK点眼薬）	1回1～2滴×4	老人性白内障の進行を防ぎ視力の低下を予防するため	過敏症，結膜充血，眼脂・流涙などの症状の出現に注意する。

精神症状のアセスメント
(①外観 ②意識 ③記憶 ④認知 ⑤感情 ⑥意欲 ⑦思考 ⑧知覚 ⑨自我)

情報	アセスメント
〈受け持ち当日〉 ・髪の毛は整えられている，眼脂が多い。 ・皮膚の乾燥による落屑が多く，袖口やズボンの裾に付着している。 ・服装は気温に合わせてジャケットやベストを羽織るなど調整ができる。 （季節に応じた服装ができている） ・靴のサイズが合っていない，靴のかかとを潰して履いている。 ・会話は可能。声かけに反応がある。 ・午前中の作業中に，椅子でウトウトしてしまうことが多い。 ・「今日は何日だったかしら」「今日はお風呂の日かしら」「便出たかしら」など，日常のなかで繰り返して，確認する言葉が聞かれる。 ・「これ子どものとき好きだったの」「こうやるのよね」「これは私が植えたの」など，ヒントがあると昔の思い出を楽しそうに話している。 ・「あの人は嫌い，おしゃべりでうるさいの」「あの人はダメ」と言って，他の患者との交流が少ない。 ・「今から何するの？　どうすればいいのかわからいからやってちょうだい」「疲れたからいいの」「バカになっちゃったから」など，レクリエーションや作業療法に誘うと消極的な言葉が多く聞かれる。 ・「今日は便出たかしら」と看護師に確認するためにナースステーションに行く。 ・「今日はもう薬は飲んだっけ」と下剤や睡眠薬を飲んだか，看護師に確認するためにナースステーションに行く。	①⑧：トイレや入浴後には鏡を見ながら髪をとかす，自分の身なりを気にするなど実行機能障害は目立たない。眼脂など気にする様子はなく加齢による視力障害などが考えられる。 ②：意識状態は清明であるが，時折疲労や薬による傾眠経口があると考える。 ③④⑥⑦：日付や時間がわからないこと，排便したこと，薬を内服したことを忘れている。 落ち着かず，病棟をウロウロしていることから，短期記憶障害や見当識障害が影響している可能性が考えられる。入浴日や作業療法の時間などを記憶にとどめることができないが，ヒントがあると思い出したり，昔の話は積極的に会話できることから長期記憶は保たれていると考える。 ⑤⑧：他者の言動や行動が気になり集中できなくなったり，③④のことから何をしていいかわからなくなり混乱し，動作が止まってしまっている可能性がある。また，加齢現象に伴う聴覚障害により外界からの正しい情報が伝わりにくく混乱が生じ，感情のコントロールができない可能性がある。 ⑨：作業療法士や看護師からの言葉かけに，なぜそれをやらなくてはいけないのか，③④の影響から「やりたくない」といった意思を伝えることができると考える。

生物学的アセスメントまとめ：入院時，A氏はアルツハイマー型認知症による記憶障害，見当識障害から混乱が生じ，便に執着し下剤の乱用から腹痛，下痢などの消化器症状によって，行動心理症状（BPSD）が悪化したと推測される。入院によって，A氏に対して，薬剤の調整と作業療法など生活環境を整えることで，排便のコントロールによって身体症状が安定し，焦燥，興奮，徘徊などの行動心理症状は改善している。しかし，現在は，記憶障害や見当識障害に伴い，排便や薬に対する不安が続いているが，A氏にとって，過去に腸閉塞で二度入院している経験が身体的にも精神的にも苦痛であったと予測され，その思いがA氏の便や薬に対する執着に影響を及ぼしている可能性が考えられる。
日常のなかで本人が活動に対して理解ができることも多く，また，自分の思いや考えを相手に伝えることもできている。

心理学的アセスメント

①認知と行動
記憶障害によって排便や服薬したことを忘れてしまい，「便は出たのか？」「薬は飲んだのか」と認知し，不安を呈し，排便や服薬の有無について確認しようと何度もナースステーションに行く行動が生じている。これは，漠然とした不安に対する対処行動だと考えられる。また，看護師はA氏に対して，トイレに行っていたことを説明したり，薬の入っていた空の薬箱を一緒に見るなど関わりを通して部屋に戻るといった行動ができており不安の軽減につながっていると考えられる。そのため，日常生活の中で起きた出来事（排泄や食事，入浴など）や予定しているレクリエーション活動に対して，何をしたか，また何をするか不安になったときに視覚や聴覚などの感覚刺激を用いた対処が必要となると考える。
②不安と防衛機制
アルツハイマー型認知症の進行に伴い，自我機能は低下し，「自分がバカになっちゃった」など自分が自分ではなくなるといった漠然とした不安が生じストレスを感じている状態にあると考えられる。入院前，夫から行動を注意され，焦燥や興奮といった陽性症状は，自身の変化を受け止めきれず否認といった自己防衛機制によるものと考えられる。また，入院後は，薬を飲んだのか，便が出たのかが気になるとナースステーションに行き，看護師に確認したり，病室や廊下を歩き回り看護師や作業療法士と話をしたり，レクリエーションに参加したりするなど情動焦点型対処を行っていると考えられる。
③喪失と悲嘆
認知機能の低下により自分がどこにいるのか，何をしたらいいか理解できず混乱している。また，ホールで周囲をキョロキョロ見渡したり，落ち着きなく病室や廊下を歩き回ったり，「バカになっちゃった」「何をしたらいいのかわからない」などの発言が聞かれる。また，入院前には夫に対して攻撃的な言動がみられていた。これは，今までと異なる自分自身への戸惑いや自分自身を否定される喪失体験を通して，キューブラー・ロス（Elisabeth Kübler-Ross）の悲嘆のプロセス「否認と隔離」や「怒り」の段階を繰り返している心理状態にあると考えられる。
④発達段階
A氏は80歳代であり，老年期である。この時期の発達課題〔エリクソン（Erik H. Erikson）〕は，死に対して意識が高まり，人生を回顧し受け入れる時期であるが，アルツハイマー型認知症の発症により，発達段階の課題を自ら考え，達成に向けた行動はできなくなると推測される。そのため，今の状況や今後の自分自身の変化に対して混乱し，抑うつなどの精神症状が出現する可能性があると推測される。
⑤障がい受容
A氏は，入院した経緯について理解できておらず，「自分がバカだから入れられちゃった，早く帰りたい」と繰り返し発言している。これらは，記憶障害，理解力の低下など認知機能の障害により自分自身の状態や状況を受け止めることが困難な状態であると考える。また，今後，認知機能が徐々に低下するとともに日常生活や社会生活に影響することを受容できないと推測される。

心理学的アセスメントまとめ：
自宅では，夫がA氏の行動を注意することに対して，A氏は理解できずに，焦燥や興奮など陽性症状が強く出現した。また，下剤を飲んだことを忘れ，過剰に内服してしまい，それに伴う身体的苦痛が生じ，心理面にも影響を及ぼしていたと考えられる。入院後，服薬管理による排便のコントロールができており，身体的苦痛は消失したと考えられる。しかし，20歳代の頃よりA氏は便秘傾向のため下剤を服用していたことや，腸閉塞で二度入院した経緯もあることから，入院前から便に対して執着ぎみであったと推測される。そのため，入院後も，便が出たのか気にして看護師に何度も確認する，便が出ないと何もしたくないと部屋に引きこもりぎみになるなど，日中の活動に影響をきたしていると考えられる。

リカバリー・ストレングスのアセスメント

希望
・「夫が待っているので家に帰りたい」
ストレングス
・A氏には身体機能の低下はみられるものの，日常生活において準備や段取りを整えれば自立できている。
・トイレで排尿・排便など排泄に関連する動作や入浴日は忘れてしまうが入浴を促すと嫌がる様子はなく，準備された衣類の着脱から入浴の一連の動作，食事に関連した一連の動作は自立してできる。
・作業療法やレクリエーション活動に対して，言葉かけによって「今日は何するの」など意欲や関心をもてる。
・「何もすることがない」「薬がほしい」などの自分の思いを言葉で伝えることができる。
など，A氏は繰り返す日常のなかで自分の意思を言葉や行動で表現することができる。また，セルフケア能力は保たれており，見守りや言葉かけなどの支援を受けながら日常の生活を過ごすことができる。

経済状態

健康保険：後期高齢者医療　**介護保険**：（介護度：要介護2）
自立支援医療（精神通院）：なし　**障害年金**：（なし）・　あり（　　級）
精神障害者保健福祉手帳：（なし）・　あり（　　級）
主な収入源：年金

社会資源（フォーマル・インフォーマル）

入院前に利用していた社会資源と利用状況：

・X－4年アルツハイマー型認知症と診断後，介護保険の申請を行い要介護2の認定を受ける。夫の希望もあり，通所デイサービス（週2回）を利用しながら自宅での生活を継続していた。
・便が出ないときや落ち着かないときにデイサービスを嫌がる様子があり，休むこともあった。
・かかりつけ医との関係性は良好で通院を嫌がることがなく，夫と定期的に受診をしていた。

本人を支えているインフォーマルな資源：

・家事は本人の代わりに夫が行い，長女が週1回程度自宅に通いながら食事や買い物を手伝っている。
・時々近所の友人がお茶飲みに来て，A氏の話し相手などをしていた。

家族背景・人間関係

家族の支援体制・希望：
夫は自宅での療養を希望しているが，現状介護ができる状況ではなく，自宅介護は難しい。長女は，週1回自宅で介護を手伝っているが，これ以上の介護負担は担えない。

家族の疾病理解・障がい受容：
夫・娘二人とも認知症であることを理解しており，A氏の現状について受け止めている。

家族以外のキーパーソン：
・A氏のケアマネジャー

ジェノグラム・エコマップ

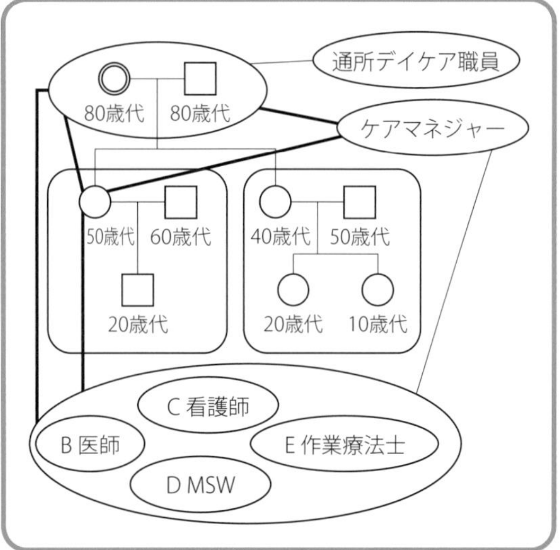

社会学的アセスメントのまとめ：
A氏は，娘二人が独立してから夫と二人暮らしであり，両親，きょうだいはすでに他界している。娘は両名とも他県に在住しておりそれぞれ家庭がある。長女は車で1時間程度の距離であり，週末に買い物や食事の世話に通っているが，次女は遠方のため年1～2回の帰省程度である。主な介護者は夫のみである。夫は80歳代後半で，日常生活に支障はないもののA氏の介護は限界であった。A氏の担当ケアマネジャーからは施設入所をすすめられていたが，夫が自宅で介護したいとの希望もあり，週1回通所デイケアを利用しながら自宅で生活をしていた。

セルフケアアセスメント

情報	アセスメントと看護の方向性
①空気・水・食物 ・BP：146/78mmHg，P：74，R：24，BT：36.4℃ ・「便が出ない」といった訴えがあるが，腹部膨満感はなく，腸蠕動運動音も聴取可。 ・身長154cm，体重46kg ［X年6月30日入院7日目］ ・BP：136/72mmHg，P：72，R：24，BT：36.2℃ ・便は毎日出ており，食欲もあり毎食ほぼ全量摂取できており，消化器症状の出現はない。 ［血液検査］WBC：4.9/μL，RBC：4.4/μL，Hb：13.5，Plt：224，Dダイマー：1.0μg/mL未満，TP：7.2g/dL，ALB：3.8g/dL，TG：98mg/dL，GLU：102，HbA1c：5.2，Na：145，K：3.8，Cl：100，ALT：14IU/L，γ-GT：21U/L，LDH：124IU/L） ［薬物療法］ドネペジル塩酸塩（アリセプト）5mg 1錠1，抑肝散7.5g 3包3，スボレキサント（ベルソムラ）15mg 1錠1，センノシドA・B（プルゼニド）12mg 1錠1（入院時）	・入院時，A氏のBMI：19.4，ALB：3.8g/dL，TP：7.2g/dLと栄養状態は良好。食事は常食を摂取できており嚥下機能に問題はなく，食事に関連する一連の食行動は自立していると考えられる。 ・食事中，他者の発言や言動に容易に注意がそれることがあり，食事の場所や人の配置など環境の調整が必要であると考える。
②排泄 ・リハビリパンツ使用中，失禁はない。 ・便は毎日出ているが，「便は出たかしら」と看護師に繰り返し確認している。 ・「便が出ない」といった訴えがあるが，腹部膨満感はなく，腸蠕動運動音も聴取可。 ・尿は10～12回（夜間2回程度） ・CK：74U/L，UN：10.5mg/dL，Cr：0.7mg/dL，CRP：0.8以下（X年6月23日入院時） ［尿検査］尿蛋白（－），尿潜血（－），尿糖（－），尿ウロビリノーゲン（－）（X年6月23日入院時） ［薬物療法］センノシドA・B 12mg 1錠1×（就寝時）	・排泄に関連する一連の実行機能障害はなく，排泄行動は自立している。 ・入院後，腹痛や嘔吐など消化器症状の出現はみられていない。就寝時のセンノシドA・B 12mg 1錠の内服により排便のコントロールは行えていると考える。短期記憶障害により排便したことを忘れてしまい，看護師に確認することが何度もあり，便に対して執着している様子もうかがえる。排便状況や消化器症状の確認や排便コントロールによる腸閉塞のリスクに対する介入と，便への執着に対する理由を理解しながら介入する必要がある。
③個人衛生 ・季節にあった服装をしている。裾が出ている，ボタンの掛け違いがあるなど服装の乱れはある（受け持ち時）。 ・髪の毛は整えられているが，目脂が多くついている。 ・食事後の歯磨きは自立している。 ・排泄後の手洗いを時々忘れる（入院7日目）。 ・入浴日には，入浴ができているが時々「今日はいいわ」と消極的な発言も聞かれる（入院7日目）。 ・入浴時は，時々何をしていいかわからず動作が止まることがあるが，言葉かけによって入浴・更衣の一連の動作は可能である（入院7日目）。	・髪の乱れなどは鏡を見て自ら直したり，櫛で整えたり，爪が伸びていることなどを気にすることができる一方，ボタンの掛け違いや服装の乱れに注意が向かないことから，注意力の低下が考えられる。また，入浴時，着脱や身体を洗う順番等，次に何をしたらいいのか戸惑い，動作が停止することがみられ，物事の段取り，構成ができず混乱が生じていると考えられる。しかし，身体を洗う，歯を磨くなどの行動は手続き記憶により動作には支障がないと考える。認知機能の低下により今後セルフケアが低下する可能性があると考える。

セルフケアアセスメント(つづき)

情報	アセスメントと看護の方向性
④活動と休息のバランス	
・作業療法士や看護師の言葉かけで，集団レクリエーションや作業療法に参加ができている。 ・日中はホールの椅子でボーっと座り，ウトウトしていることが多い(入院7日目)。 ・午前中は部屋で過ごすことが多く，看護師に促されホールに向かう姿が多くみられる(入院7日目)。 ・「便が出たかな」「下剤飲んだほうがいいかしら」と日中何度もナースステーションに聞きに来る(入院7日目)。 ・就寝前に，ナースステーションに行き，「薬飲んだかしら」と繰り返し聞きに来る姿が見られる(入院7日目)。	・病棟の日課である集団レクリエーションには参加できているが，レクリエーション活動の時間や内容を自ら確認し参加することはできないことから，短期記憶障害や見当識障害により，1日のスケジュールを理解することが困難であると考えられる。 ・就寝時にスボレキサント錠15mg 1錠内服により夜間の睡眠は確保できている。しかし，朝食後はベッドで休んでいるか，ホールの隅でウトウトしていることが多く，就寝時の睡眠薬の影響も考えられる。 ・午後はホールでぬり絵をして過ごすことが多いが，「疲れた」と自ら部屋に行き休むことができており，本人なりの休息を調整していると考えられる。 ・80歳代前半と高齢であり，身体機能の低下は成人女性と比較すると低いため，活動後の休息は必要であると考える。 ・午前中の活動量は少なく，睡眠薬の影響の可能性も考えられるが，記憶障害や見当識障害，実行機能障害に伴い，1日のスケジュールが理解できず，何をしていいか混乱することにより，活動の低下につながっていると考えられる。
⑤孤独とつきあいのバランス	
・「何もやることがないの」「さびしい」「お父さんに会いたい」「家に帰りたい」などの発言が多く聞かれる。 ・「一緒にいてくれるの，うれしい」「何をするの，一緒にやってくれるの」など他者に対して思いを訴えることが多い(受け持ち時)。 ・「もう疲れた，休みたい」「やることないから部屋で休むわ」と部屋に戻ってベッドで横になることも多い(入院7日目)。	・実習中の学生を好意的に受け入れている。また，看護師に対しても自ら便のことや薬のことを聞きにナースステーションまで行き，関わりをもっている。 ・短期記憶障害，見当識障害に伴い，便をしたことや薬を飲んだこと，レクリエーションを行ったことなどを忘れてしまうため，不安を感じた際に頼れる存在として看護師や作業療法士，学生など他者と関わることで不安や孤独に対処していると考えられる。

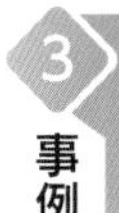

事例

セルフケアアセスメント(つづき)

情報	アセスメントと看護の方向性
⑥安全を保つ能力 ・歩行は歩幅が狭いが自走可。靴のサイズが合っておらず，かかとを潰して履いている。 ・ホールで過ごしていると，他者の大声や行動に気をとられ作業が中断したり気がそれたりする。	・加齢現象による身体機能の低下に伴い，下肢の筋力低下，運動能力の低下により歩幅が小さく転倒のリスクは高い。 ・伝えても靴のかかとを潰して履いてしまっており，理解力の低下があることからA氏に合った靴の検討も必要であると考える。 ・周囲の雑音や他者の行動が気になることから，注意力の低下や周囲の状況の理解力が低下していると考えられ，さらに転倒のリスクが高まると考えられることから，生活環境の調整が必要となると考える。
⑦病気とのつきあい ・「早く家に帰りたい」「お父さんに会いたい」などの訴えがある。入院した経緯については，本人からは聞かれていない。 ・病院の名前は言えないが，入院していることは理解している。薬を拒否する様子はない。	・薬に関しては納得し，拒否することはなく服薬はできている。 ・入院していることは理解はできているが，入院した経緯についての理解は十分ではない。 ・入院前の日常生活状況についても，家族からの情報とは食い違いが生じている。 ・アルツハイマー型認知症は認知機能の低下が慢性的に進行する特徴があるため，今後病気に対する理解を得ることは困難である。認知機能の低下を緩やかにし，日常生活が継続できるよう，服薬管理，非薬物療法，セルフケア不足に対する支援が重要であると考える。

全体像

A氏，80歳代前半。アルツハイマー型認知症。X－4年頃より，物忘れがひどくなり，同じことを何度も繰り返し聞くようになった。ふだん行っている料理などの家事に支障が出はじめ，近医の物忘れ外来を受診，アルツハイマー型認知症と診断された。現在は，HDS-R：17点，FAST（アルツハイマー型認知症重症度分類）：4（軽度）である。診断後は，A氏は，要介護2の認定を受け，週1回デイケアに通っていた。

夫が家事全般を担い，長女が週1回買い物の代行を行いながら，自宅で夫婦二人の生活を継続していた。X－3年頃より，便秘がひどくなり，かかりつけのGクリニックで下剤を処方してもらいはじめたが，便が出ないと下剤を頻回に服用するようになり，夫に注意されると夫に対して怒鳴る，落ち着かずに家のなかや近所を徘徊するようになり，今回医療保護入院となった。

入院後は，「お父さんに会いたい」「家に帰りたい」と病棟を徘徊する姿が多くみられたが，入院23日目（受け持ち日）には，入院生活に慣れて過ごすことができている。しかし，短期記憶障害や見当識障害に伴い排便したことや内服したことを忘れ不安になり，繰り返し何度も看護師に確認する行動や，便が出ないから何もしたくない，お腹が痛い気がすると部屋で過ごすなど活動量が低下していた。また，A氏は80歳代前半と高齢であり，視覚障害，聴覚障害に伴う外界からの情報量の低下，身体機能の低下による疲労などから，活動量は少ない。さらに，記憶障害や見当識障害，実行機能障害に伴い，1日の予定立てや物事の予測が困難なため，活動量の低下が生じ，活動に対する関心も低いことが推測される。

アルツハイマー型認知症は進行性の変性疾患であり，徐々に認知機能の低下が生じることが推測される。現在A氏は，セルフケア能力は十分保たれており，食事や排泄，整容など日常生活におけるセルフケア不足は軽度である。しかし，活動量が少なく外界からの刺激が少ない状況は，認知機能の低下を招き，行動心理症状の発症または悪化を招く可能性が高く，セルフケアの不足が今後生じる可能性が考えられる。

A氏は，「家に帰りたい」と希望をもっているが，キーパーソンとなる夫だけでは介護は困難な状況であり，長女や次女の支援がこれ以上難しい状況を踏まえると，認知症対応型グループホームなど支援体制が整った環境を退院先に選択することが望ましいと考えられる。そのため，A氏に対して，入院中のA氏の認知機能を維持し，日常生活を楽しみ安心して過ごせる環境調整や適切な服薬管理や身体管理を行いながら，退院支援・退院調整を行っていく必要があると考える。

入院長期化リスクのアセスメント（対象者が入院中の場合のみ記載）：
活動量の低下に伴い，身体機能および認知機能の低下を招く可能性が高く，行動心理症状（BPSD）の出現や悪化によって日常生活に支障をきたす恐れがあり，退院後の生活環境の調整が困難となる。

コプロダクションリスト・看護計画リスト

#1：A氏の「便」や「薬」「家族」に対する思いや考えを話しあう。
#2：A氏が日々の生活のなかで何をしたいのか聞きながら，A氏に合った活動を一緒に楽しむ。
#3：A氏の行動を見守り，言葉や視覚で伝えながら，次の動作に移れるように工夫する。
#4：A氏が日々の生活を安心して過ごせるように環境（他者との関わりの場面や部屋，トイレ，浴室などの場所）を調整する。

知的発達症（知的障害・発達障害）を合併しているケース

基本情報

氏名：A氏　**年齢**：40歳代後半　**性別**：男性
入院日：X年11月22日　**入院回数**：3回目　**現在の入院形態**：医療保護入院
現在の行動制限：閉鎖病棟，スタッフ同伴外出可

主治医：B医師　**担当看護師**：C看護師　**担当精神保健福祉士**：D精神保健福祉士
担当作業療法士：E作業療法士　**担当管理栄養士**：F管理栄養士
学生の受け持ち開始日：X年11月27日

精神科診断名：知的障害，統合失調症
主訴・主症状：「『放送』止めてよ。お母さんどこ」と話す。不眠が生じ，幻聴，妄想が活発な状態。
治療方針：薬物療法，ソーシャルワーク
身体合併症の既往歴：高血圧

生育歴：
周産期に問題なし。きょうだいなし。1歳6か月児健診で言語の遅れを指摘される。聴覚障害なし。3歳時に知能検査，心理検査の結果，中等度知的障害と診断され，療育手帳を取得した。両親のサポートにより生活に大きな支障はなく，小中学校は特別支援学級，その後，特別支援学校へ進学する。学校で友達は多く，音楽部で活動をしていた。

現病歴：
X－22年，特別支援学校在学中，「僕のこと言ってる『放送』が聞こえるでしょ。学校楽しいですねーとか言ってる」と，友人や教師に確認するようになる。次第に，『放送』に関して怒鳴るようになり，「悪口やめて。『放送』やめろよ」と周囲の生徒を押し倒し，学校を飛び出すことが続いた。その後，登校できず，自宅でも『放送』を止めるよう両親に懇願，大泣きして暴れた。また，『放送』について「みんながやってる。僕をいじめる。学校やだ，やだ」と妄想的な発言も聞かれた。このため，両親，教員とともに精神科を受診し，入院による精査と薬物療法を提案され，初回入院した。検査では器質的に大きな問題はなく，抗精神病薬の内服により『放送』の訴えは顕著に減少した。その後，統合失調症の診断を受け，加療を継続，A氏によると，『放送』はラジオのような形で残るものの，情動は安定し，自宅退院した。

退院後は，母親が内服管理を行い，月1回の通院で安定していた。X－20年に学校を卒業し，知的障がい者向けの作業所に通所を開始した。作業所では，時々うまくいかずに物にあたることはあったが，『放送』を理由にイライラすることはなかった。X－10年，父親がくも膜下出血により急逝，母親が多忙となり，A氏が一人で過ごす時間が増えた。その結果，内服が不規則になり，徐々に『放送』が再燃した。このため，作業所に行くとパニックになり，他の利用者に手をあげることがあった。作業所の利用が一時中止となり，母親の休息と薬剤調整の目的で2回目の入院。経済状況が不安定なままであったため，生活保護の手続きを行い，訪問看護を導入し，退院する。

今回の入院に至った経緯：
X年10月，母親が交通事故に遭い，骨折し，緊急入院する。母親の入院先より担当保健師に連絡があり，自宅を訪問したが，A氏が自宅に入ることを拒絶する。訪問看護も拒絶し，心身の健康状態の悪化が懸念された。このため，保健師，訪問看護師，作業所職員の説得で同伴受診し，医療保護入院となる。

身体所見・検査所見

身体所見：
[X年11月22日入院時]
・バイタルサイン　BT：36.5℃，P：80回/分，BP：145/90mmHg，SpO_2：98%，B：18回/分
・身長：170cm，体重：82kg，BMI：28
・髭が伸び，髪は脂っぽく，衣類は異臭がする。表情は暗く，眠そうにしている。
・呼吸音，心音に雑音なし。外傷なし。
[X年11月27日入院5日目]
・バイタルサイン　BT：36.5℃，P：88回/分，BP：129/89mmHg，SpO_2：98%
・内服管理により血圧も安定してきている。入院時に比べ，身なりも整っている。

検査所見(血液検査・画像検査)：
[血液検査] WBC：4.59×10^3/μL，RBC：522×10^4/μL，Hb：15.2g/dL，Plt：21.6×10^4/μL，Dダイマー：0.4μg/mL，TP：7.9g/dL，ALB：4.3g/dL，TG：210mg/dL，GLU：98mg/dL，HbA1c：5.4%，Na：139mEq/L，K：4.7mEq/L，Cl：103mEq/L，LDH：220U/L，CK：620U/L，UN：1.93mg/dL，Cr：1.02mg/dL，CRP：0.04mg/dL(X11月22日入院時)
[尿検査]尿蛋白(−)，尿潜血(−)，尿糖(−)，尿ウロビリノーゲン(−)(X年11月22日入院時)
[画像検査] X線：胸部腹部ともに異常なし
頭部CT：脳実質に明らかな異常なし。前頭前部，側頭葉内側部軽度の萎縮(X年11月22日入院時)。
心電図：洞調律

[心理検査所見] X−10年　WAIS-Ⅲ IQ：48，言語性IQ：49，動作性IQ：47
検査時コメント：知的水準は低く，本人も言語的表現は不得手と感じており，同年齢集団の平均を下回っている。本人なりに試行錯誤する面があるが，生活面でうまくいかないと感じる場面が多いことが推察され，パターンから外れた環境にはなじみにくいといえる。

心理・社会的療法

療法・プログラム名	目的	スケジュール	経過・状況
作業療法	生活技能評価，集団内の精神状態の観察，気分転換をする。	週2回	導入の面接は済み。参加の意思はある。
疾病学習	統合失調症に関する情報提供と症状悪化のサインについて学習する。	週1回 ＋担当看護師が実施	担当看護師から導入の説明を行い，1回実施
健康増進プログラム	食生活や運動習慣について学習する。	週1回	わかりやすい資料を準備し，導入予定

3 事例

薬物療法

薬剤名・規格単位	1日量・使用時点	処方の目的	留意すべき副作用
オランザピン(ジプレキサザイディス)	10mg　就寝前	統合失調症の幻覚妄想状態を改善するため	高血糖，糖尿病，口渇，筋強剛，発汗，AST上昇，ALT上昇，γ-GTP上昇，けいれん，強直間代性けいれん
センノシドA・Bカルシウム塩(センノシド)	12mg 2錠　就寝前	小腸や大腸などを刺激することで排便を促すため	腹痛，下痢，腹鳴，悪心・嘔吐，過敏症，発疹，低カリウム血症，低ナトリウム血症，脱水
ニフェジピン(ニフェジピンCR)	20mg 1錠　就寝前	末梢血管や冠動脈を広げることで血圧を下げたり，狭心症の発作を予防するため	紅皮症，剝脱性皮膚炎，無顆粒球症，血小板減少，肝機能障害，黄疸，AST上昇，ALT上昇，γ-GTP上昇，血圧低下
リスペリドン(リスペリドン内用液)	1mg/mL　不穏時 3回まで 前の内服から1時間以上あける。	統合失調症の幻覚妄想状態を改善するため	悪性症候群，無動，無動緘黙，強度筋強剛，嚥下困難，頻脈，血圧変動，発汗，発熱
エスゾピクロン(ルネスタ)	1mg 1錠　不眠時 2回まで 前の内服から1時間以上あける。	脳の活動を抑えることで眠りやすくし，睡眠障害などを改善するため	味覚異常，傾眠，頭痛，浮動性眩暈，肝機能障害，AST上昇，ALT上昇，Al-P上昇，γ-GTP上昇，悪夢

精神症状のアセスメント
(①外観，②意識，③記憶，④認知，⑤感情，⑥意欲，⑦思考，⑧知覚，⑨自我)

情報	アセスメント
・3歳時に中等度知的障害と診断を受ける。IQ 45。 ・特別支援学校在学中に本人が『放送』と呼ぶ幻聴が出現し，学校内でパニック，登校できなくなる。 ・自宅でも『放送』に基づく，大声，暴力があり，精神科受診，統合失調症の合併として，入院加療にて寛解した。	⑦⑧：中等度知的障害，複雑な思考や読み書き，計算が困難であると推察される。また，発症エピソードから，統合失調症の陽性症状である幻聴があると考える。思考内容は幻聴に影響を受け，妄想的になる場合もある。
・卒業後，作業所に通っていたが，X－10年父親の死去を機に，母親が忙しくなり，『放送』が再燃，暴力も発生し，2回目の入院をする。 ・X年10月，母親の入院をきっかけに不眠，他者への攻撃性も高まり，今回の入院が決まる。	⑤⑨：重要他者との別離により，不安が増強する。生活上のケアとともに精神の安定にも母親の存在が密接に関係している。
[X年11月22日]（入院時） ・髭が伸び，髪は脂っぽく，衣類は異臭がする。表情は茫洋としている。 [X年11月23日]（入院2日目） ・担当看護師と面接，困っていることを尋ねると「わかんない」と返答。『放送』について発言ないが表情が険しい。内服に拒否なし。病棟内を歩き回り，他患者の部屋に入ることがある。声をかけると「お母さんどこ」と母親を探している様子。	②：入院時の意識レベルはJCS 1-Ⅰ程度，主な要因は不眠と考える。 ①⑥：支援者への拒否があり，清潔行動への意欲も低下している状態。 ⑦：知的障害に加え，不安，不眠により抽象度の高い質問に答えるのは困難。 ③⑧：母親や自分自身の入院について，理解できていない状態。記銘力の低さも考えられ，自室がわからなくなっている可能性もある。
[X年11月24日]（入院3日目） ・夜間，「お母さん，帰る」と病棟玄関のドアを開けようとする。看護師が声をかけると，「お母さんが来てるって。『放送』，『放送』」と言い，ドアを離さない。制止する看護師をつかみ，つねろうとする。 [X年11月27日]（入院5日目） 他室訪問やドアを開けようとする行為は続く。可能な範囲で母親が来ていないことを一緒に確認すると，自室に戻り休む。一人で笑う様子があり，声をかけると「『放送』面白い」と話す。	⑤⑨：慣れない入院環境や不安から，母親が不在であることを否認している状態と考える。 ④⑧：夜間，不安が高まり，幻聴が活発となる傾向にあると考える。不満が高まり，納得できないと暴力的な行動につながる恐れがある。 ④⑧：納得できる方法を模索し，対応することは安心感につながっている。日中も幻聴はあるが，穏やかな内容と推察される。

生物学的アセスメントまとめ：中等度知的障害と統合失調症をもつ男性。母親の入院をきっかけに混乱，支援者を拒否し，不衛生な状態での入院となった。また，入院時の採血データでは，CK：620U/Lと高値であり，夜間不眠で十分に休息できていないことが推察される。加えて，幻聴を示唆する発言や血圧上昇から，適切な内服もできていない状態と考える。入院後は，清潔は保たれ，安定した内服により，血圧も安定している。また，幻聴の内容も悪いものから本人にとって面白いものに変化しており，内服の効果が得られていると判断する。しかし，知的障害にみられる理解力，記銘力の低さや，環境変化に戸惑いがあり，母親不在の不安は強化されている。特に夜間，幻聴が活発化し，落ち着かない行動がみられやすい。入院5日目のように，一緒に母親が来ているか確認するなど，A氏の障がいによる能力的な限界と統合失調症の認知能力の低下を考慮した支援が必要である。

心理学的アセスメント

①認知と行動

急な母親の入院により普段の生活パターンが崩れ，A氏は混乱し，支援の拒否があった。また，入院後は，自分の意思と関係なく，慣れない環境に身を置き，記銘力，理解力の低さも相まって，不安が増強されている。その結果，不在の母親を探すために他の患者の部屋に入ったり，玄関のドアを開けたりする行動につながったと考える。

②不安と防衛機制

母親の不在に加え，急な非自発的入院により不安が高まり，幻聴が悪化している状態。A氏が『放送』と呼ぶ幻聴は，本人とって現実に聞こえるものであり，母親不在の否認を強化しており，現実検討力が低下しているといえる。

③喪失と悲嘆

X－10年に，父親の急逝，母親の忙しさにより，A氏は不調となり入院を要している。また，今回の入院は，急な母親の入院がきっかけであり，重要他者の不在は，如実にA氏の不調につながっている。

④発達段階

母親がケアの中心となり，生活の安定が図られている。また，A氏は作業所や音楽サークルでの活動を通してA氏らしい生活を送り，本人なりの発達は迎えられていると考える。しかし，母親は高齢であり，今後，母子分離の葛藤が生じる可能性が高い。

心理学的アセスメントまとめ：

母親の入院によりA氏の生活は急激に変化し，混乱のため統合失調症の病状が悪化している。10年前の父親の急逝でも，精神症状の悪化がみられ，重要他者の不在はA氏への大きな負担となるといえる。また，今回の入院は非自発的入院であり，混乱した状態のうえに，慣れない環境に身を置くことで，不安は高まり，幻聴も相まって，母親の不在を否認している状態である。その結果，病棟内や玄関で母親を探し回る行動につながっている。もともとA氏は，知的障害と統合失調症をもちながらも，母親に支えられ，作業所や音楽サークルに通うことで，自分らしく暮らすことができていた。しかし，今後，高齢な母親が継続してA氏の世話を行うことが困難となることが予測され，母子分離の葛藤が生じる可能性が高い。

リカバリー・ストレングスのアセスメント

希望

・入院初日は，今後の希望について「わからない」と言うのみであった。
・「お母さんに会いたい。家に帰りたい」（入院7日目）

ストレングス

・訪問看護，保健所，作業所，音楽サークル，とA氏を支援する人や場所がある。
・母親はA氏の障がいについて理解があり，ケアの中心的役割を担っている。
・決まったパターンのなかで生活を送ることには慣れている。
・年金や療育手帳，生活保護の利用により経済状況は安定している。
・母親には地域包括支援センターとのつながりもあり，ケアマネジャーもついている。

経済状態

健康保険：生活保護（X－9年受給開始）　**介護保険**：なし
自立支援医療（精神通院）：上限0円　**障害年金**：あり（2級）
精神障害者保健福祉手帳：あり（1級）
主な収入源：生活保護，療育手帳，障害年金

社会資源（フォーマル・インフォーマル）

入院前に利用していた社会資源と利用状況：
- 訪問看護，週1日の利用。担当看護師G，Hは内服確認や心身の状態を観察し，母親の相談相手となっている。
- 作業所，週4日の通所。作業所職員Iがこれまでの経過を把握している。
- 地域の保健師Jは適宜面談を行っている。
- Y病院，主治医Bの外来に月1回通院している。
- 地域包括支援センターのケアマネジャーLは母親を担当している。

本人を支えているインフォーマルな資源：
- 月1回程度，地域の知的障がい音楽サークルに参加している。

3 事例

家族背景・人間関係

家族の支援体制・希望：
母親は高齢であり，今後も急な入院などでA氏のケアができなくなる可能性が高い。母親の介護認定やA氏の後見人の選定を希望している。

家族の疾病理解・障がい受容：
母親は疾患，障がいについて理解しており，内服管理やA氏が生活しやすいようなケアを行うことには慣れている。

家族以外のキーパーソン：
- 作業所職員I，保健師J，訪問看護師G，H
- 母親のケアマネジャーL

ジェノグラム・エコマップ

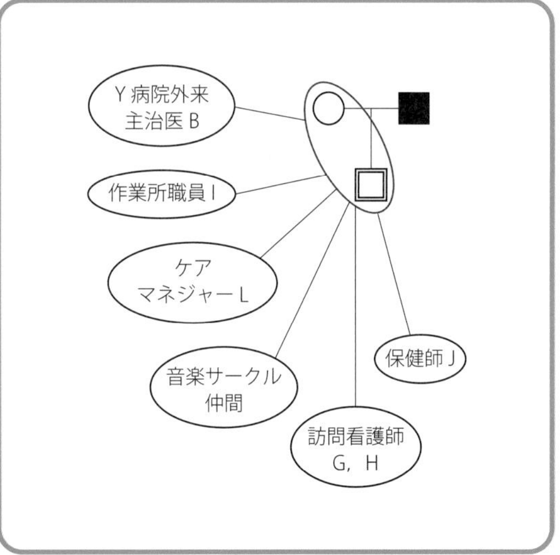

社会学的アセスメントのまとめ：A氏への支援や日常的な居場所は，訪問看護，保健所，作業所，音楽サークルと充実していると考える。一方で，この支援体制は，母親が在宅でA氏のケアの中心的役割を担うことを前提に築かれている。このため，母親の入院で，A氏の生活を支えるパターンが急激に変化したため，A氏は混乱し，支援者の関わりを拒否したと考える。今後もA氏が自分らしく生活を送るための支援体制の継続が重要である。このため，高齢の母親の意向を確認しながら，母親の介護認定や後見人の選定を検討しながら，A氏が適応可能な形での自立を進めていく必要があると考える。また，A氏は，決まったパターンでの生活には適応しやすいため，新たなサービスや支援者が増える場合は，事前に顔を覚え，慣れるような工夫が必要になると考える。

セルフケアアセスメント

情報	アセスメントと看護の方向性
①空気・水・食物 ［血液検査］TG：210mg/dL，HbA1c：5.4%，CK：620U/L（X11月22日入院時） ・BT：36.5 ℃，P：80回/分，BP：45/90mmHg，SpO_2：98%，B：18回/分　心音，呼吸音に雑音なし ・身長：170cm，体重：82kg，BMI：28 ・食事は母親が準備あるいは，作業所で昼食を摂っていた。揚げ物やスナック菓子を好んで食べていた。 ・入院直前は支援者に対する拒否もあり，食事の準備ができない状態。訪問看護師によると，お菓子やジュースの食事をしていたとのこと。 ・眠前にオランザピン（ジプレキサザイディス）20mgを内服	・入院以前は，食事や内服は母親が管理，セルフケアの代理がなされていた。不眠で，休息が十分でなく，CKが上昇していると推察される。また，食事はお菓子やジュースを摂取していたこと，BMIが28と肥満傾向もあるため，TGの高値に現われている。加えて，HbA1cも高めであり，オランザピンの内服もあるため，糖尿病や生活習慣病の発症に注意を要する。 ・このため，オランザピンの内服継続が妥当か検討する。また，普段の食生活に偏りがないかの確認を要し，可能な範囲で，バランスのとれた食事や運動習慣についての情報提供を試みる。
②排泄 ［血液検査］ Na：139mEq/L，K：4.7mEq/L，Cl：103mEq/L，UN：1.93mg/dL，Cr：1.02mg/dL ［尿検査］尿蛋白（－），尿潜血（－），尿糖（－），尿ウロビリノーゲン（－） ・トイレはほぼ自立。時折失禁するためリハビリパンツを使用している。オムツの処理は介助が必要。 ・排尿5回/日 ・排便2日に1回 ・眠前にセンノシドA・Bカルシウム塩（センノシド）12mg 2錠を内服	・電解質バランス，尿検査に異常なし。排便はコントロールできている。トイレも基本，自立しているが，オムツの処理は十分でなく，部分的に見守り，介助を行う必要があると考える。
③個人衛生 ・入院時は，髭が伸び，髪は脂っぽく，衣類は異臭がした。 ・入院5日目には，入院時に比べて，身なりは整っている。 ・歯磨きは準備，声かけするとできる。 ・入浴は準備，声かけ，部分介助で行う。 ・更衣は，衣類の準備をすればできる。指先の細かい動きは苦手なため，ボタンのないものやファスナーのついた衣類を使用している。 ・自宅の掃除，洗濯は母親が行っていた。	・個人衛生に関するセルフケア全般に一部介助が必要な状態。 ・入浴のように，準備，清潔行動，片付けの一連の複雑な作業は難しく，介助を要する。 ・掃除や洗濯といった身辺の環境を整えることは母親が行っており，個人衛生に関する支援が必要である。

セルフケアアセスメント(つづき)

情報	アセスメントと看護の方向性
④活動と休息のバランス	
・昼間は作業所や音楽サークルへの参加，夜は休むというリズムがとれていた。月に1回程度，夜間眠らずに過ごすことがあったが連日ではなかった。 ・訪問看護師によると，母親の入院後は不眠の様子であった。 ・夜間不安が強くなり，他室訪問やドアを開けようとする行為がある。可能な範囲で母親が来ていないことを一緒に確認すると，自室に戻り休む(入院5日目)。 ・日中活動のための作業療法や学習会の導入説明は済んでいる。	・通常の生活で安定した状態では，活動と休息のバランスはとれていたと考える。 ・母親の急な入院により，日中の活動である作業所や音楽サークルに参加できず，夜間不眠が生じ，生活リズムが崩れている。 ・入院後は，徐々に環境に慣れることで休む場面がみられている。日中の活動時間の確保のため，作業療法や学習会への参加を促し，集団内での活動状況の観察，精神症状に変化はないかを評価する。
⑤孤独とつきあいのバランス	
・父親の他界で母親が多忙となり，幻聴が悪化した(X－10年)。 ・作業所や音楽サークルで他者と交流している。また，訪問看護師や保健師との関わりもあった(入院前)。 ・母親がケアの中心的役割を担っていたが，急な入院により，混乱し，支援者を拒絶した。作業所スタッフや保健師，訪問看護師の関わりで今回の入院に至った(X年11月22日)。 ・困っていることを尋ねると，「わかんない」と返答する。入院環境で母親の不在を否認し，探し回る行動がみられる(入院2日目)。 ・入院時に比べて，身なりは整っている(入院5日目)。	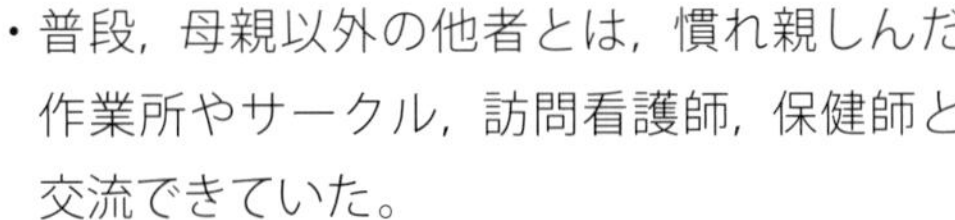 ・普段，母親以外の他者とは，慣れ親しんだ作業所やサークル，訪問看護師，保健師と交流できていた。 ・X－10年の父親との死別の際には，重要他者の喪失と母親の多忙により不調となり，今回も母親と離れることで混乱し，支援者を拒絶したと考える。 ・入院後は，スタッフの関わりに「わからない」と返答し，戸惑いがみられるが，徐々にケアに応じられ身なりが整うなどしている。 ・母親と会うことを希望しているが，短期的には困難である。また，母親は高齢であり，病状によっては，同居もできなくなる恐れがある。今後，母子の分離が課題となるため，病院だけでなく地域の支援者と顔をあわせ，母親不在の環境に慣れていくこと必要があると考える。

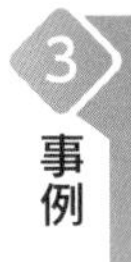

セルフケアアセスメント(つづき)

情報	アセスメントと看護の方向性
⑥安全を保つ能力 ・幻聴の出現により友人や家族を怒鳴り，暴力があった。加療により寛解し，暴力はなくなった(X－22年)。 ・作業がうまくいかず，物にあたることはあったが，人への暴力はなかった。母親の多忙により適切に内服できず，精神症状の悪化でパニック，作業所の利用者に暴力があった(X－10年)。 ・母親の急な入院で混乱し，支援者を拒絶する(入院前)。 ・夜間，「お母さん，帰る」と病棟玄関のドアを開けようとする。看護師が声をかけると，「お母さんが来てるって。『放送』，『放送』」と言い，ドアを離さない。制止する看護師をつかみ，つねろうとする(入院3日目)。 ・入院前の内服管理は母親が行い，入院後は看護師で管理している。	・本来，粗暴性はなく，精神症状の悪化により暴力的な言動が増加する傾向にある。 ・また，不安の現われから病棟で母親を探す行動があり，納得できないと暴力的になることが確認されている。このため，本人が安心して過ごせる関わり，環境づくりが必要である。 ・内服が適切に行われないことで不調となりやすい。このため，医師と内服の回数や持効性注射剤の導入や，退院後の内服管理の方法を訪問看護と検討する必要がある。
⑦病気とのつきあい ・知的障害の診断，療育手帳取得(3歳時)。 ・特別支援学校在学中に本人が『放送』と呼ぶ幻聴が出現，周囲への猜疑心，暴力が発生し，精神科受診，統合失調症の診断で内服加療。幻聴は減り，月1回の通院で日常生活を送れていた(X－22年)。 ・母親の不在で生活が整わなくなり，適切な内服ができないと，不安が増強，不眠が出現し，陽性症状が悪化する(X－10年)(X年11月)。	・『放送』に関する対処は，本人の調子が良いときに，内服が助けになっていること，助けてのサインをどう出すかを一緒に学ぶ機会を設ける必要がある。一方で，『放送』はA氏にとって現実のものであり，知的水準も相まって，不調のサインを把握したり，幻聴とのつきあい方を学んだりすることには限界もある。 ・重要他者と離れることが悪化の要因となるが，母親も高齢のため，母親不在でも本人が安心できる支援体制，環境整備が重要となる。

全体像

知的障害，統合失調症をもつ40歳代後半の男性。3歳時に知的障害と診断される。X－22年，特別支援学校在学中に，本人が『放送』と呼ぶ幻聴が出現する。幻聴の悪化に伴い，友人，家族へ攻撃性が増す。このため，精神科を受診し，1回目の入院。その結果，統合失調症と診断を受け，内服により幻聴は低減し，攻撃的な態度も落ち着いた。X—10年，父親の他界を機に母親が多忙になり，内服ができず，症状が悪化し，2回目の入院をする。今回は，母親の入院を機に，不眠，混乱，支援者への拒絶が出現し，入院に至る。A氏は，内服により，統合失調症の症状をコントロールしており，内服管理をしていた母親が不在となることは，症状悪化に直結していると考える。また，A氏にとって母親は安全基地としての存在であり，急な不在に混乱，孤独感が強くなり，精神症状が悪化したといえる。

X年11月22日，Y病院受診，A氏のケアは滞っており，不衛生な状態，茫洋とした表情である。また，不眠もあり，十分な休息がとれていない状態は，CKの高値からも推察される。加えて，採血データではHbA1cが要注意の値であること，TG高値であり，BMIは28と肥満傾向にある。入院直前の様子を知る訪問看護師によると，栄養はお菓やジュースで摂取していたようである。これらのことから，高血圧の悪化，糖尿病や生活習慣病の発症の恐れがあるといえる。A氏はオランザピンを内服しており，内服継続が妥当かを検討することや，食事内容や運動習慣について確認，情報提供する機会を設けていく予定である。

入院後，A氏は内服と身辺のケアにより状態は安定する。一方で，急な母親との分離，非自発的入院により慣れない環境に身を置くことで，不安を強め，特に夜間，母親が来ているという幻聴，母親を探し回る行動がある。このため，知的障害の記銘力や理解力の低さを考慮しながら，幻聴が出現した際に，本人の対処行動や周囲の人間がどのように支援するかを考える必要がある。

入院直後は困りごとや希望について「わからない」と答えていたA氏であるが，入院5日目には「お母さんに会いたい。家に帰りたい」と話している。普段のA氏は，作業所や音楽サークルで過ごし，母親や支援者とともに安定した生活を送っていた。しかし，今回，母親の入院をきっかけに，十分に思われていた支援体制が，母親を中心に成り立っていることがわかった。しかし，今後，母親の高齢化に伴い，母子分離の課題に取り組む必要に迫られることが予測される。A氏は，知的障害の特性から，パターンの決まった生活を送ることには慣れている。一方で，急なパターン変化は混乱を生じ，不安から精神症状が悪化すると，支援者との関係も崩れやすい。A氏の望みは母親と暮らすことである。母親は地域包括支援センターとのつながりもあり，ケアマネジャーもついているため，母親の意向を踏まえ，介護認定をすすめることやさらに利用できる社会資源を導入することで，可能な限り，同居の実現を目指す。また，なるべく安全な状態での母子分離を果たすため，A氏と支援者との関係づくりや後見人の選定をし，A氏らしい生活を一緒に考えていくことが重要である。

入院長期化リスクのアセスメント（対象者が入院中の場合のみ記載）：
母親の回復，リハビリの状況により自宅への退院が困難になる恐れがある。その場合，退院先の検討，選定を要し，入院が長期化する可能性が高い。

コプロダクションリスト・看護計画リスト

#1：日々の心身の調子を整える方法を一緒に考える。
#2：母親が不在の際の生活を一緒に考え，必要な支援を整える。
#3：母親への支援や後見人の導入の検討，新しい支援者とA氏の安心できる関係づくりを行う。
#4：再び母親が入院するなど，緊急時に備え，A氏の望む対応を一緒に考え，明確にする。

索引

◆さ

◆た

◆な

◆は

◆ま

◆や

◆ら

◆わ

編集・執筆者一覧

Profiles of Contribuitors

◆編集

吉川　隆博　東海大学医学部看護学科教授

木戸　芳史　浜松医科大学医学部看護学科教授

◆執筆（執筆順）

千葉　理恵　神戸大学大学院保健学研究科教授

木戸　芳史　編集

三井　督子　明石こころのホスピタル看護部看護課長，精神看護専門看護師

荻野　夏子　東海大学医学部看護学科講師

吉永　尚紀　宮崎大学医学部看護学科准教授

小竹　理紗　東京大学大学院医学系研究科健康科学・看護学専攻

森田　康子　東京大学大学院医学系研究科健康科学・看護学専攻

奥野　史子　伊勢赤十字病院MPU病棟師長，精神看護専門看護師

米村　薫人　東海大学医学部総合診療学系精神科学助教

山本　賢司　東海大学医学部総合診療学系精神科学教授

牧山　　篤　東海大学医学部総合診療学系精神科学助教

澤口　範真　東海大学医学部付属病院，公認心理師

岡本　典子　常葉大学健康科学部看護学科准教授

小野　　悟　岐阜保健大学看護学部講師，精神看護専門看護師

田上　博喜　宮崎大学医学部看護学科助教

松村麻衣子　信貴山病院ハートランドしぎさん，精神看護専門看護師

花田　敦子　浜松医科大学医学部附属病院看護部，精神看護専門看護師

村方多鶴子　福岡県立大学看護学部教授

林　　佑太　神戸大学大学院保健学研究科助教

廣田　美里　神戸大学大学院保健学研究科助教

角田　　秋　東京有明医療大学看護学部教授

吉川　隆博　編集

関本　朋子　東京有明医療大学看護学部助教
犬飼さゆり　三重県立看護大学看護学部准教授
橋本　千愛　三重県立看護大学看護学部助手
荒木　　学　三重県立看護大学看護学部助教，精神看護専門看護師
花田　政之　黒川病院地域生活支援課，精神科認定看護師
正野　温子　大阪赤十字病院看護部，精神看護専門看護師
藤原　雅司　東京都立松沢病院看護部，精神看護専門看護師
増田　郁美　浜松医科大学医学部看護学科助教
中村由喜子　三重県立看護大学大学院看護学研究科，認知症看護認定看護師

看護判断のための気づきとアセスメント
精神看護
2021年12月25日　発行

編　集　吉川隆博・木戸芳史
発行者　荘村明彦
発行所　中央法規出版株式会社
〒110-0016　東京都台東区台東3-29-1　中央法規ビル
TEL 03-6387-3196
https://www.chuohoki.co.jp/

装　幀　二ノ宮匡
本文デザイン・編集協力　クリエイティブセンター広研
印刷・製本　広研印刷株式会社

ISBN978-4-8058-8430-0
落丁本・乱丁本はお取り替えいたします。
定価はカバーに表示してあります。

○本書へのご質問について
本書の内容に関するご質問については，下記URLから「お問い合わせフォーム」にご入力いただきますようお願いいたします。
https://www.chuohoki.co.jp/contact/